同心抗疫，以文济世

公共[illegible]危机下的治理体系和治理能力反思

主　编　曲辰
副主编　黄秒　姜婷婷

同济大学出版社
TONGJI UNIVERSITY PRESS

图书在版编目(CIP)数据

同心抗疫，以文济世：公共卫生危机下的治理体系和治理能力反思 / 曲辰主编. —上海：同济大学出版社，2020.8

ISBN 978-7-5608-9424-9

Ⅰ. ①同… Ⅱ. ①曲… Ⅲ. ①日冕形病毒—病毒病—肺炎—疫情管理—中国 Ⅳ. ①R563.1

中国版本图书馆 CIP 数据核字(2020)第 153539 号

同心抗疫，以文济世

——公共卫生危机下的治理体系和治理能力反思

曲　辰　主编　　黄　秒　姜婷婷　副主编

责任编辑　张德胜　**执行编辑**　翁　晗　**责任校对**　徐春莲

封面设计　钱如潺

出版发行　同济大学出版社　www.tongjipress.com.cn

（地址：上海市四平路 1239 号　邮编：200092　电话：021-65985622）

经　　销　全国各地新华书店

排版制作　南京文脉图文设计制作有限公司

印　　刷　江苏凤凰数码印务有限公司

开　　本　710 mm×1000 mm　1/16

印　　张　18.25

字　　数　365 000

版　　次　2020 年 8 月第 1 版　2020 年 8 月第 1 次印刷

书　　号　ISBN 978-7-5608-9424-9

定　　价　88.00 元

编 委 会

序

面对疫情，同济学者能做些什么

当前，中国人民正在与新型冠状病毒感染肺炎疫情进行严肃的斗争。抗击新型冠状病毒感染肺炎疫情的人民战争已全面展开，社会各界众志成城，全力以赴，志在打赢这场生死攸关的硬仗。在此非常之际，同济大学的专家学者也积极行动起来，做出了自己应有的贡献。

高校学者应发挥舆论“校音器”的作用。此次疫情来势猛，扩散快，在一定程度上引发了社会的不安乃至恐慌情绪。此外，各种疫情防控措施也导致部分地区物流受阻或中断，救援和生活物资出现暂时性的供应困难，各种未经证实的消息不胫而走，迅速流传，在一定程度上也加剧了社会紧张气氛。在社会公众眼中，高校的专家学者视野较为开阔，信息渠道比较多，形成判断的速度比较快，思考问题也有一定的深度，其发布或传播的消息往往具有天然的社会公信力。同济学者本着实事求是的态度，科学研判，去伪存真，以正确的姿态进行社会传播，疏导社会恐慌情绪，不断激发正能量，推动形成共同抗击疫情的社会共识和磅礴力量。

高校学者应发挥社会“黏合剂”的作用。可以预见，疫情的进一步发展，可能导致一系列社会问题浮出水面，这些问题发生和演化的规模、速度及节奏往往出乎意料，对全社会的治理体系和治理能力不断形成新的挑战。对此，有些问题必须加强研究。首先，疫情防控是一个系统工程，需要尽快明确政府、市场主体、社会组织和公民社会在其中的职能定位、行动策略及协同方式。其次，层出不穷的新问题涉及公共政策、经济活动、人口流动、大众传播、社会心理、危机管理、法制

原文载于“文汇网”，2020年2月15日，题为《社科战疫(1)|做好舆论“校音器”、社会“黏合剂”、政府“智囊团”》，内容有部分修改。

保障及道德伦理等诸多领域，发展过程呈现出不同的阶段性特征，需要各领域专家从专业视角深入分析，更需要加强合作，探索“一揽子”解决方案。再者，战“疫”已经扩大至国际范围，必须充分考虑事件后续的国际影响，以及如何共建健康人类命运共同体。同济学者充分利用网络空间，发挥各自专业特长，对瞬息万变、错综复杂的疫情发展形势作出精准预测和判断。针对特定的问题领域，建群讨论，探索问题形成的机理，厘清解决思路，制订行动方案。

高校学者应发挥政府“智囊团”的作用。出于疫情防控的现实需要，未来一段时期，人员和物资流动仍将受到较多的限制。随着时间的推移，广大中小企业将面对愈来愈大的生存压力，对于制造业企业而言，大量的订单交货在即，相关设备、零部件和原材料却无法顺利到位，工人也不能正常到岗工作，有的企业即使能勉强组织生产，产品也很难及时运出去。服务业本来就是“人为人”的行业，如今服务主体和服务对象的活动范围和能力都受到了限制，场地等经营成本却依旧需要支付，日子势必日趋艰难。同济学者长期游走于政府、企业、社会之间，一方面，体察企业冷暖，感知其现实诉求，从财政、税收、金融等方面，提出为企业纾难救困、雪中送炭的“硬核方案”。另一方面，可以调整观察角度，洞察疫情背后可能出现的发展机遇，未雨绸缪，化“危”为机，为下一阶段优化经济结构、塑造增长新动能、推动高质量发展积极建言献策。

疫情防控的伟大斗争正进入关键时刻，同济人携起手来，用自己的智慧，凝聚社会力量，应对社会治理挑战，助力企业渡过难关，争取抗疫的最后胜利。

陈　强

同济大学经济与管理学院教授

2020 年 3 月 5 日

目　录

第二部分　应对公共卫生危机的长效治理机制研究

第三部分　公共卫生危机后的经济治理研究

第一部分

公共卫生危机下的应急治理举措研究

新冠肺炎疫情警示防范城市治理和行政管理中的“灰犀牛”

孙建平

疫情防控属于城市风险管理很重要的一部分，当城市遇到特别重大突发公共卫生事件后，宜从五个方面入手完善城市的社会治理和行政管理水平，从而打赢这场疫情防控阻击战。

一、确保医疗秩序稳定

在突发和紧急情况下，医务工作者需要良好的秩序和医疗环境，这就需要权威的综合管理部门结合传染病的特征和疫情期间可以调动的行政资源、社会资源等，调整或者重新设计“战时”业务流程，确保医疗部门高效运行。同时要关注制度流程的定型和成熟，注意做好资料和样本的收集，为开展回顾性研究和前瞻性研究打好基础。

二、统一指挥，系统应对

在面对城市治理和应急管理这只“灰犀牛”时，需要一支具备综合作战能力的队伍作为政府的有力抓手，如公安部门以及应急管理部门等。专业部门在前线冲锋陷阵，综合部门做好保障和支援，同时做好社会维稳、综合协调和资源调配等工作，并确保前线工作人员安全。

三、确保城市运行安全

各级政府应制定疫情期间的应对预案，保障城市生命线的安全运行，给普通居民减轻心理压力。疫情发展对于城市的物资影响是巨大的，应优先供给流量控制城市，避免抬高物价、造成哄抢等现象。同时，也要确保信息沟通正常顺畅，把权威和主流媒体这个信息的“集散地”和“放大器”管好用好，让老百姓了解疫情的实时状况，避免形成恐慌心理，形成战胜疫情的全民合力。

作者：孙建平，同济大学城市风险管理研究院院长、教授。

原文首发于新华社上海频道，2020 年 2 月 4 日，内容有部分删减。

四、多元共治

面对超级疫情，需要发挥政府、社会、市场的综合力量。例如，“战时”征用闲置的酒店和场馆等，改造成具有一定防护功能的隔离和留观床位，进行统一管理，再分级分类向定向医院输送。

五、庖丁解牛

将属地责任先压实到区级层面，专业工作小组进行配合，条块结合，形成合力，实现联防联控。分区而治，有利于将这只“灰犀牛”一一肢解，也利于对外地支援力量的服务和保障。

科学应急管控返城期间空间流动

杨东援

伴随新型冠状病毒感染的肺炎疫情防控工作的推进，返城交通组织问题逐步受到各方面的关注，交通运输行业也在积极应对，加强各方面的准备。这次返城交通运输不同以往，并不是单纯的客流运输组织问题，而是疫情防控期间空间流动的科学管控问题。

一、疫情防控背景下的应急交通运输组织

疫情防控背景下的应急交通运输组织可以划分为两个阶段。第一阶段是应急响应阶段，根据疫情扩散情况坚决地进行空间流动管制，阻断病毒传播途径，同时保障社会的基本需求和紧急救援需求，组织好相关交通运输；第二个阶段是有序恢复建设阶段，安全、有序地组织好返城客流的交通运输，同时将交通运输作为一种社会调控手段，在保障疫情防控要求的前提下逐步恢复社会和经济活动。

第二阶段比第一阶段更为复杂，这不是单纯物理系统的恢复，而是一种社会系统的恢复。由于疫情不可能立刻结束，在大规模人员流动的情况下，防止疫情回弹是一项非常复杂的工作。一方面，需要在交通运输环节中做好各种防控工作（相关主管部门和运输企业已有周密安排）；另一方面，则需要实现不同部门之间的联动，使得人员流动在科学管控的前提下有序推进。

二、如何支持社会系统恢复工作

为做好第二阶段工作，首先，要打通跨部门间的信息沟通。交通运输行业需要及时将旅客的来源、数量、到达时间等数据共享给相关城市和相关部门，以帮助其做好相关措施的安排。其次，城市要充分利用各种技术手段，如通过屏蔽了个人隐私信息的移动通信数据，掌握已到达人员在城市内部的空间分布，以合理

作者：杨东援，同济大学交通运输工程学院教授、中国城市规划学会城市交通规划分会副理事长、交通运输部专家委员会成员。

原文首发于中国交通报“大交通”公众号，2020 年 2 月 4 日，内容有部分删减。

地进行物资调配、城市交通运行组织、街道工作指导等对策安排。后者的工作虽然复杂，但是国内相当多研究单位和技术单位是具备数据分析能力的，不过需要打通数据资源的通道。

强调这些工作的重要性，其原因在于我们面对的是一个复杂的社会系统。疫情背景下，城市形成了新的社会族群（留城居民与返城居民、户籍居民与非户籍居民、产权住户与租客等）空间分布格局，这种格局不是均匀的，不同空间区域所面临的社会问题有很大差异，不同空间区域物资配置、交通服务需求有很大差异。面对这样复杂的社会系统，仅凭责任感和苦干并不能完全解决问题。事实上，前一段时间已经少量出现返城租户被拒绝进入住宅小区的情况、对于口罩等物资分配不公的议论等，都是值得重视的征兆。

社区营造:打赢新冠肺炎防疫战的最后一公里

徐磊青

一、以社区为中心的阻击战

社区生活圈已经成为抵御新冠肺炎的主战场。当前,抵御新冠肺炎的关键点已经开始转向以个人和社区为中心的公共卫生、联防自保和生活模式转变。一系列以社区为中心的新方法为实现这一转变确定了各种选择。以社区为中心的方法不仅基于社区,也包括在社区内动员各种资源,如空间资源和社会资源,促进公平并增强居民对其健康和生活的控制。

二、新的以社区为中心的可用选项:用于改善健康、防疫和减少风险

主要分为以下四个方面。

1. 加强社区

加强社区中采取集体行动的能力,包括:社区能力建设、社区发展、基于资源的社区发展、社区赋权、互助和干预措施。

2. 志愿者与共同体

仅仅依靠市区、街镇的统一指挥,以社区和居委会为组织来打赢防疫战是不可能的。它需要广泛的社区参与和社会支持以及更广泛的社交网络,也就是需要社区动员。

3. 防疫的合作伙伴

在健康促进和公共卫生方面,参与和协作的方法由来已久,它涉及社区机构、组织、居民之间的合作、计划、决策和执行。即确定社区需求,然后大家共同制订计划。如果让社区参与评估、设计和开发解决方案,能使社区防疫战的能级提升不止一倍,例如口罩的发放。

4. 获取社区资源

社区内的很多资源曾经被忽视,例如技能、知识和社交网络,它是防疫和健

作者: 徐磊青,同济大学建筑与城市规划学院教授、同济大学城市风貌特色研究中心研究员。
原文首发于408研究小组“环境设计研究”公众号,2020年2月4日,内容有部分删减。

康的基石。当这些社区空间资源与社区组织、团体、有责任感的居民、个体和社区居委会联系在一起时,就共同形成一套特定的社区处方。

三、社区营造:为打赢最后一公里而建设

以社区为中心的防疫战核心是调动社区的各种资源,开发整体方法,通过更好的本地情报来协助决策并设计更有效的救援服务,抗击病毒给社区的冲击,最终确保防疫计划的长期可持续性。它同时增强了社区参与,赋予个人和社区权力,使社区居民能够更好地控制自己的生活。

应依法确定疫情性质，为防控工作提供有力保障

刘春彦

根据《突发事件应对法》的精神，国家层面应当宣布或者确认本起疫情已经构成“突发公共卫生事件”，为疫情防治提供最为基础性的法律依据。

一、为疫情防控提供最为基础性的法律依据

确认此次疫情已经构成“突发公共卫生事件”能够为疫情防控提供最为基础性的法律依据，实现习近平总书记在中央全面依法治国委员会第三次会议上提出的“全面提高依法防控、依法治理能力，为疫情防控工作提供有力法治保障”。

《突发事件应对法》是我国在战胜“非典”疫情后制定的法律，总结了我国战胜“非典”疫情经验，其具体内容包括：总则、预防与应急准备、监测与预警、应急处置与救援、事后恢复与重建等，对于包括“突发公共卫生事件”的防控做出了完整的规定。《突发事件应对法》第三条规定：“本法所称突发事件，是指突然发生，造成或者可能造成严重社会危害，需要采取应急处置措施予以应对的自然灾害、事故灾难、公共卫生事件和社会安全事件。按照社会危害程度、影响范围等因素，自然灾害、事故灾难、公共卫生事件分为特别重大、重大、较大和一般四级。法律、行政法规或者国务院另有规定的，从其规定。突发事件的分级标准由国务院或者国务院确定的部门制定。”第六十九条规定：“发生特别重大突发事件，对人民生命财产安全、国家安全、公共安全、环境安全或者社会秩序构成重大威胁，采取本法和其他有关法律、法规、规章规定的应急处置措施不能消除或者有效控制、减轻其严重社会危害，需要进入紧急状态的，由全国人民代表大会常务委员会或者国务院依照宪法和其他有关法律规定的权限和程序决定。”

自疫情发生后，湖北省新型冠状病毒感染的肺炎疫情防控指挥部于 1 月 24 日发出通告，根据《湖北省突发公共事件总体应急预案》，启动重大突发公共卫生事件Ⅰ级响应（特别重大事件）。其他省市也陆续启动Ⅰ级响应（特别重大

作者：刘春彦，同济大学法学院副教授。

原文首发于澎湃新闻，2020 年 2 月 7 日，内容有部分删减。

事件)，但是，这些响应仍停留在地方政府层面。我们认为，根据本次疫情目前已波及包括港澳台在内全国所有省、自治区、直辖市和二十四个国家的情况，结合国务院 2005 年颁布的《关于实施国家突发公共事件总体应急预案的决定》附件《国家特别重大、重大突发公共事件分级标准(试行)》“三、公共卫生事件类(一)公共卫生事件。特别重大公共卫生事件：3.涉及多个省份的群体性不明原因疾病，并有扩散趋势”；考虑到全国除了港澳台外其他三十一个省、自治区、直辖市已经全部宣布启动Ⅰ级响应，由中央政府确认本次疫情为“突发公共卫生事件”可能更为合适。这可以使防控疫情在国家层面有法可依。并且，由中央政府确定为“突发公共卫生事件”时，进一步确认为属于“特别重大、重大、较大和一般四级”中的“重大”比较合适。当然，该法的一个不足是，其没有授权由哪级政府或政府部门确认“突发公共卫生事件”的发生。但是根据第六十九条国务院依照宪法和其他有关法律规定的权限和程序决定发生特别重大突发事件的规定，由国务院宣布为“重大突发公共卫生事件”符合立法精神。

二、积极与国际社会合作，回应世界卫生组织

2020 年 1 月 31 日凌晨，世界卫生组织正式对外宣布：新冠肺炎疫情为“国际关注的突发公共卫生事件(PHEIC)”。根据世界卫生组织的《国际卫生条例》第十二条的规定，“国际关注的突发公共卫生事件”是指“通过疾病的国际传播构成对其他国家的公共卫生风险并可能需要采取协调一致的国际应对措施的不同寻常的事件”。世界卫生组织确认 PHEIC 目的是面对公共卫生风险时，既能防止或减少疾病的跨国传播，又不对国际贸易和交通造成不必要的干扰，使相关国家地区遭受经济损失。

2020 年 2 月 6 日，世界卫生组织发布《战略准备和应对方案》(*TECHNICAL FOCUS*：*Strategic Preparedness and Response Plan and Resource Requirements*)，再次表示了对此次疫情的关注。《战略准备和应对方案》的总体目标是阻止新型冠状病毒在中国和其他国家进一步传播，并减轻疫情在所有国家的影响。该计划的战略目标是：限制人传人，包括减少密切接触者和医护人员之间的二次感染，防止传播扩大事件，以及防止疫情在中国之外的进一步国际传播；早期识别、隔离和护理患者，包括为受感染患者提供最佳护理；确认和减少来自动物源的传播；解决有关临床严重程度、传播和感染程度、治疗方案等方面的关键未知因素，并加速诊断、治疗和疫苗的发展；向所有社区传达重大风险和事件信息，并打击虚假信息；通过多部门伙伴关系，尽量减少社会和经济影响。

这些目标可以通过以下方式实现：①迅速建立国际协调机制，通过现有机制和伙伴关系提供战略、技术和业务支持。②加强国家准备和应对行动，包括加强

迅速发现、诊断和治疗病例的准备；在可行的情况下识别和跟踪接触者（优先考虑高危环境，如卫生保健设施）；卫生保健机构的感染预防和控制；实施旅客健康措施；通过风险沟通和社区参与提高人们的意识。③加速优先研究和创新，以支持一个明确和透明的全球进程，设定研究和创新优先事项，以便快速跟踪和扩大研究、开发，并公平获得候选治疗、疫苗和诊断。

《突发事件应对法》第十五条规定："中华人民共和国政府在突发事件的预防、监测与预警、应急处置与救援、事后恢复与重建等方面，同外国政府和有关国际组织开展合作与交流。"《传染病防治法》第八条规定："国家支持和鼓励开展传染病防治的国际合作。"因此，中央政府（地方政府没有法律授权）有义务与外国政府和有关国际组织开展合作与交流，确认此次疫情为"重大突发公共卫生事件"有利于与 WHO 开展进一步合作。

鉴于此次疫情防控非常严峻，建议按《突发事件应对法》第四条规定的"国家建立统一领导、综合协调、分类管理、分级负责、属地管理为主的应急管理体制"。实现全国统一防控，统一协调医护人员，统一协调物质资源。

三、引导司法裁判，为民事纠纷提供法律依据

此次疫情的出现，可能引发大量的合同不能履行、贷款不能偿还、房租不能支付、人民法院不能开庭等纠纷，甚至律师不能会见看守所里的犯罪嫌疑人等其他争议。对于此种问题，《突发事件应对法》第十三条规定："因采取突发事件应对措施，诉讼、行政复议、仲裁活动不能正常进行的，适用有关时效中止和程序中止的规定，但法律另有规定的除外。"如果由中央政府统一宣布为"突发公共卫生事件"，这些问题都会迎刃而解。

只有这样，才能实现习总书记提出的"疫情防控越是到最吃劲的时候，越要坚持依法防控，在法治轨道上统筹推进各项防控工作，保障疫情防控工作顺利开展"以及"全面提高依法防控、依法治理能力，为疫情防控工作提供有力法治保障"的要求。

伴随防疫阶段转变,城市交通需要进一步深度动员

杨东援

目前,全国整体确诊病例增长数量已呈下降趋势。从国家的相关部署来看,正在转向疫情防控和恢复经济运行两手抓的方向。在此背景下,防控疫情传播难度加大了,城市交通逐步转变为下一步防控的主战场。

这次抗"疫",如同一场战争。如果拿淮海战役比较,现在的医疗战线如同当时围攻黄维的部队,在奋不顾身地进行冲锋厮杀。而交通战线,则如同追击由徐州逃窜的杜聿明兵团的部队,这是粟裕将军当年最为担心的作战行动,充满了不确定性。

从目前的发展态势来看,疫情最终受到控制的结局逐步明朗,但是进程的长短会极大地影响社会和经济的恢复能力。伴随返程复工的来临,防疫重点和难点正在转向特大城市和城市群,城市交通所处地位日益重要。在这个过程中,道口、机场、车站的严防死守,全力防止疑似病例是非常必要的。但是,由于无症状感染者的存在,以及病毒传播路径不完全清晰,仅仅边界阻断是不够的,需要给予城市内部交通更高的关注。

在尽可能阻断外部输入的情况下,城市内部的"点污染"相对较好控制。但是,在流动过程中的"线污染"防控则难度大了很多,且直接影响到经济和社会恢复进程,成为疫情防控的重要问题。城市不可能长期处于休眠和封闭状态,在保障刚需流动的过程中实现疾病传播阻断,非常非常难!但又必须实现。因此,城市交通需要进行深度动员,全力迎接这一挑战。

首先,城市交通部门必须明确自己的角色。不是辅助作战,而是主要战场,是主力部队之一!不是简单执行市委市政府的要求,而是需要统筹全局,积极主动,全面且有节奏地行动。

其次,城市交通部门必须明确自己的职责。在相当长时间内,城市交通都承

作者:杨东援,同济大学交通运输工程学院教授、中国城市规划学会城市交通规划分会副理事长、交通运输部专家委员会成员。

原文首发于"悠闲老头看交通"公众号,2020 年 2 月 10 日。

担着保障、阻断、恢复公信力的三重任务。抗疫期间，与公众密切相关的，除了医疗就是交通与物流，交通对策将极大地影响社会心理。“线污染”控制的成败，决定了一个城市能够在多大程度恢复正常运行，也关系到社会心理能够多大程度消除恐慌。

再次，城市交通部门必须争取更多的社会支持。尽管许多城市加强了公共交通工具的消毒、控制公交的乘客密度等措施，但必须冷静地看到，这些并不能完全消除病毒传播的危险。动员企事业单位错峰上下班，动员公众采取包括慢行的多种交通方式，动员志愿者缓解交通行业的人力紧张等，都是十分必要的行动。

最后，充分利用先进技术，支持车辆和运行组织的科学决策，发布引导社会行为的相关信息，支持流行病学调查。

利用大数据技术做好节后疫情防控工作

王　莉　李洪波

一、做好节后返程人员的疫情排摸与研判

十几年前，谷歌通过大数据技术预测流感爆发，显示出大数据在疫情排摸研判方面的巨大价值。本次疫情防控中，大数据已经并必将发挥巨大的作用。比如，河南郑州基于大数据技术，在疫情排摸中启用了智能语音外呼系统，据介绍，该系统通过收集重点区域入郑人员信息、发热门诊信息以及其他数据信息，通过数据综合比对，形成需关注的人员信息库，基于此，智能疫情机器人以每分钟 2 000 人的速度进行集中外呼，根据预设的问询语句，排查出健康异常人群，并进行跟踪调查。类似的基于大数据技术的应用系统在疫情防控实践中还有很多，它们对于政府第一时间掌握疫情动态，开展疫情趋势排摸研判，制定具体复工政策，进行流动人口管理，实施人员隔离，开展心理疏导等具有重要的现实意义。

二、做好节后各类企业与人员的管理

在节后人口流动的动因中，企业复工是一条重要的牵引力，政府要尤其关注企业复工后的疫情管理，做好企业与人员的疫情防控工作，否则，前期的疫情防控努力和成果可能会前功尽弃。复工会导致不同地区人员构成的改变，疫情爆发的区域可能会随之改变，防控对象和举措也要面临新的调整。不同于一般的返程人员，企业人员一旦复工，即面临着经常性的通勤与人员聚集，这是企业运营的客观规律。政府要通过对大数据的分析，包括交通部门数据、园区复工数据、工商数据、公安数据等，加强对企业及其人员的数据研判，强化日常监管。

三、做好确诊或疑似病例的流行病学调查

在节后疫情防控工作中，来自疫情严重地区或与确诊（疑似）患者有密切接触的人群以及有发热、乏力、干咳等症状的人群是需要重点关注的人群。这其中

作者：王莉，同济大学经济与管理学院教授；李洪波，同济大学 2018 级博士研究生。

原文首发于“同济大学经济与管理学院”公众号，2020 年 2 月 10 日，内容有部分删减。

极有可能出现新增的确诊患者或疑似患者，一旦发生，便须进行流行病学调查。政府须依靠大数据技术，开展传染源的调查工作。在进行流行病学调查时，须搜集确诊病例或疑似病例的交通工具、居住地点、消费地点、出行时间等多方面信息。这些信息，有的来自交通系统，有的来自政府机关，有的来自各类消费场所或支付平台，包含大量结构化和非结构化的数据。只有借助于大数据技术，才能提高流行病学调查的效率和效果。

把主流媒体这个舆论的“集散地”和“放大器”管好、用好

徐祖远

了解和理解本次疫情的复杂性，关键是行为主体多元，个人、利益团体和行政组织都有一个认知、交流、决策的过程，而且也呈多元化的态势。当前最大的问题是心理压力对认知影响太深。

作为抗击疫情的指挥机关，在疫情动态发展阶段中，既要理解局势的窘迫，更要注意决策选择的正确与否，取舍难度不言而喻。须知危机处置中任何决策都存在不完美或有争议的问题，但多元主体之间良性互动无疑是将危机变为转机的关键。

疫情与舆情好像是一对孪生兄弟。所有的危机话题都在与疫情焦点争夺眼球、争夺时间、争夺注意力。现在疫情正处于升级转向降级的重要阶段，重建新的认知尤为重要。要把主流媒体这个舆论的“集散地”和“放大器”管好、用好。

在进入全国性抗击病毒感染的应急状态下，能否管控好信息是影响应急管理成效的重要因素。突如其来的疫情会使社会公众生活失序、心理失衡、效率失常，此时各类媒体承担着超负荷的一线新闻报道和监督处置效能的双重职能，信息满天飞是必然的现象。在主流媒体传播正面信息的同时，不乏有些反面、负面、传言等危害信息在传播。建议如下：

一是主流媒体要按应急处置的时间序列及时发布信息，回应社会公众的热切期待，抢占舆论导向制高点，将整个应对过程组合成一个连续生动的故事。

二是要准确及时地收集归纳各类信息，评估信息对应急处置效果带来的潜在影响；

三是对可能引发社会公众不满或冲突的信息必须果断采取措施，正面回击，

作者：徐祖远，同济大学城市风险管理研究院专家委员会主任、高级工程师。

原文首发于“同济大学城市风险管理研究院”公众号，题为《发出建设性声音，贡献研究院智慧，助力全民战“疫”(一)》，2020 年 2 月 11 日。

将其消灭在萌芽状态；

四是对失实信息要及时纠偏、纠错，正面回应；

五是对不符合职业操守，借机扬名或蹭热度的信息要及时处理，形成规范的职业道德品质。

护好 D0、看好 E0，复工阶段的战“疫”分析和建议

李济宇

一、新冠病毒传播路径的推演

A：高风险地区出行人群。

B：A 类人群出行路径中，可能远距离会面、路过、同乘或其他可能非主观的有接触的人群。

C：A 类人群出游的目的人群，或非目的人群，但属于密切接触人群。

D：与上述人群没有直接间接接触的非特定人群。

几百万 A0 人群离开高风险地区，其中的患者发病并收治，成了 A1；密切接触的 C0 人群中，有人发病并收治，成了 C1；途经环境中的 B0 人群，最神秘，无从精准定义，这几周或在家里宅着，或游走于外界，有少数发展成 B1，也收治；所有的 D0 人群，都是从最开始就老实在家，数周未出门，保持零感染，但也零免疫。现在增加了一个 E0 人群，指的是各地回沪的人群。

二、复工返沪启动后，防疫进入新阶段

从假期态过渡到日常态（相对的，还不能算最日常）。剩下的 ABC 的 0 人群，绝大多数过了 14 天观察期；ABC 的 1 人群，即患者，所带来的“萦绕在”我们空气中的“恶魔”和必须出来工作的零免疫 D0 人群，以及不知是否带着“恶魔”的 E0 人群，形成了我们这一阶段要面对的战场整体态势。

这样，假期态所形成的传播途径（空气）中尽可能没有人的状态就打破了。如果，这种打破，引发了第二轮疫情的波动（截至目前没有苗头，也衷心希望不会有），那么，防疫进入艰难的胶着拉锯战！如果，这种打破没有引发疫情的大的波动，可能说明三点：

第一，“恶魔”通过三周的肆虐传代，可能传染性有所降低！

第二，D0 人群，宅在家努力培养的免疫力，足够强大！

作者：李济宇，同济大学附属第十人民医院、上海市第十人民医院副院长。

第三，E0 人群，上海的有效管理措施，将潜在的外来“恶魔”，封闭在隔离空间；或者，他们没有带来更厉害的“恶魔”状态。

那么，已经被集中收治的 A1、B1、C1 人群，加上可能不幸感染的极少数 D、E 人群，将是我们接下来重点去“封印”、去歼灭的攻坚战场！

这样的话，我们的战略布局就是：

外部战场，继续保持联防联控的模式，有序复工，精密监控和精准甄别，发动群众排摸风吹草动，“消息树放倒”模式！不漏过一个隐患为目的。核心战场，继续坚持“四集中”原则，攻坚克难、攻关创新，“上甘岭阻击战”模式！康健路上，一个也不能少为目的。

接下来的两周疫情变化，是重中之重了！是决定战疫是进入拉锯战还是攻坚战最关键的两周了！幸运的话，我们将在月底迎来正常工作生活状态有序复苏的开始。

三、对已经或者即将出关的 D0 人群的建议

1. 梳理闭关期间的自身状况。是否有免疫力下降的征兆：咳嗽、鼻塞、流涕、乏力等；免疫力储备的调整是否到位：休息睡眠状态、精神状态、还有很关键的心理状态等。验证大家“闭关修炼”成果的时候到了！

2. 详细了解复工之后的具体流程。对于即将去工作地点的路径、工作场所、工作流程需要经过的区域、工作需要接触的对象等，要做到心里有数，梳理隐患，避免风险。

3. 严格复习一遍联防联控的各项规章制度并严格遵守。作为闭关人群，现在，更是要严格遵守疫情防控的规则，包括之前居住小区的，更包括即将工作的区域的，等等。

4. 做好个人防护，主动报告异常情况。大家把防控事项的“四大金刚”做好：戴口罩、洗手、通风、喝水！敏锐关注个人的身体状况和身边的综合情况，一旦有异常，及时通报，消除隐患。

不应忘却的“逆行者”

吴泗宗

在国际上，中国有一个雅号——“基建狂魔”，意指中国基建力量的强大。而就在中国举国上下，万众一心奋战新冠疫情的今天，“基建狂魔”又一次发威，又一次让世界震惊！

当新冠肺炎疫情在武汉肆虐时、当武汉被感染的病人激增之时，除了需要大量的医务人员、救护器械和药品之外，还需要足够的病床和医院。可以这么说，能否提供足够的病床和医院也是这场战争取胜的关键。然而，任何国家不可能在平时有这么多的病床和医院。但奇迹在中国、在武汉发生了。

1月23日开建的有1 000张病床的武汉火神山医院，2月2号完工，2月3日交付使用，建设周期仅为10天；紧接着有1 600张病床的雷神山医院也于2月6日交付使用；能容纳数千病床的七家方舱医院也迅速建成……大量的病床和医院的建成，极大地缓解了紧张局面。武汉市委书记于2月10日晚宣布，所有的病重病人可全部收进医院，轻症可进方舱医院，并且能够做到“应收尽收”。创造这个奇迹的便是这支主要由农民工组成的中国“基建狂魔”。

己亥年腊月，正当数亿中国人纷纷回家团聚，迎接庚子年春节之时，有一批人却逆向而行，他们前行的方向不是自己家乡，而是武汉。这批逆行者中有一支最庞大的队伍，即主要由农民工组成的建筑施工队伍。

数万建筑工人届时已放假，且分布在祖国的四面八方，然而一声令下，便能像军队一样迅速集结到武汉，并马上投入抢建医院的战斗。靠的是什么？是金钱吗？显然不是，他们所获得的报酬要低于许多人；是名声吗？显然也不是，当医院建毕之后，很少人还会记得在风雨如磐的夜晚，数万农民工风雨兼程赶往武汉，开足马力，夜以继日，硬是在他们手中创造了人间奇迹。更何况，他们也知道此行武汉还要冒着被感染的风险。唯一的理由便是中国人所具有的最朴素的认知：国家有难，需要我们，我们就得上。

以农民工为主要成员的中国建筑队伍，之所以被称之为“基建狂魔”，不是因

作者：吴泗宗，同济大学经济与管理学院教授、中国市场营销学会常务理事。

原文首发于“冠宗投资”公众号，2020年2月14日。

为他们有超乎寻常的魔力，而是因为他们有一颗中国心，有中国人刻苦耐劳的秉性，他们能够不图名声，风餐露宿，默默奉献，每天工作10～12小时，从不抱怨，召之即来，来之能战。在建筑施工工地上，清晰可见他们辛苦忙碌的身影，当大楼高耸而立时，他们像退潮的海水，消失在茫茫人海之中。

疫情终将被战胜，当我们欢庆胜利时，一定会铭记这批“逆行者”，当然，也不要忘却这批以农民工为主体的中国建筑队伍，他们与广大解放军指战员、医务人员、志愿者等一样，都是中国的脊梁！

疫情当前，三类人群急需心理援助

赵旭东

患者、医务人员、相关服务保障人员，对于这三类人的心理援助是当下非常急迫的事情。心理救援不是有些人所理解的耍嘴皮子，也不是简单依靠心理学上所说的共情。目前的援助主要是由精神科医生、临床心理学工作者、社会工作者来担当的。

各地有不少精神科医生编队进入了医疗队前往疫区，他们与一线的其他医务人员一样，也是勇敢的逆行者。湖北当地还有一大批精神科医生正奋战在抗疫前线，他们既要保护所收治的精神疾病患者，还要深入隔离病房中给病人进行会诊，压力非常大。全国各大相关的学会、学术机构，比如中华医学会精神科分会、心身医学分会，中国医师协会精神科医师分会、心身医学专业委员会，还有中华预防医学会精神卫生分会，都努力地在后方为“前线”的医生想办法，同时也在为更广大的人群提供心理咨询。中国心理学会临床心理学注册系统的成员们大年初一就行动起来了，在贾晓明主任委员主持下紧急开了工作启动会。这个注册系统里有一批非常资深的精神科专家、心理学家，其中有很多人都经历过非典和汶川大地震的心理救援，一直在通过互联网对全国的心理督导师进行再督导。

简单来说，督导师就是可以对其他心理治疗师、心理咨询师进行业务指导的资深人员。他们开展的督导工作，有点像医院里上级医生对下级医生的监督、辅导，只是没有那么等级森严。我们从年初二起，就动员两百多名注册督导师，连续七天开网络视频会议，把全国各地的心理咨询热线所接到的问题进行汇总、分类，讨论目前最急迫的心理问题。大家在讨论这些问题的同时，也在帮助求助者们找口罩等防护物资，帮助病人求医问药、联系社区、联系慈善机构等，给予他们切实帮助。

灾害及其他重大公共卫生事件发生后，为各种人群和个体提供的心理援助和社会支持是非常必要的。一些发达国家尤其重视抢险救灾、防治疫病中的心理服务。心理技术不能直接杀病毒，但当灾难或疫情来临，人都有情绪，需要沟

作者：赵旭东，同济大学医学院教授、精神医学专家。

原文首发于《上观新闻》，2020 年 2 月 13 日，内容有部分删减。

通、疏泄、安抚，渴望被倾听、被关注，急欲抱团取暖。情绪状态和免疫系统功能密切关联，积极情绪被激发起来，人体的免疫系统就健康，就有助于杀灭病毒。

我国从20世纪90年代启动了灾难心理救援。2003年抗击非典的时候，心理救援首次大规模进入公众视野，成为重大事件应急机制的组成部分。一大批精神科医生奋战在封闭病房，为患者抚平内心的创伤。2008年汶川大地震发生后，有数千名心理救援者进入灾区，其中包括数百名精神科医生、几百名有组织的心理学者和许多自行前往的志愿者。国际上有很多研究认为，大地震等创伤发生后，灾民的创伤后应激障碍的患病率会达到10%以上，有的文献甚至认为高达40%。但汶川大地震过后，我们国家很多研究团队经过多年的随访，发现灾民创伤后应激障碍的患病率都在5%左右，当时的心理救援起到了很大的作用。

对于此次新冠肺炎疫情，最根本的还是要在生物医学领域战胜、控制病毒。目前，社会的恐慌与人们的不安，归根到底都与疾病能不能被科学技术所战胜密切相关。进行心理救援并不是要唱主角，而是要争取做医护及科技人员的“神助攻”，尽力让整个社会能够团结一致、众志成城。

在应对非典的时候，我们就意识到病毒感染病不是纯粹的生物学课题，在临床医学、基础医学方面攻坚克难的同时，还要把人作为活生生的个体来对待，要采用生物—心理—社会—医学模式来战胜疫情。此次的新冠肺炎已经击倒数万人，还有很多人对病毒感到恐惧、缺乏安全感、缺乏确定性，个别人甚至还出现了愤怒、精神崩溃甚至敌对攻击的情绪，这都是疫情防控的重要部分。汶川大地震发生后，赶赴灾区的志愿者非常多，但缺乏协同与有序的管理。这次抗击传染病，很多非医学背景的心理工作者不可以自己赶到疫情最严重的湖北去，心理救援的难度更大。但在国家卫健委等部门的领导下，救援工作的开展与过去相比更有组织、也更加规范了。汶川地震的经验也告诉我们，千万不要在不恰当的时候催着病人回忆创伤的经历。如果对着方舱医院的病人问“你痛不痛”“你亲人不在身边你怎么想的”，这都没什么很大的用处。病人与外界隔离，此时除了治疗外，他们最渴望的就是感受到人与人之间的温情。心理救援要给予他们的，是一种抱团取暖的感觉，要告诉病人国家已经采取了哪些措施，医生和科研人员正在进行哪些努力，给他们信心与温暖。

防疫物资需求及疫情影响调查报告

张小宁

为了了解新冠肺炎疫情下个人防护及生活物资的需求，以及疫情对居民生活学习的影响，笔者团队近日开展了网络问卷调查与分析。

调查显示，62%的民众在常住地过年，38%的民众离开常住地前往异地过年；截至 2 月 9 日，已经有超过一半的城市居民返回了原来的居住地；但外来务工人员仍有超过 50%尚未进城务工。

对于个人面对疫情的防护用品，几乎所有的家庭都感到口罩不足。78%的城乡居民认为口罩紧缺，47%的家庭缺乏消毒用的医用酒精，34%的家庭急需 84 消毒液，25%的居民需要护目镜，20%的居民认为手套很重要且不易购买。至于家中现存口罩数量，52%的受访者人均备有 1～5 个，25%的受访者人均备有 5 个以上，20%的受访者人均不到一个，3%的受访者家中无口罩。

关于现使用口罩的种类，52%的受访者使用普通医用口罩，13%的受访者使用 N95 防尘口罩，15%的受访者使用普通棉纱口罩，17%的受访者使用 N90 或活性炭防尘口罩，只有 3%的受访者使用 N95 医用防护口罩。

问卷也调查了一般家庭急需且不易购买的生活物资。49%的家庭认为不存在日常生活物资缺乏的问题。25%的家庭认为蔬菜紧缺，24%的家庭急需肉类补充，22%的家庭认为水果比较缺乏，8%的受访者需要面包，7%的家庭缺乏禽蛋，7%的受访者需要补充学习用品，6%的受访者需要大米、面条、面粉等基本食物，3%的受访者缺乏家电、家具，4%的受访者需要补充其他生活物资。

对于疫情是否带来经济负担。武汉地区：70%的受访者认为影响轻微，15%的受访者认为没有影响，15%的受访者认为影响严重或比较严重。其他地区：47%的受访者认为影响轻微，41%的受访者认为没有影响，9%的受访者选择了影响较严重，3%的受访者选择了影响严重。

对于是否感觉到物价上涨。60%的受访者选择了物价有轻微上涨，20%的受访者选择了物价上涨较严重，14%的受访者没有感觉物价上涨，6%的受访者

作者：张小宁，同济大学经济与管理学院特聘教授。
原文首发于“同济大学经济与管理学院”公众号，2020 年 2 月 14 日。

认为物价上涨严重。

对于疫情是否给学习/工作带来影响。20%的受访者还在假期未上班；36%的受访者选择了网络远程上班/学习、未受较大影响；26%的受访者认为疫情对上班有影响，但仍坚持上班；8%的受访者认为疫情对上班没有影响；5%的受访者由于道路不通，无法前去上班；还有5%的受访者被要求上班，但由于各种原因无法上班。至于近期是否有旅行计划，97%的受访者回答没有，3%的受访者有旅行计划。

问卷还调查了疫情对上班带来困扰的主要原因。31%的受访者选择了因疫情影响，单位不开工；26%的受访者由于无防护用品难以上班；16%的受访者担心单位同事可能有接触史，不敢共事；14%的受访者认为交通不便，对上班构成困扰；13%的受访者因为孩子不上学，需要在家监护子女。

受访者所在地区交通状况的调查如下：34%的受访者所在地区部分公交减少，29%的受访者所在地区交通正常，23%的受访者所在地公共交通全部中断，14%的受访者感到出行极端困难。

问卷还调查了医务工作人员的防护物资需求情况。所有医护人员都感到N95医用口罩紧缺，93%的医护人员缺乏护目镜和防护服，79%的医护人员感到医用手套紧缺。

从以上调查我们可以得到一些结论。首先，由于物流业的高度发达和交通设施的运能充沛，疫情未对基本生活物资的供应构成严重威胁。其次，疫情对居民的工作产生了不利影响。各单位应做好单位内部的通风、隔离等防护措施，解决就餐等难题，为职工上班创造有利环境；要解决好未成年子女居家学习带来的监护问题以及少年儿童长时间隔离同伴带来的心理问题。建议把公园、公共绿地首先开放给10岁以下儿童，每个儿童可以有一名成年人陪同。

最重要的结论在于：对于一个传染性很强且没有特效药和疫苗的新疫情，空间隔离和物理防护是最主要的防护措施。而调查显示，无论是普通居民还是一线医护人员都缺乏最基本的防护用品。2月7日，世界卫生组织总干事谭德塞说："供应短缺，需求高涨，然后可能出现囤积居奇；需求达到平时的100倍，价格升至此前的20倍。"这场抢购导致供应商积压了4～6个月的订单。他表示，这些物资大部分都应供给中国的一线医务工作者。

针对这种情况，中国应该发挥制造业大国的优势，开足马力大量生产医用防护物品。既要保证目前的防护需要，又要补充国外市场和远期库存的需要。从长远来看，需要建立医用防护用品的储备及动态监测机制，确保未来不出现措手不及的情况。

以血浆换血浆，改善患者的临床治疗。近日，国药中国生物公司已完成对部分康复者血浆的采集工作，开展新冠病毒特免血浆制品和特免球蛋白的制备。经过严格的血液生物安全性检测、病毒灭活、抗病毒活性检测等，已成功制备出用于临床治疗的特免血浆。临床显示，患者接受治疗 12～24 小时后，实验室检测主要炎症指标明显下降，淋巴细胞比例上升，血氧饱和度、病毒载量等重点指标全面向好，临床体征和症状明显好转。目前看来，在缺乏疫苗和特效药物的情况下，特免血浆是治疗新冠肺炎的最有效办法。可考虑“以血浆换血浆”的办法治疗更多的患者，鼓励接受血浆治疗的患者痊愈后，在身体条件允许的情况下，积极为他人捐献血浆，保证血浆的充足来源。

以战无不胜的信心全面打好疫情阻击战

沈　骏

整个疫情从起因、判断一直到大规模、辐射性爆发，都有极其深刻的教训值得反思和吸取。就当前而言，重中之重是以战无不胜的信心全面打好阻击战。

对防控疫情要做好有一段时间的充分思想准备。对上海来说，主要是输入型的疫情，重点在于个人的抗病毒意识和自我行为的规范。防疫在于细节，细节决定成败。隔离是阻断传染源最重要、最管用、最有效的措施。前提是早发现、早诊断、早治疗，备有足够的集中区病床。目前正处疫情爆发期，疑似病人多就成为诊断的基数。抗传染病毒周期有其规律性，因此，要采取多种手段、渠道平息部分群众"恐慌和不安"的情绪，消除某些一线人员"烦躁和厌战"的状况。

这次疫情对社会、经济等的影响是多方面的，最终评估将取决于疫情阻击战取胜的时间。就当前来看，对文化娱乐影视业、旅游业、商务消费领域的直接冲击在先，对实体企业（中小企业）正常开工生产受影响也不小，整个资金链可能会在某些环节出现脱钩，资本市场也可能会出现某种不稳定波动。必须同样采取应急措施，极具针对性地施策，及时有效地解决非常时期的这些特殊问题。既维护社会生产、生活的平稳有序，更能为战胜疫情提供必不可少的物质基础。

疫情对社会综合影响不可低估，初步预料已远超非典时期的影响。但现在的基础条件远非十七年前可比，我们要树立更强大的必胜信念。抗疫斗争的时长考验着我们的坚韧程度，面对前所未有的挑战更需要我们的能力和水平。

在每天进行公开、透明、及时的疫情报道的同时，要更加关注社会心态和百姓心理，运用舆论宣传、专家讲解和可歌可泣的战疫英雄事迹报道等多种手段开展疏解和抚慰，尽最大可能避免"疲劳麻木，自我懈怠，埋怨泄愤、信谣传言"等现象成为一种倾向或态势。

自信心是建立在科学的基础上，扎根于大众良好的心态中。必须坚持不

作者：沈骏，同济大学城市风险管理研究院顾问委员会主任、高级工程师。

原文首发于"同济大学城市风险管理研究院"公众号，题为《发出建设性声音，贡献研究院智慧，助力全民战"疫"（一）》，2020 年 2 月 11 日。

懈地按现在的防控要求和铁腕手段，不再使新冠病毒蔓延传染，逐步恢复正常的社会生活和生产。相信只要抱团合力和守望相助，主动作为和应对得当，充分发挥我们固有且独特的政体和国体优势，充分发挥我们组织构架的强大功能，就一定能共克时艰、共渡难关、力挽狂澜，取得抗击疫情最后的胜利。

一些医护人员在进入隔离区前会感到害怕，怎么办

赵旭东

第一，现在许多一线的医护人员仍然在坚持高强度的工作，身心疲惫，同时还要悉心医治患者。有的医护人员出现失眠的状况，在现有的条件下，医护人员自身应该如何调节工作状态？

失眠是生理跟心理交融在一起的表现，这种应激状态，如果不注意科学的调配管理，没有充足的休息、轮换以及物资支援，很快人会耗竭。失眠的问题，临时吃一些抗焦虑的药是有帮助的，但是我们不太主张经常吃药，因为吃药会降低人脑力劳动的效率，短期之内可能打瞌睡、迟钝，所以，要自然恢复睡眠，有条件就得让他们休息，轮岗。团队里边的管理非常重要，张弛有度、劳逸结合，不主张过度疲劳，团队气氛应紧张而不沉重，要少惩罚多激励。要让不同的人员轮流来做压力特别大、特别危险的事情。人手充足的话，就要让人从一线下来有充足的睡眠，甚至撤离战场，拉到后方休养。

第二，目前，各地都在调派医护人员增援湖北，一些医护人员在进入隔离区之前，会出现害怕的情绪，面对这种心理状态，医护人员有什么样的办法能够尽量减小压力？

提前培训包括很多方面。一是疾病本身诊疗方面的规范、指南。其次就是战斗时自我防护的具体操作方法。再次就是心理方面的培训，合理地分配自己的精力、体力、注意力，然后在闲暇的时候尽量让自己静下心来，跟亲人、跟同事、朋友、领导有效地沟通，疏解自己的不良情绪，提出建议，甚至吐槽都可以。一个人时，可以听音乐，也可以睡大觉。

第三，前方的医护人员在医治病人的同时，也在担心后方的家人，一方面，自责不能照顾家人，另一方面，觉得让家人替自己担心，这种矛盾的心情也令他们内心愧疚，这种焦虑如何纾解？

医护人员在空闲的时候，要能够跟家庭保持直接的信息沟通，交流信息，让

作者：赵旭东，同济大学医学院教授、精神医学专家。

原文首发于央视新闻客户端，2020 年 2 月 15 日，内容有部分删减。

后方的家人放心。加强了信息流，就加强了互相支持。告诉他们有人在帮助他们，有人在关心他们，他们不是孤军奋战。这就是内外的沟通以及情感上的支持，非常重要。病房里边多一些活跃的病人、治愈出院的病人，对一线医护人员的士气是最有提振效应的。

打通医疗物资的“极速通道”

王小兵

一、应急环境下提升社会捐赠物资分配效率的具体实践

医疗物资的短缺固然源于春节生产和物流的停滞，但更重要的原因是物资管理无序，没有应急概念。大多数地方对于社会捐赠物资的处理方法和步骤为——入库、清点盘点、根据申请发放。

湖北红安县在本次疫情阻击战中为加快物资流转分配，采取了更为务实的机制：各医疗机构获得的捐赠由医院直接接收，无须经县指挥部物资组转交；对于不能医用的物资，清点完成后交接到县指挥部。如此一来，捐赠物资调度分配周期大大缩短。县应急管理局在物资到达时直接派遣物资管理员在现场完成清点，完成入库登记，同时完成发放登记。发放登记依据的是物资到达之前所做的分配发放计划，而此计划则是按照各个医疗机构的需求制订的。

如何建立志愿者、捐赠方、政府、医疗机构多方之间信任关系，从而提升多方协作效率，也是应急捐赠物资管理的一个痛点。红安县通过微信群将物资供应商、捐赠方、县政府办公室、应急管理局以及志愿者聚集在一起，各司其职，实时分享信息，做到全过程全员参与，为快速决策审批提供了有力保障。通过微信群也使捐赠方能够见证物资的分配。当一笔捐赠开始接洽时，会邀请捐赠方进入微信群围观，了解其他捐赠和政府采购物资是如何分发的。在捐赠达成或者政府采购物资就位时，会向所有医疗机构公布物资种类、数量、捐赠方医院和分配原则、分配细则。整个发放过程实时拍照发微信群，做到“有图有真相”。医疗机构装备完毕，条件允许的情况下，会将使用效果反馈在群里，也是“有图有真相”。对于大宗捐赠，这些信息会同步到该事项的单独工作群。总之，只有公开、透明，才能做到捐赠方、志愿者、医疗机构、政府和人民团体之间多对多高效协作。

作者：王小兵，同济大学城市风险管理研究院研究员。

原文首发于“湖北之声”，题为《上海采购到医生病房，800 公里 48 小时，将军县红安政府携手志愿者打通医疗物资“极速通道”》，2020 年 2 月 15 日，内容有部分删减。

二、政府全面介入物资供应背景下，对于社会志愿者的建议

新冠肺炎防控战争的当前阶段，国家力量已经完全从一盘棋的角度，掌控了几乎所有战备物资的生产、调度和储备。然而，我们的各地志愿者仍使出浑身解数，满世界寻找口罩、防护服等战备物资，从而给了很多不良商家可乘之机，囤货居奇，或是通过销售不合格产品牟利。

作者作为一名志愿者，自疫情发生以来，全程参与家乡湖北红安县的疫情防控工作，对当前各地、各微信群活跃的志愿者提出以下建议。

1. 停止各类自筹款购置物资捐赠疫区的行为

因为自行购买的物资可能是医院一线人员无法使用的，这些物资要么质量无法满足防护要求，要么资质不符合医疗机构合规管理。从应急处置的时间序列来看，这一阶段应该是由紧急应对阶段转入相持抗争阶段的关键期。医疗机构所有运作必须回归到严格合规的路线上，只有这样才能控制院内感染风险。

2. 劝说社会爱心机构和人士停止无序购买物资捐赠疫区，理由同上。

3. 紧密联络目标服务区域的新型冠状病毒感染的肺炎防控指挥部，了解其需求，承担防控指挥部参谋职责。

(1) 收集支援省份战略物资生产资源，提供给防控指挥部，便于防控指挥部有针对性地向援助省份发送求援信息；

(2) 收集其他重要物资供应商信息和物流方式，减轻防控指挥部应急采购的工作压力，提升防控指挥部应急采购和分配使用效率；

(3) 协助并指导基层医疗，特别是乡镇卫生院，开展物资消耗监控和库存管理，为防控指挥部向上级申请资源提供信息保障；

(4) 合理组织社会爱心机构和人士资源并整合，为目标服务区域做一些基础设施升级，如负压救护车采购、大型医疗设备添置等。

志愿者团队搜集信息，防控指挥部采购物资并保障按需分配，医疗机构专注于医疗救治和防疫指导，社区和乡镇执行消杀和封闭管理，党委和政府扁平统筹管理，如此一来，可形成秩序井然、立体高效的工作模式。

疫情期间大学教学怎么办

张端鸿

一、在线教学究竟是直播、录播还是视频学习

在线教学的方式很丰富，包括线上视频直播、线上语音直播、线上慕课、线上录播、指导学生学习线上课程资源、虚拟仿真实验课、在线研讨、混合式教学等诸多方式。疫情期间的教学重点应当定位于，利用在线教育技术杠杆撬动学生恢复正常学习状态，可以灵活运用多种方式，不必拘泥于某种特定形式。因此，不应当也没有必要大面积地对教师提出直播课的要求。对于兴趣和意愿比较强的教师，高校应当及时提供支持性的保障措施。

二、大部分教师能否在短期内适应在线教学

尽管各大高校都涌现出了一些充分利用现代教育技术的教学大咖，但大部分教师仍缺乏高质量在线教学的经验和积累，不可能期待通过一纸通知就能实现线上线下教育效果的无差异化。从各高校近一两周已组织的在线教学培训情况来看，重点仍然是比较宏观的动员和要求，以及比较微观的工具和平台使用方法。高质量在线教学的教学设计、教学方法、教学能力等有关的培训内容还比较少。

事实上，一门好的在线课程建设需要数月的时间周期，不可能在短期迅速实现线下课程向在线课堂的转换。原先已有在线课程积累的教师，可以利用这个机会进一步对在建在线课程进行完善。原先缺少在线课程经验和准备的教师，可以借助各种已有课件资源和在线资源，辅助各种课程讨论群，因人、因课制宜地组织好教学。

三、在线教学重在完成被动知识传授还是促进自主探究学习

要保障在线教学质量，一个很大的障碍是在线教学对学生的学习习惯有很

作者：张端鸿，同济大学教育政策研究中心主任、高等教育研究所副所长、副教授。
原文首发于《中国科学报》，2020 年 2 月 18 日，内容有部分删减。

高的要求。无论是直播还是录播，讲授仍然是最主要的教学手段。即便是面对面的线下授课，都很难保证学生专注听课并高效参与，学生在家里的线上授课就更难保证教学的效果。特殊时期，教师多花时间根据不同学生的特点，引导他们在家自主学习、探究学习和合作学习，比低效、仓促地准备直播或录播更加重要。教师为学生提供更多的教育教学资源，包括教育部提供的 22 个线上课程平台的 2.4 万门课程，引导学生自主探究并合作完成一些学习任务，比被动听课效果更好。

四、在线教学如何保证有效的师生互动

有效的师生互动是高校教学质量的关键。目前线上平台多是讲授模式，很难保证跟线下课程相似的交流和研讨。而且，在线组织师生高效研讨的难度也比线下大。这就要求教师在做课程准备的时候，选用不同的技术工具组合。有的平台更适合录播，有的平台更适合直播，专门的讨论环节可通过会议平台进行组织。对平台不熟悉的教师，就选用最常见的讨论群开展课堂讨论。课堂人数规模较大的情况下，可将学生分为若干讨论小组组织在线视频或语音研讨。此外，可给学生安排合作学习任务，有效地促进生生互动。研究生指导课题组也应当通过线上保持一定的指导频率，保证良好的指导效果。

五、在线教学如何避免技术陷阱

在线课程对网络带宽有较高的要求，师生家中的网络带宽不平衡，当使用人数太多时，卡顿、掉线等情况时有发生。各种终端设备软硬件的兼容也会存在很多隐患。从先期开展的中学在线教学来看，各种无序和混乱现象大量存在。高校教学管理部门、师生和各大在线教学平台，也同样不可能在短期内做好充分的准备。平台的选择应当以便利和顺手为第一准则，其次才是效果。高校教学管理部门不能用少数“技术控”教师的在线教学水准来要求全体教师。高校教师教学发展中心应当准备好在教学时间内随时为教师提供在线教学的答疑。

随着疫情的发展，后续还存在很多的不确定性，可能会经历全部在线教学、分批返校教学、全部返校恢复常规教学等过程。高校应在对现有师资、课程、学生现状研判的基础上，根据具体情境选择最适合的在线教学组织方式，允许多样性、包容失误率，从而保障教学秩序，高质量地完成教学任务。

与此同时，在线教学工作不仅是应对疫情的短期行为，更是一场长期的教学革命。高校教学管理部门应当利用这一契机，通过支持性、激励性的措施，引导和鼓励更多教师向线上线下“双师”角色转型。

口腔治疗会引起病毒气溶胶传播么

蒋备战

一、气溶胶的概念

气溶胶(aerosol)是由固体或液体小质点分散并悬浮在气体介质中形成的胶体分散体系。

气溶胶与飞沫的区别在于颗粒的大小,一般超过 5μm 的称为飞沫。由呼吸道产生的气溶胶多是咳嗽、打喷嚏所致,其中可能有细菌、病毒、真菌等微生物,这些微生物在空气中吸附在气体表面,随着时间的推移,气体的蒸发,体积逐渐变小,从而可以飘浮在空气中。

当带有病毒的微粒以含有杂质的小液滴方式通过病人呼吸进入空气后,就可以成为带有病毒的气溶胶,从而实现气溶胶传播。

二、口腔诊疗与气溶胶的传播

口腔诊疗由于其治疗空间以及设备的特殊性,容易存在气溶胶传播。

首先,患者与医护人员近距离接触,为气溶胶的传播提供了便捷;其次,牙科治疗用的高速涡轮手机、超声波洁牙机、超声骨刀、三用枪等产生的水雾混有患者的血液和唾液,容易形成气溶胶,污染周围的空气和物品表面。同时,治疗过程中容易引发患者咳嗽甚至呕吐,也是容易产生气溶胶的危险因素之一。

目前,已知可能借由气溶胶传播的致病微生物包括 SARS 冠状病毒、乙型肝炎病毒、丙型肝炎病毒、人类免疫缺陷病毒(HIV)等。

此外,口腔疾病诊疗过程中除了气溶胶传播,还存在接触传播、飞沫传播等途径,在美国一项研究中,在多椅位诊室和封闭诊室治疗期间,空气中的细菌水平分别增加了 6~20 倍,甚至可蔓延到 30 英尺(约 10 米)以外,对整个诊室的医生和患者均构成潜在风险。

因此,若有处于潜伏期的病毒携带者在不知情的情况下就诊并进行口腔诊

作者:蒋备战,同济大学附属口腔医院儿童口腔科主任医师。
原文首发于"微医上海"公众号,2020 年 2 月 20 日,内容有部分删减。

疗操作，如果不能做到彻底的消毒隔离，病毒就可能通过气溶胶传播、接触传播、飞沫传播等方式进入在同一诊室就诊的其他患者或医护人员体内，造成交叉感染。

由于气溶胶会在一段时间内悬浮在空气中，可能会停留在诊室牙椅及牙科器械表面，被后续就诊的患者反复吸入，从而造成间接交叉感染。

三、口腔诊疗与气溶胶的传播

鉴于当前疫情防控正处于关键阶段，因此，对于患者而言，如果不是颌面部创伤、间隙感染等急需治疗的疾病，建议尽量采取药物治疗的办法，先考虑对症治疗。

目前，口腔专科医院以及许多综合医院的口腔科都开通了医疗咨询热线或网络平台，患者可以通过远程会诊的办法与医生沟通，以减轻疾病带来的不适。

如必须到医院就诊，请务必戴好口罩，按要求接受体温测量，并注意避免在封闭的候诊空间长时间停留。

对于医护人员而言，在诊疗过程中要做好自身防护，口罩、面罩、防护镜、防护衣等穿戴规范，注意手卫生，熟练操作，减少与病人近距离接触的时间。治疗时注意患者的口腔消毒，使用有效的漱口水、强吸装置等可以减少病毒气溶胶的形成。同时要严格做到所有器材“一人一用”，治疗椅位与空间做到“一人一消毒”，防止交叉感染的发生。

目前尚无证据表明新型冠状病毒会通过口腔诊疗产生的气溶胶进行传播，因此，对于病毒及其传播途径，重视和谨慎对待是必要的，但不必过分紧张和恐慌。

科学解读，科学防护，相信在对抗疫情的战斗中，我们终将取得胜利！

中央提出“全面打赢”，释放了怎样的重要信号

陈　强

新冠肺炎疫情防控正进入关键时刻。中共中央政治局 2 月 21 日召开会议，研究新冠肺炎疫情防控工作，部署统筹做好疫情防控和经济社会发展工作。会议指出，目前疫情蔓延势头得到初步遏制，防控工作取得阶段性成效。同时，要清醒看到，全国疫情发展拐点尚未到来。要毫不放松抓好疫情防控工作，及时完善防控策略和措施。值得关注的是，在这次会议上，首次明确提出全面打赢疫情防控人民战争、总体战、阻击战。

疫情防控工作是一项复杂的系统工程，它包括疫情防控、经济恢复、社会稳定以及国际关系等多条战线，涉及一系列的战略部署、政策制定、体系建构、机制设计、制度安排、要素流动、资源配置及执行协调。疫情防控工作波及面广，涉及企业生存发展和社会和谐稳定，关系到我国“十三五”规划的顺利收官和全面建成小康社会目标的实现。全面打赢疫情防控人民战争、总体战、阻击战，我们必须全方位淬炼治理能力，提升防控工作的有效性和效率，统筹做好疫情防控和经济社会发展工作。

一、提升人民生命安全和身体健康的保障能力

新冠肺炎疫情暴露出我国公共卫生应急管理方面一系列的短板和漏洞。习近平总书记在中央全面深化改革委员会第十二次会议上明确提出“完善重大疫情防控体制机制，健全国家公共卫生应急管理体系”的工作要求。当前，疫情防控仍然是所有工作的重中之重，一刻也不能放松。集中全力救治重症和危重症病患，坚决遏制疫情进一步扩散，积极组织防控物资的生产、运输和调配，加快推进针对新冠肺炎的诊疗技术和药物研发工作，及时、准确、透明地公布疫情信息，针对特殊人群进行心理干预和心理重建，都是疫情防控的重点工作。与此同时，我们应该在实战中不断积累经验、总结教训，借此提升公共卫生重大风险研判、

作者：陈强，同济大学经济与管理学院教授、上海市习近平新时代中国特色社会主义思想研究中心研究员。

原文首发于“上观新闻”公众号，题为《首次提出“全面打赢”，最新召开的这次中央政治局会议释放了怎样的重要信号？》，2020 年 2 月 23 日，“学习强国”转载。

预警、应急响应、物资保障、科技支撑、队伍建设等方面的综合能力，切实保障人民生命安全和身体健康。

二、提升地方政府和企业的风险应对能力

疫情防控期间，人员和物资流动受到极大限制，经济活动被按下“暂停键”，部分行业处于“停摆”状态。一部分企业面临人手短缺、资金紧张、成本上升、运输困难、防护物资不足、关键设备和零部件进口受阻等严峻挑战，更多企业还面对着需求萎缩、订单急剧减少的现实压力。当下，按照中央要求，需要建立与疫情防控相适应的经济社会运行秩序，有序推动复工复产，使人流、物流、资金流有序转动起来，畅通经济社会循环。按照这一要求，中央和地方政府积极行动，陆续出台了不少扶危纾困的政策办法，有的派出复工专列，解决企业用工难题；有的调配防护物资，改善企业防控条件；有的简化审批流程，提升应急服务效率；有的则从财政、金融、税收等角度出发，通过缓征税费、缓缴社保费、降低融资成本、减免房租、专项补贴、复工奖励等方式，帮助企业渡过难关。在政府积极施以援手的同时，企业也在采取各种方式“自救”，例如盘家底清存货、转产防护用品、线上办公、跨行借工或“云复工”等。一些企业更是依托科技优势“化危为机”，逆势飞扬。

疫情既造成威胁，也带来潜在机会。对于各级政府而言，一要努力提升紧急状态下制度供给的质量和效率；二要借势调整和优化产业结构，推动科技创新，转换区域经济社会发展的动力。对于企业而言，一要更新思路，敢于逆向思维，换轨释放产能；二要主动重塑业务结构，转型发展；三要未雨绸缪，着手技术储备，积蓄创新发展新动能。

三、提升城市运行保障和基层治理能力

目前，湖北以外地区的疫情正在发生积极变化，这与各地上下同心、严密防控，广大人民群众自觉“宅家”、守望相助的努力是分不开的。事实上，无论是“封城”，还是“宅家”，对城市运转和社会治理都形成了不小的压力和挑战，这考察着城市在社区基层防控、生活物资供应、公共事业保障、社会事业运行、应急事件处置、舆情应对等方面的智慧和能力，检验着城市系统运行质量和社会治理水平。此次疫情中，行政体系自上而下快速动员、周密组织、高效执行等优势充分显现。但在基层防控中，仍存在如精准化程度不高、资源调配效率偏低、成本控制乏力、智能化手段运用不够、社会自组织能力较弱等问题。疫情如同一次“体检”，这些存在于城市运行系统和基层治理网络中的不足和短板得以暴露，为进一步提升基层治理能力，建设更具韧性、智慧和温度的城市指明了方向。

四、提升国际危机公关和舆情应对能力

新冠肺炎疫情是人类共同的挑战，受到国际社会广泛关注，各国政府和人民对于中国政府在疫情防控中所表现出的高度责任心、强大社会动员能力表示赞赏，但同时也出现了各种揶揄和诋毁的杂音，甚至有人炮制“信息瘟疫”等不良信息，试图借疫情打击中国。疫情发生以来，我国政府迅速行动，用“中国力量”筑牢疫情外溢的防线，以“中国速度”为其他国家防控疫情争取时间，为全球提供抗击重大疫情的“中国方案”，展示了负责任大国的担当，赢得了国际社会广泛的理解、赞誉和支持。习近平总书记先后与多国国家首脑通话，并会见世界卫生组织总干事谭德塞，充分交换关于疫情防控及相关事务的意见和想法，许多国家和国际组织表示，愿意和中国合作抗击疫情，遏制疫情蔓延。

在全民战“疫”的关键时刻，我们必须开展全方位的国际危机公关，及时将中国人民防控疫情的情况传播出去，回应国际社会的关切，扩大中国的全球“朋友圈”；积极与各国政府、政党和国际组织交流，协调疫情防控事务；深入开展疫情防控的国际科研合作，分享数据、研发疫苗；开拓各种渠道，采购重要的应急防护物资；同时配合重点企业，与相关国家加强商务沟通，积极开展维护和促进经贸关系的磋商，巩固中国企业在全球产业链中的应有位置。

在疫情防控的紧要关头，我们既要有“风雨不动安如山”的定力，也要以“艰难困苦，玉汝于成”的斗争精神，不断淬炼治理能力，坚决打赢这场防疫战，迎来疫情过后的“东方风来满眼春”。

强化疫情时期国家专利工作应急响应的政策建议

毛　昊

新冠肺炎疫情发生以来，社会产生广泛的紧张情绪。围绕专利制度作用、药品用途专利“抢注”等热点议题，公众出现了应激状态下对专利价值的质疑与困惑。部分人认为：专利制度对抗击疫情助力不大，抬高了创新药物价格，未能发挥出科研攻关的支援作用。而事实上，在应急支援过程中，专利制度包容了市场竞争，体现出全球合作的价值理念，完全能够借助紧急政策响应及其内蕴的制度安排，挖掘全球已有专利技术的优秀智慧成果，激发人民群众创新创造潜能，发挥专利信息在抗疫应急科研中的作用，满足疫情防控和复工复产等社会需求。为进一步强化国家专利工作应急响应，在此提出以下四点建议。

一、向国家抗疫一线应急科研机构派驻专利信息特派员

此次新冠肺炎防控过程中，国家科技部门在药物筛选、检测技术产品、病毒病原学和流行病学、疫苗研发、动物模型构建等方面明确了主攻方向，向社会部署了一批应急科技研发项目。这些项目很多属于测试性科研工作，需要进行大量的基础试验研究。专利文献分析能够缩减测试时间，有效提升科技研发效率。建议国家专利主管部门在强化抗疫专利公共与市场信息统筹设计的基础上，主动对接国家重点抗疫研发攻关团队的实际诉求，派驻专利信息特派员，打通抗疫过程专利信息使用的“最后一公里”。专利信息特派员在对口支援机构研发过程中，也可以适时提醒有关单位注意知识产权保护，有意识地维护科研单位自身成果权益。

二、实现专利集中超快审查，加速关键技术生产落地

一是实施国家专利管理部门组织机构、审查流程、费用机制、奖励政策的应急调整，建立超快审查确权通道，加速实现治疗药物、特种器材等关键抗疫物资装备的集中审查、快速审查和行政确权进程，鼓励重点抗疫技术领域专利申请。

作者：毛昊，同济大学上海国际知识产权学院教授。

二是充分利用国家奖励与专利制度的组合杠杆，面向特种护目镜、特种口罩、消毒设备等抗疫一线实用性技术难题，主动搜寻已有专利技术方案；激发人民群众创新创造潜能，快速支持适用性专利技术或相关改进技术成果的转化落地。

三、增强疫情防控期间国家专利制度作用的普及宣传

结合历史发展经验，每逢有威胁人类生命健康的重大疾病出现，往往会随之涌现重要的发明创新。作为有效激励创新的制度安排，专利制度支撑科技创新、激励科学发展、包容研发合作，是人类战胜疫情的有效工具。例如，全球禽流感和甲型流感疫情爆发过程中，专利药“达菲”及授权仿制药共同缓解了全球疫情；而此次针对武汉病毒所与“神药”瑞德西韦的争议，实际上正是创新药物全球研发合作的结果。对此，建议国家进一步强化专利制度认知的舆情引导，突出专利药品为治疗服务、以患者优先，保护公共健康权益；鼓励国内企业采用商业谈判等手段，满足国内可能出现的“特效药”需求；亦可视疫情发展，保留对防控疫情具有重大意义的药品和医疗设备颁发专利强制许可，以法律威力维护国家尊严。

四、把握国家和地方专利管理部门阶段性工作重点内容

疫情紧急状态时，全国专利工作需要以坚决执行党中央统筹决策部署和抗疫研发攻关应急支援为重点。随着疫情渐趋平稳，社会运行逐渐恢复常态，专利保护、专利融资、专利服务等多元社会渐趋体现。国家和地方专利管理部门工作重点也应及时调整至运用专利质押融资缓解企业经营困难、支持科技型中小企业创新创造、助力网络新兴创新创业模式发展、解决疫情期间专利纠纷保护等问题。其间，也要特别关注人民群众在使用发明创造战胜疫情中的优秀案例，将崇尚创新、尊重他人智力成果、保护自主知识产权的价值观念内化为社会公众的意识和道德准则；向世界传递我国在疫情困难时期，运用专利制度促进全球研发合作、提升科技攻关效率、启迪公众文化素养、激发社会创新创造中的宝贵经验。

非常时期应用非常之策，当前抗疫的九个建议

赵　海

一、迅速研究落实对抗疫一线医护工作人员的激励政策

现在国家和各地政府对帮助企业及时制定了各项政策和措施，而其实对医院和前线医护人员的激励政策也是非常重要的，现在有些地方已经注意到这一点，开始制定相关的政策，如对他们子女将来的就学进行优惠的安排等。我们建议国家层面也应该及时出台一些政策，在包括大学录取的时候，给予一定的分数优惠，特别是其子女如果以后学医，加分的幅度还可以更大一点。再比如在晋升方面的褒奖等，由国家把政策定下来，这样的话，对于冲在第一线上忘我牺牲的医护人员能起到激励作用，当然还应有必不可少的物质奖励。

从前线支持的角度，目前医护人员在抗疫的最前线，他们的辛苦和劳累程度是很难想象的，其中被确诊感染的就不在少数，这也造成了大量的战斗减员，目前全国各地还在调集医护人员的资源支援湖北和武汉，也直接造成各地相关医护人员的资源紧张。在医护人员严重不足情况下，我们不要过高估计医护人员在精神和体力上的耐受力，除了物资保障之外，在人力方面的轮换和协助很重要。此时此刻，政府和民间要多组织一些医院护工，参与帮助医护人员的工作，更好地照顾病患，也可以减轻医护人员的工作量，有利于持久作战。大量护工队伍的组织，是一个非常重要的后勤保障，各地都应重视起来，应立即进行动员和补充工作，这是整个战役的一个非常重要的环节。

二、提升国家公务员队伍士气

在疫情的关键时刻，党委政府一马当先，各级公务人员早早结束休假，既要研究政策，又要一线靠前指挥。他们是一批很辛苦又很容易被误解的群体，我们的宣传工作应多正面报道他们中的好人好事。同时，这次的“大考”，也是对公务

作者： 赵海，同济大学城市风险管理研究院园区风险管理研究所研究员。
原文首发于“礼森园区智库”公众号，2020 年 2 月 18 日，内容有部分删减。

员队伍的一次考验，组织干部部门应该睁大眼睛，打破常规，发现干部、挖掘干部，使能者上，庸者下，形成干事争先的风气，保持公务员队伍的强大战斗力。我们的社会和群众也要充分理解和支持政府的工作，大家配合，共同努力，以取得对疫情的最后胜利。

三、进行更广泛的社会动员

这次疫情应该说体现了我们国家很强的动员能力，特别是政府的动员能力。其实，14 亿中国人中蕴含的能量还可以继续动员，发挥更大作用。比如，对民间慈善机构开放注册的问题，我们认为，应该开一个口子，要通过各种的组织形式，动员全国企业、社会组织和个人，共同做好社会救助工作。在一个多元协同的社会中，单靠政府的力量，单靠“中央军”的力量是远远不够的。某种程度上说，不进行全社会动员，要快速取得胜利是不可能的。历史上，淮海战役的胜利就是后方群众支援出来的。

四、既要制定“止血”方案，还要制定“补血”方案

目前，我们国家各个地方都出台了一些政策来解决企业的困难，这些政策也都很及时，有些地方也比较到位。但这些政策，主要还是为企业“止血”，对于大量失血过多，将在两三个月内面临死亡的企业怎么办？当然，企业困难的原因是多方面的，有企业自身经营冒进的问题或是产能过剩的问题，但对那些关系到国计民生的关键产业和战略产业中不能倒下的企业，还应及时制定“补血”的政策。可以借鉴美国 2008 年金融危机时所谓的“华尔街上空用直升机撒钱”的方法，进行直接的财政补助，帮助这些企业渡过难关。

五、对已经复工及必须复工的相关行业企业，建立员工补充机制

现在个别复工企业已经有发生聚集性感染的病例了。这些重要的战略防疫供应和生活服务供应的企业，人员是不能断的，现在的员工已经在满负荷工作，其实，这种状态难以长时间维系。若其中发生疫情，后果更不堪设想。因此各地政府在外地务工人员减少流动的情况下，应做好本地人员组成生产预备队的充分预案。一方面，工人太累了，需要正常的轮班；另一方面，一旦被迫减员又可以及时补充，这方面的组织动员是我们的体制优势，但必须要充分重视，早做预案。现在各地应该开始在可能的条件下组织生产预备队。

六、保护国内的产业链

疫情爆发以来，对全球产业链影响巨大。我们要特别重视对在华外资企业

生产经营的关心。外资企业带来资金、技术和管理，带来大量税收和就业，在自身发展的同时，对中国经济贡献很大。在疫情中有些企业损失也不少。对外资企业目前的特殊困难，各地也应该研究一些政策，让他们看到疫情之后中国市场的前景，要帮助有困难的外资企业渡过难关。要保护好这些企业在中国的生产资料和财产安全，以保证我们能在国内拥有较完整的生产链、供应链和产业链。

七、关注低收入群体的生计问题

因为疫情造成的企业困难或倒闭，必然导致企业大量的裁员和减薪，那么，大量低收入家庭，或是到城里打工的农民工，隔离在家后又无收入来源，他们的生活就成了大问题。在这种非常情况下，我们是不是可以精准施策，对那些低收入的家庭，通过实际调查以后，实行特殊生活补助政策，比如每月定额发放食品券，保障他们的基本生活，直到他们找到工作，以最大程度地减少社会动荡。

八、充分重视粮食等农产品的生产和供应

现在农民兄弟在家中隔离，坐吃山空，来年买种子的钱有吗？养猪的资金落实了吗？我国农产品每年还要大量进口，采购的工作安排好了吗？最近在东非肯尼亚发生的蝗灾已经蔓延到了巴基斯坦和印度，那么，是否可能会影响我国？即使我国幸免于此，但一定会影响到国际粮食格局和我国农产品的进口。作为一个14亿人口的大国，无粮不稳，不得不防，一定要提前做好应对自然灾害的准备，千万要避免发生贸易摩擦、疫情、饥荒三碰头情况的发生。

九、必须加强疫情防控的国际合作

疫情爆发以来，各国纷纷向中国伸出援手，对此我们应该要用开放的心态欢迎和感谢。尽管我们是大国，在一些方面我们也是一个强国，但发生困难时，大方地请求国际援助和诚挚地接受国际支持，可以大大地降低国家和国民的损失。这恰恰是朋友多和自信强的表现，是人类命运共同体的体现。

2020年开局就是决战，党中央和各级政府在灾难面前展现了非凡的反应和处理能力，全国各族人民在灾难面前表现出万众一心、携手抗疫的民族凝聚力，相信在这种军民团结如一人的强大力量支持下，2020年必然低开高走，成为中华民族伟大复兴道路上一个重要的里程碑！

由“全面质量观”看“全面打赢”

邵鲁宁

经历了2003年的抗击非典，我们已经充分意识到，疫情防控工作是一项复杂的系统工程，它包括疫情防控、经济恢复、社会稳定以及国际关系等多条战线，涉及一系列的战略部署、政策制定、体系建构、机制设计、制度安排、要素流动、资源配置及执行协调。

全面质量管理正是一种预先控制和全面控制的思想和方法，它的主要特点就在于“全”，全过程，全范围，全员参加。

1月23日凌晨，武汉宣布封城，公众对疫情的重视程度迅速上升。全国各地共同防控疫情的工作格局和强大合力正是在党中央统一指挥、统一协调、统一调度下形成的，并根据各地疫情形势的不同分类施策，形成区域之间的分工协调、良好配合。身处中华大地的每一个人都不是局外人。医务工作者冲锋在前，相关的物资保障紧随其后，而每个人做好居家隔离和养成良好卫生习惯正是对疫情防控的最大贡献。全国一盘棋，全面强化政治担当，全面进入战时状态，全面树立信心决心，从上到下齐心努力，坚持不懈地共同奋斗，我们正在逐渐接近疫情拐点。

根据国家卫生健康委的信息，全国疫情形势出现积极向好的趋势，部分省份根据各地实际情况适当调整应急响应级别，做到分区分级精准防控，有序恢复生产生活秩序。这体现了“全面质量观”中质量成本概念。通过整体化的全系统控制，实现了全国疫情控制效果的全局较优，同时，对于疫情不紧迫的地区确实存在冗余现象，通过动态的调整来逐步释放控制强度和减少控制成本，也可以为全局的优化实现正向贡献。这也是1月23日习总书记讲话提出的统筹推进新冠肺炎疫情防控和经济社会发展的最新要求。

虽然全国疫情趋于好转，但湖北形势依然严峻复杂，全国疫情拐点尚未到来，仍然不可掉以轻心。根据全面质量观，需要持续改进，也就是需要继续完善防控策略和措施，不断巩固成果、扩大战果。如图1所示，在形成持续改善的趋

作者：邵鲁宁，同济大学经济与管理学院讲师、上海市产业创新生态系统研究中心副主任。

原文首发于“爱科创”公众号，2020年2月5日，内容有部分删减。

势之下，仍然要坚持预防的思维，进行有效的事前控制，把事故消灭在发生之前，使每个过程/工序/方面都处于控制状态，防患于未然。

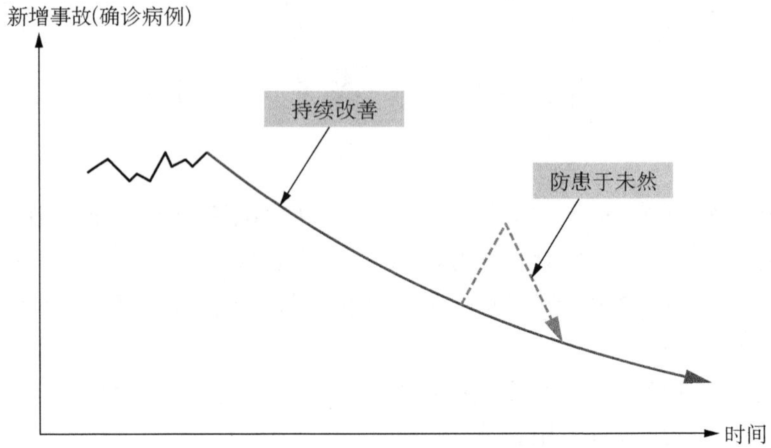

图 1　疫情控制的持续改进思路

确实，这样的防范还没有做到“全”的要求，数据马上就给我们敲响了警钟！2 月 20 日的这个突变，就是山东和浙江两地的监狱爆发聚集性疫情，给全国的战疫局面带来反复。我们全面战疫的这张大网还有些瑕疵。

接下来，需要如何实现持续改进呢？在前期已经形成的计划(P)和执行(D)的基础上，系统性地进行再检查(C)、再行动(A)，实现 PDCA 的闭环，不断推进防疫工作的全面和深入。除了及时发现并修补不断暴露出的问题，再检查什么呢？重点应该检查系统设计。

从 1 月 23 日武汉封城至今，已经整整一个月。我们匆忙上阵的这套战疫体系整体性能是否可以保持？还可以保持多久？战疫的物资逐渐供应的上了，但是持续高强度的医务工作者是否还能保持饱满的斗志和充沛的体力持续地工作？还能坚持多久？坚守的各条战疫一线的工作者是否还能保持高强度、高水平的工作状态？还能保持多久？我们居家隔离和受到各种约束的复工者，是否还会高标准地配合各项防疫要求？这些“全员”中的任何一方面出现问题，都可能带来全国战疫工作的反复。

全面质量观告诉我们这是劣化质量概念，如图 2 所示。当疫情严重的时候，我们可以用严格的约束来规定人们的行为，提出一个高标准的防疫体系，以压倒性的优势超过实际需求的功能界限来获得主动权。一方面，随着时间的推移，系统的功能会出现劣化，达到一个时间点，可能会出现局部功能的丧失而引起故障。另一方面，这个系统里有重要参与者顾客，也就是我们想与病毒隔离的每一个人，有各种突破限制的欲望，需要在满足他们合理要求的基础上，设计防疫体系的性能。为了我们持续改进的目标，为了我们战疫行动质量的可靠性，我们需要整体性地考虑防止系统性能劣化。更进一步，我们需要再检查，是否可以根据顾客期望水平进行合理的再优化，使得全员可以持续支持。

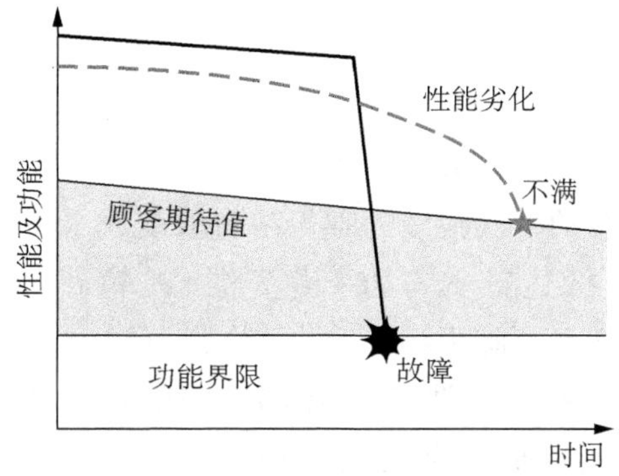

图 2　劣化质量概念示意

全国的战疫体系从来就不是一个封闭体系，即便我们对于湖北尤其是武汉采取了极端限制手段来减少人口流动。但是，全世界各地的物资源源不断地支持中国，全中国的顶尖医务力量持续地支援湖北，我们仍然与全球紧密联系。我们不愿意看到，但是已经发生的是，新冠肺炎疫情正在中国以外的地区蔓延，也迫使当地采取了极端限制手段来减少人口流动。我们下一步的防疫布局是否需要考虑由国外向国内输入性疫情的可能性呢？

中国实现了“全面打赢”，但是，世界其他地区陷入疫情的蔓延，我们就能独善其身、保持经济社会的恢复和发展吗？我们需要高度关注，保持跟相关国家的紧密联系，互通战疫情报和经验。只有全人类共同战胜了病毒，才是真正的全面打赢！

从日本钻石公主号邮轮病毒感染事件引发的关于紧急事态应对的思考

谭洪卫

承载 2 666 名旅客的一次浪漫的邮轮游行演变成了一场噩梦般病毒隔离的煎熬体验。2 月 3 日抵达日本母港(横滨港)的钻石公主号邮轮(Diamond princess cruise)因出现新冠肺炎感染者,面临紧急防疫态势,被日本拒接登岸。2 月 3 日 23 点,船长广播,要求所有乘客都待在房间内,接受全船检疫,日本厚生劳动省检疫人员立刻上船,开始通宵检查。2 月 5 日宣布实施为期 14 日封闭隔离。截至 2 月 19 日,共检查出 600 多名病毒感染者,感染率竟高超 20%,受到全球瞩目和担忧。在 2020 年中国举国抗击新冠肺炎病毒的严峻形势下,这起发生在海外的罕见集聚型病毒感染事件,也引发了全球疫情防控的一个高潮,同时也带给我们一些思考。

如此人员密集的超大型商业设施在公共卫生紧急事态下如何应对? 局限空间下、特别是大众关注的游轮上空调通风系统对于病毒交叉感染潜存哪些风险? 有何对策? 未来对于人员密集的医院、超大型超高层建筑、酒店等,又需要怎样的应对措施? 诸多问题值得研究。

本文基于本次邮轮新冠病毒感染事件,尝试在可能收集的相关信息中梳理事件的脉络,并思考未来如何应对公共卫生紧急事件的若干问题。

首先让我们对事件脉络做一个系统的梳理。笔者对邮轮的航程及相关联的事件进行整理,如图 1 所示。读者从中可看到事件的全脉络。

这是一艘世界超豪华级邮轮,本次乘客为 2 666 人,其中 80%为 60 岁以上老年人,旅客来自 50 多个国家和地区。这也是一艘以夕阳红群体旅行为热点的豪华邮轮,然而不幸的是老人正是这次病毒最容易感染的人群。

邮轮上船员数多达 1 045 人,邮轮总人数合计 3 711 人,是一座如同 18 层超级豪华酒店加大型嘉年华游乐场的海上巨轮。

邮轮上的病毒感染源于 1 月 20 日登船的一名 80 多岁香港旅客,该旅客

作者: 谭洪卫,同济大学机械与能源工程学院教授。

原文首发于文汇网,2020 年 3 月 2 日,内容有部分删减。

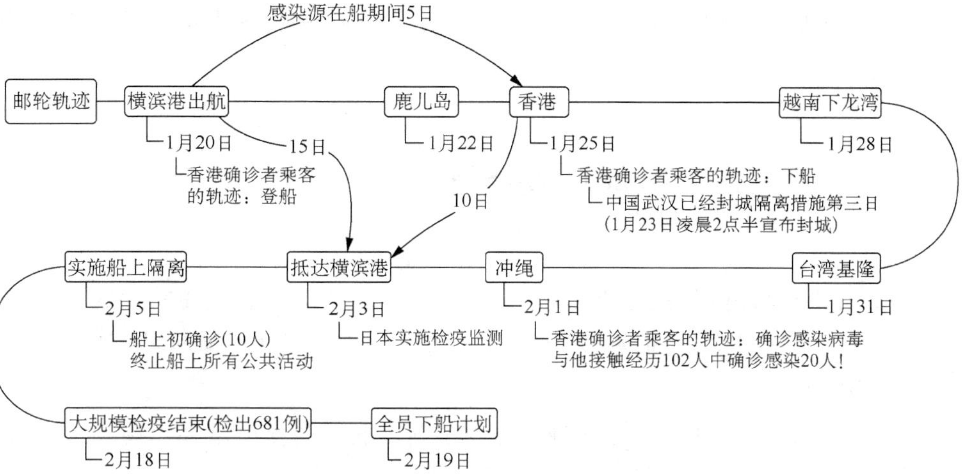

图 1　钻石公主号邮轮的航程及事件脉络

（笔者根据日本官方发布信息整理绘制）

1 月 25 日在香港下船，2 月 1 日在香港被确诊新冠肺炎，从此引发举世瞩目的邮轮上大规模群聚型感染新冠肺炎事件。

笔者整理了 2 月 5 日实施邮轮隔离后检出并公布的感染者相关数据，如图 2 所示。隔离后每日爆出的确诊病例数量急剧上升，引起一片哗然和恐慌。然而，请注意这个数据上升并不一定说明感染者的爆发式增长，实际上是初期日本检验试剂、检测能力不足（一日仅能检测 300 例，只针对发热病症者），后期增强检测能力、且检测范围扩大（后来扩大到全员检测）形成的数据结果（11 日以后激增）。

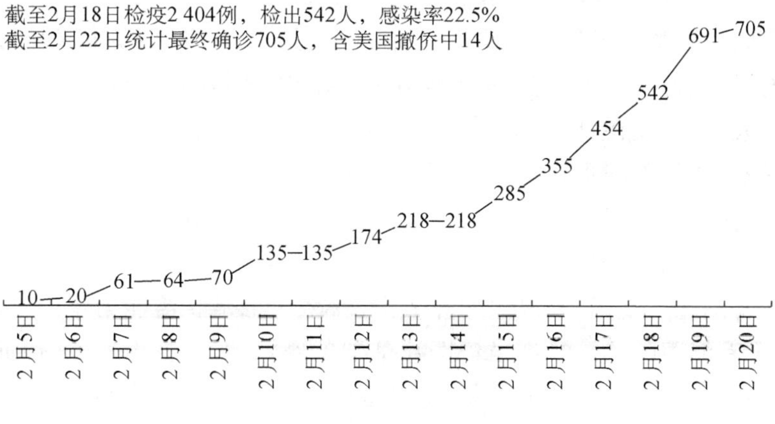

图 2　“钻石公主号”邮轮确诊感染人数统计

（笔者根据日本官方发布信息整理绘制）

综合各方信息和日本政府披露的数据,笔者就一些热点问题进行分析和思考。

一、邮轮采取了怎样的防疫举措?

邮轮的航程期间正处于新冠病毒在中国肆虐、全球热点关注的背景下,且游轮上出现了病毒感染者,而游轮上的乘客、船员、管理者处于何种状态? 采取了怎样的防疫举措?

邮轮在出游航路中,全球各种媒体对于新冠病毒的报道已沸沸扬扬,作为世界顶级豪华邮轮,其通信条件也理应具备,然而似乎不论是邮轮运营方还是游客侧,都没有引起重视,一切娱乐活动如常。运营方实际上是把握相关信息的,但也只在途中做了提醒旅客注意公共卫生的广播,并没采取相应措施,也未引起旅客的严重关切,甚至在得知 2 月 1 日香港下船旅客确诊感染消息后也未周知旅客,采取措施。直到临近回到母港接到日本检疫要求后才对乘客通知相关信息(2 月 3 日夜)。这难免让人对邮轮运营的风险管理存疑,是对于事态过于乐观? 或是难舍船上营运经济利益? 旅客们或是心存侥幸心理,或是对危机意识淡薄? 也可能是通信不畅(游轮上 WiFi 通信费昂贵)? 导致如此大规模感染的悲剧结果,有许多地方值得思考,也是教训。

二、日本采取的隔离措施为何引发诸多质疑?

日本采取的拒绝登岸、整船隔离措施,招来许多质疑和批判。

让我们先了解一下这艘邮轮当时所处的背景。关于邮轮的相关国际事务涉及专门的国际法规,该邮轮船籍是英国,邮轮的管理是美国公司,游轮上乘客近半是日本人,母港又在日本,关系可谓是错综复杂。从实际各方对应情况看,结果是英国不愿问、美国不想管、日本很委屈又不得不承担。

在邮轮限定的空间内实施这样高密度群聚人员的隔离的确不是最善对策,但是日本方面也有诸多无奈。

一是检测能力不足,难以短期完成全员检疫;二是收治能力不足,即使检测出来,也没有能力收治。日本虽说医疗基础条件好,医疗技术发达,但面对这样的疫情和突发事件,根本无力应对,这也是社会体制决定的。可以说,除了中国,可能难有哪一个国家可以不计代价、短期内调动全国医疗资源、两周内建设多家大型医院增加上万张床位,解决收治问题。中国在这次抗疫中展现的制度优势和全民顾全大局、团结一心的力量获得了全球的高度认可。

除此之外，日本还有经济方面的忧虑，临近东京奥运会的召开，担心患者登岸会导致世卫组织的风险评级上升。

三、如何解读邮轮被隔离后检出大量病毒感染确诊者？

隔离后检出大量的病毒感染者引发诸多质疑，是隔离前已发生感染的延续和扩大？还是隔离措施欠妥在封闭空间加剧了感染的扩散？笔者分析后推断：因为隔离前船上几乎处于无防无控状态，完全有理由相信病毒已经在扩散传播，且在感染源头确认到隔离后的一段时间仍处于病毒潜伏期范围，隔离后被检出的感染者其实隔离前已经被感染是大概率事件；隔离后感染增加或加剧虽然难以定量评价，但定性上可以推测，因为现场情况复杂，或是可能由于隔离后船上检疫工作的展开过程中以及维系邮轮服务功能的需要而导致检疫人员、船员、旅客之间未能完全隔绝的接触感染（出现了日本检疫相关人员 2 名被感染及船员感染事件）。

网络、媒体上出现诸多解读和观点，选取两个比较受关注、但需要商榷的观点，梳理相关信息并分析如下。

1. 激增的阳性检出说明隔离措施的失败

基于日本传染病研究院（https://www.niid.go.jp）公布的报告文献中的不完整信息（一些重要信息可能限于隐私保护法规未能得到公布）的梳理和解读，得出以下有限的推断：最终邮轮上的病毒感染率高达 22.5%，为何感染率如此高？说明在人群集聚度高、公共活动频度高的邮轮空间内感染范围和传播速度是很强的；无症感染者如此多将意味着什么？检出的感染者中无症状者比率高达 48%，这个数据远远超过目前国内重灾区报告的比率，且这样高的比率很可怕，使得病毒在游轮上的传播具有隐蔽性，加之邮轮上对疫情危机意识淡漠，加剧了病毒扩散和传播。

传播途径究竟为何？感染者中包括了船员 65 名（占比 12%），检疫过程中，还出现 2 名检疫工作人员感染的情况，这些人并不在同一空间起居，可推测主要传播路径还是近距离接触、飞沫。从对日本传染病研究院发布的报告及数据的解读分析以及各方报道及观点看，病毒感染已在 2 月 5 日隔离前发展了，隔离后继续扩散的程度难以判断。日本厚生劳动省官员在记者会上指出，考虑到病毒感染潜伏期，邮轮隔离期间确诊感染、后在日本治疗中最终不治而死亡的 2 名死者感染期应为采取隔离措施的 2 月 5 日之前。日本神户大学医学研究科感染症内科教授岩田健太郎在 18 日发布的一段视频中批评了在隔离初期的混乱现象。日本厚生劳动大臣加藤胜信说："密闭空间或导致新一轮传染。新病例的传染源已经不完全是那位80岁乘客。有一些是由于在密闭空间里待了一段时间后，反复接触造成的。”日本国立传染病研究所2月19日夜发表英文报告指出：在5日进行隔离措施前，病毒已在邮轮大面积传播。由于维持邮轮运转，很多船员继续工作而没有严格隔离，导致隔离并不彻底。报告还分析，在隔离期即将结束时的病毒传播似乎主要发生在船员或客舱内。“由于这艘船的性质，不可能单独隔离船上的所有人。共用舱室是不可避免的，一些船员必须继续履行服务船上乘客的基本职责。”所以，可以推论的是，隔离前已经感染扩散，隔离后由于隔离条件不充分也可能加剧了感染。

2. 隔离后被封闭在船舱内，空调系统的内循环气流是否加剧了感染的扩大

关于空调系统的交叉感染问题，普通大众不太熟悉也不容易理解。这里笔者做一个分析解读。

目前关于病毒传播方式有以下三种观点。

观点1：目前病毒的主要传播路径还是近距离接触、飞沫，特殊情况下随着飞沫喷出病毒，形成气溶胶，有可能随空气延伸传播范围，但非常有限，不会成为空气传播（大多数医学专家主流观点、我国官方认可的说法，以及国际上包括美国专家的观点都是一致的）。

观点2：气溶胶传播也是一种在空气中的传播，病毒灭活机理尚不明确，难以判断传播范围，但充分通风换气稀释空气中病毒的浓度，可降低感染风险，加强通风是关键（空调专家主流观点）。

观点3：不能明确否定空气传播就可能有空气传播风险（大众心理）。

无论是官方还是自媒体，至今尚没有给出过病毒通过空气传播的证据，可信度高的说法仍然是“狭小空间范围、特殊情形下存在气溶胶传播可能性”，主要是指重症病人插管治疗中的飞沫喷发带入空气的情形。今后是否存在需要关注。

所以，目前的基本判断是游轮上的病毒感染主要路径来自近距离接触、飞沫传播，尚难以找到病毒气溶胶随空气远距离传播以及空调气流引起的交叉感染的有力证据，网上流传许多关于客舱空调运行内循环模式而导致交叉感染可能性增大的说法，尚缺乏实证，有待商榷。另外，关于“游轮上的空调采用的是内循环方式”，应该是对邮轮空调系统知识缺乏了解导致的误解，笔者在此做一个科普解读。

笔者专门查阅了邮轮的原始设计资料。该邮轮是2004年由日本三菱重工设计建造的。客舱及船员舱室空调采用全空气系统方式，房间的送风末端采用变风量＋电加热再热设备，可以根据舱室负荷调节风量和供热能力。

该邮轮的新风系统设计比一般建筑空调要豪华，一般建筑的空调系统出于节能考虑，引入一部分室外新风和室内循环风混合，实现既可保障室内通风换气需求，也可节省空调能耗目的。而该邮轮的空调超过一般标准，尽可能增大室外新风量设计：一般客舱取新风比率 30%、公共区域 50%，医务室、厨房等按 100%新风设计。厕所、医务室、厨房的排风是单独设置的。如图 3 所示。

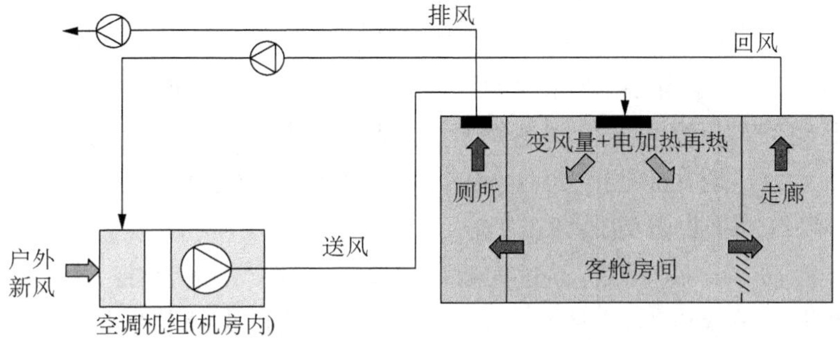

图 3　一般客舱空调系统示意

另外，新风进口与排风出口分开设置于左、右船舷两侧，避免新鲜空气和污浊空气的交叉，如图 4 所示。

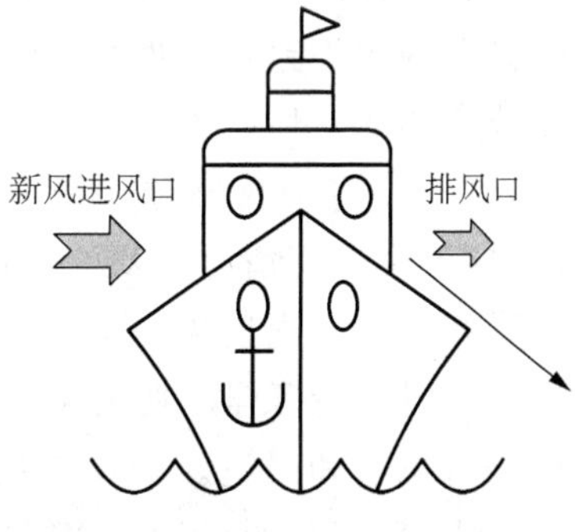

图 4　进风口与排风口布局示意

综上分析，邮轮的空调系统是按较高标准设计的，理应具备较强的舒适环境营造能力、应对空气污染紧急事态下的空调运行也应该具备一定的余地。所谓内循环之说是误解，是将通常自驾车内的空调内循环模式想当然地搬到邮轮了。

相对于大多数建筑设施在公共卫生紧急事态时的应急运行带来的弊端和局限性，邮轮的空调系统显得更有调节余地，例如：关闭空调回风的措施下，邮轮的一些特殊区域如医务室、厨房等具备实现全新风运行的条件；公共区域空调关闭回风可实现 50%新风运行，客舱虽仅实现 30%新风但带有末端电加热器，规避了供热能力不足的风险。

至今，在病毒的气溶胶传播之说未能获得明确证据的情况下，对于空调系统运行并不需要过度担心。然而为防范未来可能出现的气溶胶感染情况的发生，有必要思考这类特殊设施的空调系统的应对方策。这就是后面笔者要谈到的“平疫结合”理念。

四、通过邮轮事件，引申出两个深远的问题

1. 信息时代的大数据作用的发挥与个人隐私保护的问题

虽然日本传染病研究院公布了检疫现场的报告及相关的统计数据，然而对于感染扩散的流行病学分析并没有提供太多具有参考价值的信息。例如：感染者居住的客舱位置分布、船上行动轨迹、接触者信息链等，这些信息对流行病学研究、对分析感染的发展轨迹、扩散原因具有重要意义，但可能因属于个人隐私保护范畴而无法获取，而这对于公共卫生紧急事件的应对是不利的。令人匪夷所思的是，邮轮上居然有 23 人直到下船也一直未配合病毒检疫而直接回家了。日本还出现个人拒绝病毒检测的例子，可见相关个人隐私法规的约束使得疫情防控苍白无力。现在中国疫情防控趋稳，中国以外国家却拉响疫情警报，近日 WHO 将疫情警报提升到最高级别。

事实上，如今信息时代，通过大数据对疫情分析、预警、防控是可以有所作为的。大数据像是双刃剑，需要在为紧急事件应对提供支撑与保护个人隐私之间找到平衡或妥善之策。

我国在这场抗疫中就有成功案例，利用跨界数据信息合作高效快速锁定了感染者的感染路径。例如，有一个感染病例一直难以对其感染路径溯源，后经调用公交移动支付刷卡记录，查找同一时间段、同一场所的支付记录及乘客个人信息，终于锁定了感染源。目前，我国感染病例 90%以上都可获取流行病学信息链，这场抗击疫情之战最宝贵的经验是"尽早发现、尽早隔离、尽早治疗"，而尽早发现和尽早隔离也需要大数据技术和相关法规的支撑。

近日有专家学者呼吁对大数据在支撑服务疫情防控相关工作中如何发挥作用进行思考和讨论。现在手机已经成为我们个人的另一张身份证。据统计，我国 2018 年移动通信普及率是 112%，而全球是 106%，扣除一人多号，中国是 82%，接近发达国家的水平，移动互联网的普及率高于全球的平均水平。可以说，我们国家有独立活动能力的人群几乎都有手机，而且中国实行手机用户的实名制，从手机用户就可以识别持有人的身份。

手机具备身份信息，可通过一些数字地图 App 等手段获取定位信息，为追踪人的活动轨迹提供了技术可能。移动支付在为人们生活提供便捷性的同时也留下了人们经济活动的足迹，医疗部门、交通部门、商业部门等，人们的活动大数据已无处不在，这次对一些传统方法难以查证的感染路径，就是利用了跨界大数据得以成功获取的。

在这场疫情防控大战中，催生了不少基于这样的跨界合作大数据、结合数字地图在即时查询周边疫情方面的应用，以一种 App 的方式公开发布供自由使

用，甚至可以查到哪个小区的具体位置，距离你所在地方有多远，里面有多少个确诊病例。这种 App 已经覆盖了全国 200 多个城市。

诚然，个人隐私是极其敏感而需要保护的事项，但从这些 App 的应用情况和效果看脱敏技术是可行的。如果这些大数据的跨界合作和管控、数据挖掘建模、脱敏措施与技术能妥善处理好，无疑可以为未来应对疫情等公共紧急事件的预警、溯源及趋势预测等提供有力支撑。

不同领域的物联网、大数据技术都在加速研发和应用。无论是室内人员定位技术、还是环境传感、通信技术，无论是常态下的建筑智能化管理还是非常态下的紧急事态应付，都具有应用价值和潜力。

2. 特殊设施空间的空调系统的“平疫结合”的理念和技术

目前对于病毒传播的途径，主流的观点仍然认为近距离接触、飞沫传染为主，有限空间及特殊场合下存在气溶胶传播感染可能性。但同时，也应该由此引发我们对未来此类问题的思考。

对于人流密集、活动集聚的特殊设施，包括还有其他特殊用途的建筑设施诸如医院、大型酒店、商场等，发生公共卫生紧急事件时的空调系统的运行问题以及防范于未然而需要在设计上考量的问题，都需要思考。对于这类特殊需求，也许应该有“平疫结合”的考虑。

“平疫结合”的思考源自一些重要设施的“平战结合”理念，可以说未来除了对正规战争的防控应对外，非常规的恐怖袭击、重大疾病病毒传播的防控无疑也是需要思考的，也是未来社会难以回避的重大挑战。“平疫结合”需要从重要性、经济技术合理性、可持续维护可行性等方面进行权衡，不必覆盖一般建筑设施，但对于特殊设施，应该有所考虑。

对于空调系统而言，从设计、运维到紧急应对等都存在诸多研究、完善的余地，结合当下建筑节能技术、能效管理技术、BIM 技术的纵深发展，需要多一层思考。

智慧建筑、智慧城市的概念已经提出多年，而这些智慧的内核还远未能落地。只有在真实需求导向下才能让技术落地，让城市、生活更安全和美好！随着未来城市高度发达、密度集中、人群高度集聚等趋势，面临突发紧急事态时的风险将越大，亟待结合物联网、大数据科技构建紧急应对的预警、预测、预防、应对决策支撑平台。

提高新冠病毒检测可靠性的思考

刘虎沉　尤建新

如何及时准确地检测新冠病毒是取得抗疫胜利的关键，对落实病人的早发现、早诊断、早隔离、早治疗，阻止疫情扩散具有重要意义。目前，核酸检测是确诊新冠肺炎的重要方式。但是国家卫健委发布的《新型冠状病毒肺炎防控方案（第五版）》明确指出，核酸检测结果阴性不能排除新冠病毒感染，需要排除产生假阴性的因素包括样本质量差、样本收集过早或过晚、没有正确保存和运输样本、检测技术缺陷等。有报道称，以逆转录-聚合酶链反应（RT-PCR）技术作为检测手段的新冠病毒检测的阳性率目前仅有 30%～50%。新冠病毒检测假阴性率过高，不仅会导致大量疑似病人无法得到及时收治，而且会使漏检者成为潜在的病毒传染源。那么，到底有哪些因素导致核酸检测结果假阴性如此之高？这本质上是质量管理问题，可以利用质量管理理论、方法与工具来提高新冠病毒检测的可靠性。这里我们建议应用“人机料法环”方法分析新冠病毒检测流程，找出失效产生的原因，从而采取相应的预防改进措施从源头上提升病毒检测的精准性。

“人机料法环”是全面质量管理中影响产品质量五个主要因素的简称。人，指制造产品的人员；机，制造产品所用的设备；料，指制造产品所使用的原材料；法，指制造产品所使用的方法；环，指产品制造过程中所处的环境。在分析假阴性产生因素之前，先简单介绍一下新冠病毒检测流程：医护人员采样、保存、运输至检测实验室、样本灭活、裂解、核酸提取、qPCR 检测、出报告。该流程可大致划分为采样、运输和检测三个环节。在检测过程中，“人机料法环”任何一个因素出现问题，都会提高假阴性风险。

一、人的因素

人是指所有标本采集与检测过程的采样、送检与检测人员等。人是影响新

作者：刘虎沉，上海市产业创新生态系统研究中心研究员；尤建新，同济大学经济与管理学院教授、上海市产业创新生态系统研究中心总顾问。

原文首发于“爱科创”公众号，2020 年 3 月 3 日，内容有部分删减。

冠病毒检测准确性的第一要素。每一个人的素质不同、技能高低不同、对检测的熟悉和熟练程度不同等因素，会导致新冠病毒检测具有极大的不确定性。此外，人还有许多不确定的因素，例如身体因素、心理因素、精神因素等，都会影响其工作状态和行为，从而影响新冠病毒检测的可靠性。

人是新冠病毒检测中最不可控的因素，也是质量管理研究中讨论的重点。为此建议采取如下措施：

（1）加强检测相关人员的培训和再教育，提升责任心和质量意识。使检测人员能够从心理和思想上重视，从而在行为上转化为重视规范。

（2）加强检测各环节人员的生物安全和相应技能培训，提升管理能力和技术水平。确保检测人员都具有相应的工作技能，并通过技术讨论交流等形式使检测人员交换经验、技能提升。

关注检测人员的心理和身体，保持健康的心理和身体是新冠病毒检测可靠性的有力保障。

二、机的因素

机是指标本采集、存储、运输、检测过程所用的设备（仪器）、工具、诊断试剂。机的性能出现一点点偏差，就会导致新冠病毒检测可靠性下降。目前核酸检测能力虽然迅速提升，但依然不够，而且不同企业、试剂之间的精准程度有差别。中华医学会专家指出，采用不同提取试剂最后提取到的核酸数量和质量存在差别，从而直接影响检测结果。因此，建议对于高度疑似病例或检测结果难以确定的病例采用两种以上试剂进行检测。要提高检测的可靠性，就必须确保所使用的设备、工具、试剂是稳定的，符合可靠性要求。为此，建议采取以下措施：

（1）对检测各环节使用的设备和试剂必须进行验证，以确保检测的稳定。

（2）对采样、运输、检测设备和试剂进行标识和统一管理。

（3）对检测设备和试剂进行统一的配置和管理，确保合格一致。

采用先进的、性能优越的检测技术，也会提升检测的可靠性。

三、料的因素

料是在新冠病毒检测中采集的标本和患者。只有符合质量要求的标本才能最终检测准确，所以，必须保证采集标本的质量，并且在采集、运输、检测过程中不受外来物污染。《新型冠状病毒肺炎防控方案（第五版）》中指出，采集的临床标本包括病人的上呼吸道标本、下呼吸道标本、粪便/肛拭子标本、抗凝血和血清标本等。为提高核酸检测阳性率，应当尽量采集病例发病早期的呼吸道标本，留取痰液，实施气管插管时采集下呼吸道分泌物。国家卫健委专家指出，“从呼吸道标本来讲，肺泡灌洗液敏感性要高于痰的结果，痰的结果又高于咽部的"，而咽拭子取样对采集的位置要求比较高，必须是咽后壁或者扁桃体的部位。在新冠病毒检测过程中，我们建议将新冠病毒检测的质量控制从最终的验证和确认分解到检测的各个阶段（如取样、运输、检测）进行控制。此外，处于感染早期的患者因体内带毒数量有限，也可能出现检测结果为阴性。

四、法的因素

法是指新冠病毒检测取样、运输和检查过程中所使用的方法、所需遵循的规范。严格按照规范作业，是保证新冠病毒检测精度的重要条件。科学的操作必须有科学的态度和按规作业的良好习惯。没有规范的操作方法或者不按照标准执行，检测的可靠性是难以保证的。如由于医护人员取样操作的规范程度不同，会出现采样量不均一问题；采集的样本中病毒量少，假阴性的风险就高。国家卫健委发布的相关文件中，明确要求对标本进行灭活处理，但是，对于病毒灭活的具体方法并未做出明确规定，只是笼统地要求"感染性材料或活病毒在采用可靠的方法灭活后进行核酸检测"。在核酸提取环节，针对咽拭子或痰液这种难处理且微量的样本，处理方式是影响病毒核酸提取得率的主要因素。为此，建议采取以下措施：

（1）首先要制定详细合理、简单易行的操作方法和规范，并在实行过程中持续优化。

（2）要落实标准规范，加大对相关人员的培训教育，定期对规范执行情况进行检查。

提高标本取样、运输、检测等机构的知识积累，定期培训，建立知识库，推广使用新技术和新方法。

五、环的因素

环是指新冠病毒检测过程中所处的环境。在检测过程中，取样、保存、运输和检测的环境（如湿度、温度、空气质量）都会对检测结果产生影响。新冠病毒是单链 RNA 病毒，容易死亡和降解。在采到标本后运送到实验室检测的过程中，要是没有低温保存，路程耗时又很长，那么，病毒若是死亡并核酸降解，就不易检出阳性。有专家指出，核酸检测前须将采集到的标本进行 56℃灭活，这极有可能使新冠病毒核酸被降解，从而导致不能被正常检出。另外，不同品牌的样品保存液，也会对检测结果产生较大影响。此外，温度、湿度、噪声、卫生等环境也会影响到采样、检测人员的状态，从而影响到检测的精准性。因此必须对新冠病毒检测环境进行要求和管理。为此，建议采取以下措施：

（1）保证新冠病毒采样、运输与检测的外界环境，避免异常环境的影响。

（2）不同检测机构工作环境的配置应进行策划，并尽量保持统一和正确。

（3）确保工作环境安全，定期杀菌消毒，加强对各个环境的人员访问控制。

“人机料法环”是影响新冠病毒检测可靠性的重要因素，其中人是影响新冠病毒检测可靠性的重点。但其他因素缺一不可，只有人员、设备、样本、方法和环境之间相互协调，共同提升，才能保证新冠病毒检测的精度，避免假阴性的出现。针对五大因素的改进要综合考量、全面分析，单独改进其中的任何一个因素对新冠病毒检测可靠性的影响都有限，任何一个因素出现问题，都会使其他因素的改进成果付诸东流。

另外，现有新冠病毒核酸检测对样本要求高、人员风险大、检测过程繁琐，而且检测周期长。与其他病毒相比，新冠病毒具有传染快、潜伏期长、潜伏期具有传染性等特点。而目前采取测温的防控方式实质上是一种事后的质量控制方法。本着“大胆设想，小心求证”的思想，我们希望有一种检测仪器像酒精检测一样即时检测患者是否含有病毒以及病毒含量，这对疾病防控以及全面打赢疫情防控人民战争具有重要意义。事实上很多产品都是源于人们的大胆设想，而且现有的新冠病毒检测技术也不断改进升级。我们也希望这种检测仪早日研发成功！

慎终如始方能取得抗击疫情的全胜

吴泗宗

在中国大地肆虐了一月有余的新冠肺炎疫情，随着每天新增确诊病人的人数递减，特别是近些天全国除武汉之外的新增病例人数一直在10左右徘徊，人们的担忧、恐惧情绪开始舒缓。于是，不像疫情暴发之初，人们十二万分的警惕，一声令下，14亿人闭门不出，偶尔出去必戴口罩，勤洗手，勤消毒，代之而行的是聚集的增加，是思想上的放松，认为病毒已亡、此疫已胜。但事实并非如此。

抗击新冠疫情是一场总体战，如果把我们目前所取得的初步遏制住其蔓延势头的抗击称之为总体战的上半场的话，下半场的抗击依然是惊心动魄，其艰难困苦不亚于上半场！抗击疫情的下半场之所以难度不减，在于其必须在维护并巩固上半场成果的基础上，迎接下半场的挑战！

人所共知，我们取得上半场的初胜，是付出了巨大的代价的：14亿人民甘愿宅家不出，学校停课，工厂停工，经济停摆，昔日春节繁华的大街空无一人……；同时，全国的医务人员，精锐尽出，包括4 000余名解放军军医在内的3万多名医务人员齐聚荆楚，掀开了一场湖北保卫战、武汉保卫战。十万患者的医疗费、伙食费等全由政府买单；一千多万人口的大武汉封城，居民的衣食住行，全由政府统筹……经过一个多月的努力，只能说是初战即上半场告捷。

不同于别的病毒，新冠病毒是一种传染性极强的病毒，传播速度极快；同时，这种病毒又极其狡猾，无孔不入，现有的药物难以将其轻易灭活。正因为如此，我们要保护和巩固现有的上半场成果，极其不易，只要稍有不慎，一名感染者遗漏，便即刻成为一个流动的传染源，病毒迅速蔓延，千里堤坝，溃之蚁穴，过往的付出，毁于一旦。更何况，武汉每一天尚有一百多名新增的确诊病患。

时至今日，抗疫之战对我们来说已进入下半场。较之上半场，其难度不仅丝毫不减，而且更加险象环生，惊心动魄。

首先，下半场的抗疫是两线作战：在抗击疫情的同时，还有复工复产的重任。抗击疫情本身任务繁重，目前仅是初战告捷，武汉的疫情尚未取得压倒性、决定

作者：吴泗宗，同济大学经济与管理学院教授、中国市场营销学会常务理事。
原文首发于“冠宗投资”公众号，2020年3月6日，内容有部分删减。

性的胜利，其他各地巩固现有成果也不可稍有松懈；而就在此刻，复工复产迫在眉睫，伴随着复工复产，必然导致大量的人员流动，大量的人员聚集，感染的概率大幅增加，因此防护、防范的重任岂止是增加了数倍，稍有疏忽，便会酿成无法挽回的后果。

除了两线作战之外，抗“疫”的后半场还将“外防输入”的“外”由武汉转向“国外”。真是应了地球上的人们皆为“命运共同体”，在我国取得抗击疫情阻击战初胜之时，新冠病毒已在全球蔓延，其速度之快、范围之广，令人咋舌。目前病毒已扩展至全球七八十个国家，其中以韩国、伊朗、日本和意大利最甚，防范病毒由国外输入，无疑增加了抗击疫情阻击战的难度。

综上所述，目前这场抗击疫情的总体战远未结束，现在正处最吃劲处，正如总书记所言：“不获全胜，决不轻言成功。”

新冠肺炎疫情背景下的水环境安全风险防控思考和建议

陈秀平　赵风斌

疫情初期，卫生防疫专家表示新冠病毒传播途径为呼吸道飞沫传播和接触传播。之后，钟南山院士、李兰娟院士团队从患者的粪便样本中分离出新冠病毒，证实了新冠肺炎存在粪口传播的可能，加上尚未充分证实的气溶胶传播，引发了公众对水环境安全的忧虑。基于此，住房和城乡建设部快速响应，于2月14日发布《新冠肺炎疫情期间加强城镇污水处理和水环境风险防范的若干建议》，建议从水环境从业人员的安全防护、污水管网的冒溢管理、污泥妥善处置及工艺调整等角度，有效指导污水处理系统及再生水安全生产的风险防控工作。

近年来，随着全球生态破坏现象加剧和气候变暖速率不断提高，生物灾害或生态环境风险爆发概率逐年递增，导致水环境未知风险源种类显著提高。结合本次疫情的启示和水污染防治工作的需求，对我国水环境安全风险防控提出以下思考和建议，以期为环境从业者、普通民众更好地了解并参与到疫情全民防控工作当中，为尽早战胜疫情以及后疫情时期的体制建设贡献力量。

一、供排水的风险源再识别

疫情期间，在现有法律法规、应急预案和政府后续调度管理等保障下，基本确保了城市供排水的正常运行。但气溶胶、粪口传播途径的提出，对传统的水环境风险源识别带来了挑战。在确诊患者的粪便及尿液中发现了具有感染能力的新冠病毒，预示着病毒可能会随马桶进入污水管网，再通过污水处理厂进入公共水体，甚至会随着河流进入饮用水源地。

因此，在这一系列的水体大循环路径上就产生了诸多新生的风险源，需要我们去重新认知和识别，主要包含：家庭的马桶漏水漏气（2003年SARS香港淘大花园事件已有暴露）、污水管道的溢流（特别是疫情隔离区或医疗单位）、污水处理厂工作人员直接接触污水污泥或气溶胶传播、污水处理厂出水是否含有活性病毒（及其致病能力如何）、饮用水源地或自来水厂进水是否含有活性病毒、公共

作者：陈秀平，同济大学城市风险管理研究院副院长；赵风斌，同济大学城市风险管理研究院特邀研究员。

自然水体是否含有活性病毒、合流制管网的科学管控等，均有待新的思考与对策。

二、保障供排水安全的风险防控对策

在对新风险源的再识别、再认识的基础上，需要根据新增风险源研究风险防控对策，保障供排水和公共水环境安全。

（一）健全供排水工作人员的安全保障体系

供排水工作人员安全是水环境安全的基本前提。考虑到病毒存在粪口、尿液及气溶胶传播可能，建议根据从业人员的工作岗位和工作性质，制定防护安全指导手册。对于直接接触污水的工作人员，要求穿戴全身隔离工作服、乳胶手套、护目镜，对于非直接接触污水的工作人员，也建议佩戴口罩、护目镜及手套。工作人员出厂第一时间做好消毒工作，回家后第一时间更换在外暴露的衣物，并单独存放。工作期间注重饮食及饮水安全，污水处理厂等密闭空间内的办公场所注意通风消毒。防护安全指导手册应在今后的管理工作中不断优化改进，形成与医疗系统相似的安全防护制度，也能大大降低我国污水处理厂从业人员存在的肠道感染情况。

（二）健全供水安全体系

疫情发生突然，病毒的检测和分析对实验室条件要求较为严格。目前关于新冠病毒在自然水环境中的生存状态不明，在水源地引水的质量检测技术尚不具备，病毒在自来水生产工艺中的生物学特性尚需要研究，现有的消毒灭活工艺对新冠病毒的处理效果需要依靠原有的相关研究成果进行推理判定。因此，在后疫情时期，水务、环保部门应联合医学卫生等相关专业加快对以上问题的科技攻关，制定饮用水源地的病毒风险预警及应急方案。把本次疫情应对作为经验，根据人口、水系区位等因素划定应急情况下饮用水源地风险等级，合并到现有的饮用水源地管理系统中，形成较为完善的技术和管理体系。

（三）保障排水安全体系

已有的研究成果表明，我国现有污水处理工艺和排放标准中的病毒处理和检测技术满足当下新冠病毒安全处理需求。受益于过去几年我国黑臭水体综合整治工作，全国截污纳管工作取得了显著成效，大大降低了溢流污水导致病毒传播的可能，但截污并未达到100%。疫情期间应加强对污水管网的巡查力度，对错接漏接导致的溢流污水尽快处理，尤其是对于重点区域的原生污水，必须保障管网畅通,不能发生溢流、冒溢现象。对于已经溢流到公共水体的区域,建议通过闸站调度确保影响范围最小化,并做好跟踪汇报及公众提醒,如有必要,可进行消毒及水污染治理工作。

在污水处理方面,我国现行的城镇污水处理厂执行粪大肠菌群监测标准。尽管研究表明冠状病毒为包膜病毒,其在污水中的生存能力弱于非包膜的肠道病毒,但目前我们对新冠病毒在污水中的生物学特性了解并不十分清晰,而研究表明新冠病毒与SARS具有高度同源性,这为我们制定排水系统风险防控提供了一定的经验与理论基础,使我们当下的排水系统风险可控。我们应居安思危,以此次疫情反思排水系统风险防控体系的不足,疫情过后,应当加强与卫生、生态环境、生物学、医学领域的合作,制定新型风险源识别系统,丰富应急技术与方案储备库,完善风险防控体系建设。

(四) 全民大众的积极配合

作为社会和疫情防控的主体,普通居民应积极了解国家的防控政策和行业指导文件,在水环境安全方面,建议在疫情中与疫情后的生活中做好以下方面:

(1) 防止过度使用消毒剂。

(2) 居家生活中尽量不向下水道中投放厕纸、卫生巾、口罩、食物残渣等大块废弃物,减少污水管网堵塞的概率,保障排水通畅,减少污水冒溢。

(3) 因目前对排水系统中的病毒情况掌握不清晰,建议疫情期间尽量少出入公共水体周边场所,尤其是承载城镇污水厂尾水排放的自然水体。

(4) 做好垃圾分类工作。使用过的口罩建议采用垃圾袋密封包装投递到有害垃圾桶集中安全处置,避免雨水冲刷造成水污染。

三、疫情后的风险控制体系优化建议

在下一阶段,需要进一步优化水环境安全风险控制体系,包括提高我国供排水系统对未知风险源的识别能力与技术储备,推行现代化检测、监测技术与设备,推进智慧水务建设,建立常规化的风险源监测,建立水环境预警机制,加强对水污染防治企业、科研机构的政策及经费支持。

关于加强后疫情时期上海市医疗废物处置的建议

刘　军　韩　涛　刘　鹏

2003 年的“非典”疫情被广泛认为是我国推动医疗废物管理及集中处置走向规范化的分水岭。随着《全国危险废物和医疗废物集中处置设施建设规划》《医疗废物管理条例》(国务院令第 380 号)《医疗废物集中处置技术规范(试行)》(环发〔2003〕206 号)等政策及规范的相继出台，全国各地医疗废物集中处置设施和管理体系不断完善。但是，处置能力不足、管理存在漏洞等问题，仍然没有得到彻底解决。

据《2019 年全国大、中城市固体废物污染防治年报》，上海市 2018 年医疗废物产生量约为 5.5 万吨，全国城市排名第一。根据上海市生态环境局网站上的危险废物经营许可证名单信息，上海市医疗废物集中处置单位数量过少。除崇明外的上海地区仅有一家医疗废物集中焚烧处置单位——上海市固体废弃物处置有限公司(核定经营规模 38 760 吨/年)；崇明区也仅有一家医疗废物集中焚烧处置单位——上海永程固废处置有限公司(核定经营规模 9 900 吨/年)，均属于上海城投集团。

疫情期间，上海确诊病例均收治在上海市公共卫生临床中心，中心设置有独立的废物焚烧装置，上海市医疗废物基本能做到日产日清，但运行负荷也已处于高位，一旦设备运行故障或疫情医疗垃圾激增，上海市也同样会面临医疗废物收集和处置能力不足的问题。

目前，上海地区疫情控制措施得当，但全球疫情开始蔓延，日本、韩国、伊朗、美国等国家疫情日益严峻，感染人数不断攀升，国内疫情也可能因国外反向输入再次失控。根据最新报道，新冠肺炎可能会转成慢性疾病，像流感一样与人类共存，病毒极有可能发生变异导致新冠肺炎疫情再次爆发。因此，在后疫情时期，应高度重视医疗废物处置和管理工作，建议如下。

一是不断加强全市医疗废物处置的应急管理，本着“宁可备而不用，不可用

作者：刘军，同济大学城市风险管理研究院副院长；韩涛，同济大学城市风险管理研究院特邀研究员；刘鹏，同济大学城市风险管理研究院特邀研究员。

而无备”的原则，优化医疗废物协同应急处置机制，保障突发疫情、处置设施检修等情况下的医疗废物应急处置能力，完善现场指挥与协调制度。充分挖掘本市危废处置单位、生活垃圾焚烧厂、宝钢集团、燃煤发电厂等应急处置资源，分区域合理配置。规范化建设医疗废物应急处置力量，加强应急处置的管理队伍、专家队伍及社会化队伍建设，全面加强相关人员的管理和技术培训，建立健全管理和技术培训体系。建立医疗废物应急物资（包括转运车辆、转运箱、应急处置设施等）储备体系，不断提升储备效能。

二是科学规划医疗废物集中处置设施建设，将医疗废物集中处置设施建设纳入城市基础设施建设专项规划。优化设施布局，并根据未来10年内医疗卫生事业发展预测的医疗废物数量，考虑20%的冗余量确定设施建设规模，以满足正常情况下和小范围的突发公共卫生事件发生后的医疗废物处置需求；鼓励城市环境基础设施的建设和运营向社会开放，引入市场竞争机制，避免垄断，提升固废处理服务质量。可根据需求建设一批小型非焚烧处置设施（高温蒸汽灭菌、化学消毒、微波等处理技术），作为集中焚烧处置设施的合理补充。

三是统筹规划全市范围内危险固废、医疗废物、生活垃圾焚烧处置设施，建议统一纳入同一主管部门管理。推进不同处置技术的优势互补，确保处置技术应用的规范性与安全性，保障医疗废物管理的连贯性和统一性。提高固体废物处置产业集中度，进一步提升疫情期间医疗废物应急处置的统筹协调能力。

四是加大医疗废物应急处置期间的环境影响评估工作。根据评估结果不断优化提升应急处置设施及移动式处置装置运行期间的污染控制水平，确保焚烧烟气达标排放。加强疫情期间医疗场所医疗废物暂存及医疗废水处置区域的防渗措施，避免对区域土壤及地下水产生污染。建议疫情之后开展重点区域场地环境调查，调查评估重点区域土壤、地表水、地下水等含氯化学品水平，结合其迁移转化规律预测其潜在影响环境范围，提出合理的应急防控措施。

五是强化疫情期间定点收治医疗机构的医疗废物应急管理，从源头做好医疗废物减量、分类和包装工作，推进源头分类与后期应急处置技术应用相衔接。进一步增加现有医疗机构医疗废物暂存能力，医疗废物暂存场所建议设置紫外线消毒等措施，降低气溶胶传播风险；建议定点医疗机构场所产生的其他生活垃圾按照感染性医疗废物管理要求进行处置；加强医疗废水处理设施出水的消毒措施，污水处理过程产生的污泥应经消毒处理后，与其他医疗废物一并委外焚烧处置。

六是提高医疗废物收集及处置作业人员的防护安全装备和意识。建立固废处置工作的疫情防控工作指引，加强医疗废物处置的健康与环境风险评估与指导。

七是完善突发公共卫生事件应急预案，加强医疗废物应急处置演练。总结过往疫情中的经验和教训，补齐短板，使医疗废物处置能力更好地适应社会发展需要。

结合非典防治经验对上海新冠肺炎疫情防控工作的建议

沈　骏

一、从城市管理来看，十七年前“非典”与当前“新冠”的异同

（一）“非典”与当前“新冠”的相同之处

（1）对上海来说，“非典”和“新冠”主要都是输入性的。

（2）由此决定了交通道路、口岸同样都是管控最要紧的部位。

（3）各主要道口和口岸附近即刻设置隔离观察点，迅速明确全市定点集中治疗的医院，并留有备案，以防不测。

（4）防治“非典”中一些行之有效的管控手段，仍有相当部分可创新具体内容在防控“新冠”中延续采纳使用，如“条管块包”“夯实社区”等。

（二）不同之处

（1）疫情发生的时间点不同。“非典”是在春节过一直到全国“两会”之后疫情才蔓延、扩散，已避开了春运人口大流动时期。“新冠”疫情传染期正值春运高峰，超常量几倍的一年一度大规模人口集聚和流动已经开始。

（2）十七年的发展，全国大城市（超大城市）增多，城市内人口过于集中。就拿上海来说，“非典”时期常住人口是1 700万，而现在“新冠”时期常住人口已增至2 400万，如遭遇集中性爆发，涉及面会更广更大。

（3）随着国际化分工、产业链上下游细分衔接，科教人员、商贸人员、企业用工人员和社区家政人员在国内省际流动量有了与十多年前不可同比的剧增，使得传染病毒输出入有了更多可能的载体。

（4）“非典”当时主要传染影响广东、北京、上海和香港等几个地区，“新冠”则首先影响于湖北（武汉）并迅速蔓延至全国各地，传染速度和感染人数都属罕

作者：沈骏，同济大学城市风险管理研究院顾问委员会主任、高级工程师。

原文首发于“同济大学城市风险管理研究院”公众号，2020年3月12日，内容有部分删减。

见，而且目前疫情的走势尚难以预判。

(5) 现在科技管控(大数据、云计算、互联网、人工智能等)应用手段远不是“非典”时期所能比，其他各方面的综合性基础条件更是今非昔比。

(6) 多少年来对新型的、从未遇见过的流行传染病是缺乏及时认知和相对处置手段的，有了应对“非典”的经验教训，多少是有利于防控“新冠”的。

二、建议下一步着重采取的措施

无论是过去的“非典”还是当前的“新冠”，防止这类流行性传染病的蔓延，唯一有效手段就是早发现、早隔离、早治疗，最有效的行政手段就是严厉管控人员流动，杜绝人员集聚特别是室内集聚。

(1) 关键是下功夫掐在出入境道口、口岸，严防死守，真正逢车必查，遇人必检。

(2) 对一些乡间村落的无名小路和小道，更要毫不遗漏地全面严管。

(3) 发现疑似病人或与确诊病人有密切接触史者，应立即果断隔离观察。

(4) 确诊病人必须全部集中至定点医院治疗，最大的忌讳是分散医治。

(5) 疫情信息应及时、准确地公开，普及防控知识，其基本要点应通过各种渠道广而告之。

(6) 做好环境(尤其是公共场所环境)和个人的卫生，依靠社区重点发动老百姓家庭和成员的人人参与。

(7) 做好防疫必需的物资保障和储备，包括临时可装配、可搭建、可移动的设施。

(8) 注重媒体对舆情引导和业内专家解疑排忧，及时有效澄清不实之情和谣传。

(9) 组成协调有序、高效运转、反应敏捷、应急处事的专门指挥机构，充分发挥“群防群控”“联防联治”的制度优势，在党中央统一领导下，树立信心迎战并打赢这场突如其来的疫情。

疫情期间，如何更有效地向老年人传达信息

黄立鹤

一、人口老龄化与老年人信息交流特点

据国家统计局最新公布的数据，截至2019年末，中国60岁及以上老年人口已达2.53亿，占总人口的18.1%。老年人是众多传染性疾病的易感人群，历来是防疫重点人群。面对人口老龄化，社会治理需要变革，在突发公共卫生事件的应急管理中更是如此。

日常生活中，老年人对信息呈现形式通常会有特殊要求。例如，语音清晰度高、语速应较缓，书面文字字体较大、语法词汇相对简单，书面排版不能过于复杂，阅读书面信息时，语义密度不能过高等。老年人习惯于口耳相传的信息交流方式，包括当面交流、电话或语音视频沟通等。

在信息信任方面，一方面，老年人对来自熟知群体（如亲属、熟人等）、官方媒体、居住社区的信息较为信任；另一方面，对某些非官方渠道信息（如网站或微信信息）也较感兴趣，容易轻信，但缺乏对有效信息的甄别，主动检索信息的能力较弱。除此之外，罹患神经退行性疾病（阿尔茨海默病等）的老年人、老年残疾人等特殊老年群体对信息获取的渠道和要求更为特殊。

同时，城市老年群体存在多种居住方式，这在一定程度上也影响了其信息交流方式。例如，与子女或其他年轻亲属同住的老年人，因为可由他人协助获取信息，对突发公共卫生事件的信息公布了解相对及时。在医养机构居住的老年人因有专人提供生活照护，也有相对可靠的信息获取渠道。但对于与子女分居的老年夫妻及独居的老年群体而言，很大程度上只能依靠自身获取信息。

不同老年群体信息获取的真实性、及时性及有效性，很大程度上直接关系到老年人在健康防护及公共卫生事件中的有效性。本次新冠肺炎疫情期间，就有部分老年人因信息获取不及时或不对称，未能充分了解疫情发展及专业防护建议，没有进行及时有效的自我防护。

作者：黄立鹤，同济大学外国语学院副教授、老龄语言与看护研究中心秘书长。

原文首发于《澎湃新闻》，2020年3月12日。

二、基于老年群体特点的突发公共卫生事件信息传播

在突发公共卫生事件管控中，政府及专业机构应针对老年人信息交流特点及居住方式，建立有效的信息发布与反馈机制，构建多种渠道的信息发布与反馈网络。

第一，全面做好社区信息建设工作。社区仍然是老年人获取信息的重要来源地，基层治理单位应在信息发布处（如社区公告栏、报刊栏及楼组信息栏等）提供内容及时简明、呈现形式清晰的信息，同时，通过老年住户信箱投递简报和通知。

第二，面向特殊群体老年人做好细致服务。对于独居或出门较少的老年人，应通过照护人员、社区工作人员及邻里志愿者进行专门的定点定期信息服务，为老年人提供政府或专业机构的官方信息、防护要求及健康建议，社区还可以通过电话、手机或老年居家智能终端，联络老年住户进行口头信息告知；同时应告知权威信息发布渠道、了解方式等。

第三，发挥社区信息沟通优势，建立信息反馈机制。基层治理单位应当拓展多种方便老年群体信息反馈的渠道，及时知悉老年人信息需求、健康状况并提供相应服务。此次疫情期间，部分老年人存在无处购买口罩等防护物资、无法配得慢性病管控常用药、生活物资采购不便等实际困难，且困难情况反馈亦不及时。社区等基层治理单位应在疫情防控工作中设置独居、残疾老人等特殊群体专项工作小组，实行常规询问与零报告制度，做好工作台账，及时处理或反馈至相应负责单位。相关措施还可包括，设置老年人对接专员并公布联系方式、落实楼组长定期巡访、实行定期家庭电话探访等。

第四，做好老年人信息引导工作。政府或专业机构应通过广播、电视等传统媒体及微信等新媒体，发布适合老年人信息交流特点的公告或制作节目等，引导信息获取能力较强的老年人主动了解，做到“授人以渔”。

另外，除信息发布和反馈外，还应重视对老年人进行健康理念及疫情防控科学普及教育、防控管理宣传标语使用中的语言问题。例如，如何针对老年群体的认知理解及信息交流特点，进行易于理解、方便传播的健康科普教育，在老龄社区如何设计符合规范、明晰易懂的宣传话语等。与此同时，在突发公共卫生事件中，如何根据老年人言语行为特点开展及时有效的语言抚慰与心理疏导，促进患病老年人与医护人员的有效沟通，以及在医养资源有限的情况下，如何通过信息提示及语言关怀等协助老年人进行自我照护，这些都是需要考虑的实际问题。

三、社会治理与老年友好城市建设中的语言资源公平

实现老年人语言资源公平,应多管齐下。从信息发布与反馈的责任主体上说,社区、街道等政府基层治理层级是实现社会语言资源公平的关键,应充分利用组织机制优势,切实将其转化为突发公共卫生事件中的基层治理效能,了解并切实回应老年人在相关事件与情境下的语言信息需求。

政府应在各类社会治理中充分考虑老年人语言资源公平问题,如建立老年人专项信息沟通渠道、在产业制造上鼓励相关企业研发并生产适用于老年人的信息交互设备等。从信息传播角度而言,一方面要充分利用人工智能及现代信息技术拓展老年人与外界信息交互与语言交际的多维渠道,如充分考虑老年人语音接受信息的习惯,利用智能语音合成技术通过多种信息终端定期推送相关信息。另一方面,要尽量避免因信息化发展给老龄群体带来的"信息鸿沟"和"语言资源不均",鼓励老年人使用新媒体等渠道获取信息。如社区可定期开设老年人信息素养课程,安排老年教育专家辅导老年人如何提升信息素养、获取相关资源。

突发公共卫生事件中的语言应急服务是国家语言能力及精细化社会治理的体现,面向老年群体进行高效迅速的公共信息传播服务,也是老年友好城市建设的重要方面。在进行重大突发公共卫生事件应急管理等社会治理时,政府要将语言作为重要社会资源、公民重要权利这一维度加以充分考虑、合理利用,把建立老年人等特殊群体的信息交流机制纳入国家公共卫生应急管理体系建设、老年友好型城市建设的维度中。

当然,只有将突发公共卫生事件等特殊情景下的语言信息资源服务与日常情况下老年友好型信息资源建设结合起来,才能有效提升老年人获取、理解、甄别和应用信息的能力,切实回应老年群体维护自身权益、实现语言资源公平的现实需求。

加强全球战“疫”合作，化解人类共同危机

尤建新

根据美国约翰斯·霍普金斯大学实时统计数据，截至北京时间3月27日早5时37分，全球新冠肺炎确诊病例累计超过52万，累计死亡超2.3万例。新冠肺炎疫情不仅导致全球经济发展遭受重创，社会秩序陷入混乱，并严重威胁着世界各国人民的健康安全，甚至危及生命。

但是很遗憾，就在疫情迅速蔓延的危急时刻，各国政要仍然未能站到一起，共同面对这场世界级的病毒侵犯，甚至个别政治人物还在相互责难和甩锅。这种大局观的严重缺乏不只是丢了政治家的脸面问题，更是置人民安危于不顾，丧失了众多拯救生命的机会，实在不应该。

病毒是全球人民的公敌，到哪里，哪里就遭殃，大难临头，谁都很难独善其身。从疫情蔓延的速度和广度来看，全球化已是趋势，经济发展如此，病毒传染更是如此。笔者认为，在当今全球危急时刻，各国应该摒弃前嫌，在世界卫生组织（WHO）的平台上联合起来，建立全球性联合抗疫协同组织，共同应对全球疫情挑战，推动疫情防控尽早取得突破。当然，要真正让各国进入同一个战壕并肩作战，还有许多障碍必须跨越，正是如此，才特别考验各国领导人以及政治团体的政治格局和智慧。

第一，要放下所有的傲慢与偏见，正视这场疫情对全球人民的侵害。病毒侵害，不分国别，充分说明了病毒是全球公敌，不管哪里遭遇病毒攻击，他人都应该施以援手，共同应对，帮人就是帮己。在倡导民主和自由的今天，百花齐放、百家争鸣是进步生态。但是，在COVID-19大军压境之际，不着边际、口无遮拦是政治家之大忌。特别是政府要员和首脑，无论是什么言行，都应该服从于全球疫情防控合作这一大局。这才是真正的政治正确！

第二，协同作战、求同存异，尽快遏制疫情蔓延是硬道理。不同的国家和地区，有着不同的文化习俗、不同的价值观、不同的生活方式、不同的资源禀赋、不同的政治体制，等等。因此，在处理疫情防控的过程中，各国会采取不同的策略，

作者：尤建新，同济大学经济与管理学院教授、上海市产业创新生态系统研究中心总顾问。
原文首发于“爱科创”公众号，2020年3月28日。

智者见智，仁者见仁。国际之间应该尊重各国对疫情防控的对策措施，少一些指责和讽刺，多一些建议和帮助。经验可以借鉴，但绝不是生搬硬套，必须因地制宜，所以，相互之间要给出应对策略的选择和协同空间，适时应变，以规避因国际之间的应急策略冲突而成为疫情防控的障碍，加重对企业或个人的疫情伤害。

第三，疫情防控和恢复经济要齐头并进。经济垮了，抗疫形势将更加艰难。自 2009 年“次贷危机”波及以来，一些国家的经济发展尚未恢复元气，疫情之下，雪上加霜。所以，必须在疫情防控的同时，尽快拟定经济复苏方案。在目前的状况下，多国已经采取限航措施，虽然人不能动，但物必须流动。这不仅是经济活动的需要，更是人民生活之必需，是科教文卫体娱等活动之基础。大敌当前，所有国家应该暂停贸易争端和各种封锁，消除贸易壁垒和物流障碍，规避恶意竞争，合力修复全球经济。全球股市的暴跌显示，人们对未来经济发展的信心已经受伤，亟需修复和提振，而只有国际间减少摩擦、精诚合作才能实现双赢、重拾信心。对于疫情防控和经济恢复，重塑信心很关键。

第四，在 WHO 指导下构建全球病毒防御体系，合力推进疫苗以及抗疫药物的研发和临床试验速度，造福全球人民。疫苗研发的推进是人类与病毒的一场赛跑，是生命与病毒的竞争，而绝不是国与国之间的竞争。无论是发达国家还是发展中国家，都应该齐心合力，这样才能尽快控制病毒蔓延，减少这场病毒侵害给各国带来的伤害，并为今后跨国合作构建全球性公共卫生体系打好基础。

最后，发达国家以及人口大国多数已沦为疫情的重灾区，必须带头同甘苦共命运，扯皮、拌嘴对于疫情防控不仅无济于事，还会引发国与国之间的争端，经济上更是徒添烦恼。笔者在 2010 年就曾撰文指出，中美两国关系是新世纪影响世界经济发展的关键。十年前如此，到了今天，这种影响更加巨大，超越了中美两国的边界。从近年来中美的一系列磕磕碰碰就可以看出，两国的政治和经济不仅已经搅和在一块、难以区分，而且相互依存有增无减。因此，在面对全球共同的病毒挑战之际，合则共赢，斗则俱损。如果各国能够真心实意共同做好这一合作抗疫的功课，将大大有助于全球各国和地区化解或减弱 COVID-19 疫情带来的灭顶之灾，这是全球人民的福祉。否则，2020 年及以后将会爆发更大的政治和经济两方面的危机，代价会更加惨重，没有哪个国家能够独善其身。

在科技飞速发展的今天，团结就是力量，只要全球各个国家精诚合作、凝聚合力，就一定能找到战胜病毒的路径，化解全球危机。对于全球各国人民而言，这是一场大考，任重道远，需要耐心和持久力，更需要充满爱心、希望和信心。

以人类卫生健康共同体理念深化中国国际战疫合作

夏立平　祝宇雷

面对新冠肺炎疫情大流行的加速蔓延趋势，中国人民基于习近平主席倡导的人类卫生健康共同体理念，加强国际防疫合作，与世界各国人民携手，同舟共济、共克时艰，体现了休戚与共、合力战疫的责任与担当。

中国积极参与当前全球疫情防控的国际合作实践，可分为两个阶段。

第一个阶段是从新冠肺炎疫情在中国境内突发至有效缓解。一方有难，八方支援。疫情暴发初期便引起全球多国关注，至少有 27 个国家对中国伸出了援助之手，包括韩国、日本、泰国、马来西亚、印尼、哈萨克斯坦等向中国提供了援助。在民间捐赠中，盖茨基金会宣布提供 500 万美元紧急赠款，支持中国抗击新冠肺炎疫情。之后，承诺投入最高 1 亿美元赠款，其中一部分用于直接帮助中国加速在药物、疫苗及诊断方法研发等方面的工作；中国美国商会的 100 多家会员企业已向中方提供了总价值约 5 亿元人民币的资金和物资援助；中国驻美公使徐学渊表示，据不完全统计，仅旅美侨界就为祖国捐赠价值达 2 100 多万美元的资金和物资，留学生捐赠物资和款项也达到 310 万美元。除此之外，在武汉抗疫前线还活跃着一群外国志愿者，包括来自法国的货运司机、巴基斯坦的“超级志愿者”、加蓬的志愿者“分队长”等。疫情无国界，人间有真情。所有向中国抗击疫情提供的人道主义援助，值得永远铭记。

第二个阶段为新冠肺炎疫情在全球蔓延。在新冠肺炎疫情全球蔓延后，中国转向了对其他国家的战疫援助。截至 3 月 20 日，习近平主席 19 次应约与外方领导人通电话，既介绍了中国疫情防控的举措和进展，表达与国际社会休戚与共的中国情谊，又向世界传递了战胜疫情的信心，推动构建人类命运共同体。目前，中国政府已经宣布向 82 个国家和世卫组织、非盟提供援助，其中多批援助物资已经送达受援方。中国援助主要从政府间援助、医疗技术合作、地方政府援助

作者：夏立平，同济大学政治与国际关系学院教授、德国研究中心研究员；祝宇雷，同济大学国际与公共事务研究院助理研究员。

原文首发于中国社会科学网，2020 年 3 月 27 日。

和民间援助等四个方面做出努力。值得一提的是，中国在对外援助物资上都写有寄语，既有“千里同好，坚于金石”等中国古语，“道不远人，人无异国”的韩国诗句，也有“我们是同海之浪，同树之叶，同园之花”等意大利哲学家名言。这些诗句名言真切传递了中国人民与世界各国人民加强抗疫国际合作、积极构建人类命运共同体的互助心声。

与此同时，在开展防控和救治经验分享、推动联合科研攻关、携手应对共同威胁和挑战方面，中国同其他国家一起为维护全球公共卫生安全做出积极贡献。3 月 13 日，来自奋战在疫情一线、有着丰富临床经验和大城市疫情防控经验的 3 位中国专家，与美国哈佛大学、哥伦比亚大学等著名机构的科学家和全美 100 多家顶尖医院的医学专家等近 300 人，就新冠肺炎疫情防治问题的多个方面进行了线上视频交流。中美医药界也在加紧进行抗病毒医药研制方面的合作。

除此之外，在舆论引导方面，美国知华派人士也在主持公道。例如，美国国会众议院华裔议员 Ted Lieu 和亚太裔核心小组（CAPAC）副主席、众议员孟昭文（Grace Meng）发表公开声明，对美国国会众议院少数党领袖凯文·麦卡锡将新型冠状病毒污名化为“中国冠状病毒”的言辞进行了批评。

打造人类卫生健康共同体是构建人类命运共同体的重要组成部分。虽然新冠肺炎疫情是人类共同面临的一场大灾难、大危机和大考试，但国际社会只要秉持构建人类命运共同体理念加强合作，就一定能取得疫情防控的胜利。中国同其他国家共同推进疫情防控国际合作，支持联合国及世界卫生组织在完善全球公共卫生治理中的核心作用，努力践行打造人类卫生健康共同体，就一定能够书写人类命运与共的新篇章。

疫情下高校在线教学短板因素分析

宫华萍

疫情爆发将在线教学推到了教育抗疫的前线，各高校紧急启动在线教学方案，将课堂教学搬到线上，开在云端。此次在线教学执行速度快、覆盖范围广、参与规模大，对于擅长线下课的普通高校来说，不论是对老师还是学生来说，都是一次大考验和强练兵。疫情之下仓促迎战也必然暴露高校在线上教学的各种不足，当务之急是尽快找到短板，提出改进措施以补齐短板，让线上线下课程能顺利过渡和转接。

在网络调查、专家访谈和头脑风暴的基础上，从“人机料法环”五个因素方面对在线教学进行全面质量管理因素分析，构建教学质量保证因素鱼骨图(图 1)。“人”的因素主要是教师、学生和服务支持者，包括技术支持和教学管理人员等；“机”的因素是指线上教学所使用的软硬件设备，这里以软件设备为主，主要是各

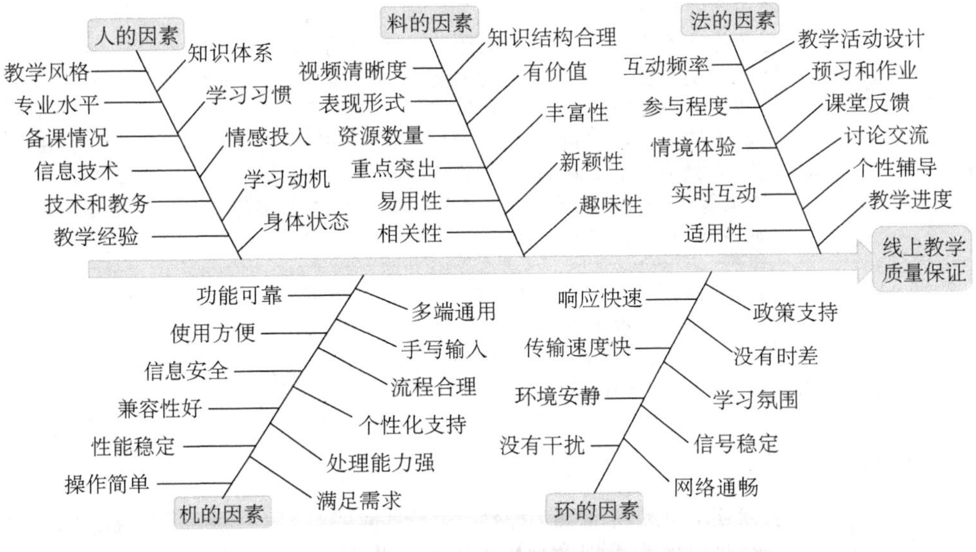

图 1　线上教学质量保证因素鱼骨图

作者：宫华萍，同济大学外国语学院高级工程师，上海市产业创新生态系统研究中心研究员。
原文首发于“爱科创”公众号，2020 年 3 月 24 日。

类在线直播教学平台、学习管理和资源管理系统等；“料”的因素主要是教学资料和教学内容，包括教学讲稿、参考资料、录像、作业及教师与学生交流、共享和共创的各种信息；“法”的因素主要是教学方法和手段，包括教学活动设计、教学互动形式、讨论交流和演示等方法的运用；“环”的因素主要是指线上教学开展的各种环境，包括网络环境、实体空间环境、操作环境和时间环境等。

基于在线教学质量影响因素的分析，为进一步确定影响教学质量的关键短板，运用质量失效与影响效应分析(failure mode and effect analysis, FMEA)方法对表现出来的质量问题进行分析，并根据影响效应的大小和改进成本，聚焦两类关键短板问题(表 1)：一类是影响效应比较大的“长、难、慢”问题；另一类是虽然影响效应不大，比较容易解决的“短、平、快”问题。这两类关键短板问题是在线教学质量微笑曲线的两端，亟需尽快提出解决方案，以保证线上教学能够快速平稳地接过线下教学的“接力棒”。

表 1　线上教学关键短板问题

关键短板	典型表现	因素归类
“长、难、慢”问题	1. 与老师沟通交流的频率低，缺少参与感 2. 无法了解不参与互动的同学的行踪或参与度 3. 基本为教师单向传播，学生反馈比较被动 4. 缺乏实时互动，缺乏当面讨论的氛围，不如在教室上课 5. 检查作业不方便，演示数量有限，无法全面了解学习效果 6. 课程进度较慢，过于注重互动而忽略书本知识传授，拖沓 7. 有效学习时长较短，课下作业很多 8. 上课容易走神，真的感觉没学到什么，效率很低 9. 对于实验类教学形同虚设，很难理解实验原理 10. 听力等英语方面的不太好锻炼，不能边听边看多媒体课本，听到的声音也不太真实	互动频率 互动形式 学生参与 情境体验 教学方法 教学安排 知识结构 内容质量 结果反馈 课程适用 功能开发
“短、平、快”问题	1. 网络卡顿、高峰时容易掉线，影响签到 2. 语音和视频传输不流畅，经常卡顿 3. 板书不方便、公式演示和推导效果不好 4. 屏幕上要显示的内容太多，一个屏幕不够，操作不方便 5. 多人语音交流时，有回声、噪声或者串音现象 6. 课程录像最好能快进播放 7. 切换 PPT 或视频时有延迟 8. 技术还不熟悉，上课因为操作要耗费些时间 9. 课程排的太满，有时来不及吃饭，时间长了注意力下降，视力下降 10. 在国外或新疆地区上课，有时差，不方便	网络带宽 软件性能 设备兼容 录像操控 声音处理 课程安排 教学管理 技术熟练 生活节奏 身体健康 时差调整

通过对短板问题的梳理和归类可以发现，“长、难、慢”问题主要分布在教学

内容和教学互动方式这两个方面，问题解决的关键在于教学内容的质量保证和教学方法的灵活运用；“短、平、快”问题主要分布在环境、设备和教学安排等外围方面，问题解决的关键在于对软硬件设备质量、网络服务质量和教学管理方面的改进和优化。针对线上教学质量存在的关键短板问题，提出“扬‘长’、避‘短’、做加法、做减法、保稳定、促灵活”的改进措施(图 2)。

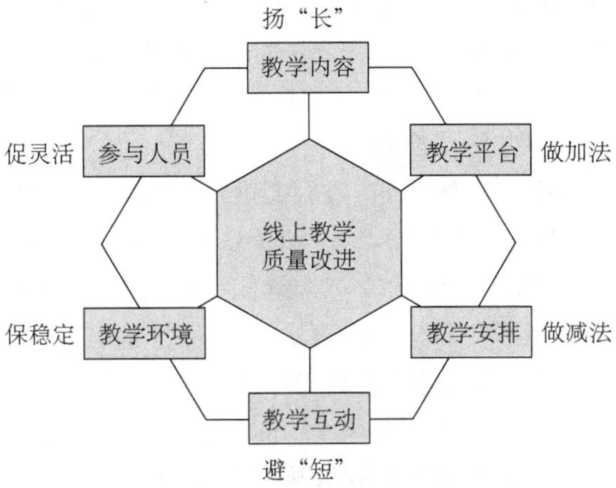

图 2　在线教学质量短板改进措施

(1) 教学内容方面——扬“长”：继续保持高校线下教学的优势，发挥教师参与线上课程教学内容传递和创造的独特价值。在保证内容标准化质量的基础上，重点提高内容的适用性质量，包括内容的专业性(关联性、适用性、一致性、适用性、系统性、多样性等)、稀缺度(内容的定制性、前沿性、特异性、生趣性、创新性、权威性等)和规范性(内容的准确性、真实性、安全性、合法性、有效性等)，使内容有用、实用、生动有趣，容易理解，满足学生感官层、功能层和精神层的多层需求，从而吸引学生、留住学生、提高学习的主动性和自觉性。

(2) 教学互动方面——避“短”：要通过各种方法和手段补充或规避互动方面的不足。可通对教学方法的灵活组合、教学内容的多维分享、教学过程的多样化划分、课前课后和课堂上的任务关联、微信、邮箱或 QQ 等其他沟通手段的补充等，形成“问题方便提、结果快反馈、参与全方位”的互动氛围和参与体系。在教学方法上，除了常规以教师为中心的讲授法、讨论法外，还有很多其他方法，如以相互作用为特色的小组讨论、同伴教学、小组设计，以个性化教学为特色的程序教学、独立设计教学和以实践实验为主的角色扮演，模拟场景等方法，可以通过教学背景、知识点的串并联和教学环境的多样化等。

(3) 教学安排方面——做减法：应充分考虑学习者精力和体力，做到两个

"减"。一是减少较长时间的单一教学形式，比如长时间老师讲或放录像等，尽量采用多种教学形式以吸引学生注意力；二是尽量减少长时间在线上课，对排课太满的学生，可以申请调课，教学管理和服务部门应出台临时课程调整方案协助解决。

(4) 教学平台方面——做加法：所用产品应在满足在线直播和资源共享基本需求的基础上，具备较好个性化设置和附加技术服务能力，以便于能在出现问题和需求时快速响应。对于有特殊需求的课程，如实验类或语言听力类课程等，建议在直播教学基础上能够兼容虚拟实验系统或听力训练测评系统等，预留接口以便于教师在课堂中方便切换等。

(5) 教学环境方面——保稳定：在网络服务方面，应尽快提高带宽传输速率，以购买带宽服务或软件的并发点数，解决资源传输中出现的卡顿、断网、掉线等问题。在操作环境方面，教学软件应继续保持目前已有的简洁明了风格，提高界面切换时出现的使用不变和延迟问题。在硬件方面，建议使用能够兼容多种品牌和类型的输入输出小型设备，提高操作的便利程度。

(6) 参与人员方面——促灵活：教师方面，应尽快对教学情况进行总结和反馈，通过课题组交流、学科交流等形式开展经验交流会，交流探讨教学内容、教学设计、教学方法、教学互动等方面的经验，提高对线上教学的整体把控能力，扬长补短，保障教学效果。学生方面，应积极响应在线教学，端正学习态度，调整作息习惯，做好课前预习和课后作业，积极参与课堂教学互动，提高学习的有效性。

特殊时期，特殊课堂。找到短板，尽快改进，力争疫情结束时，在线教学能交出一份满意答卷。

加快建立同疫情防控相适应的经济社会运行秩序

徐 蓉

面对国内外疫情防控和经济社会发展出现的新形势，习近平总书记明确提出，各级党委和政府要增强紧迫感，加快建立同疫情防控相适应的经济社会运行秩序，积极有序推进企事业单位复工复产，努力把疫情造成的损失降到最低限度。我们要通过推进建立重点防控与重点推动相统一、积极防控与积极扶持相支撑、分类防控与分类指导相配合的经济社会运行秩序，确保全面建成小康社会、打赢脱贫攻坚战，奋力实现疫情防控和经济社会发展目标双胜利。

一、重点防控与重点推动相统一

遵循"突出重点、统筹兼顾"的原则，毫不放松地将党中央的各项决策部署抓紧抓实抓细，不断巩固成果、扩大战果。精准防控疫情要抓住重点，加快恢复秩序也要抓好重点，要严控重点地区、明确重点任务、瞄准重点环节、抓住重点时机、实施重点帮扶、强化重点保障，推动我们的事业不断取得胜利。

面对复杂形势，疫情防控必须慎终如始，决不能让来之不易的持续向好形势发生逆转。只有抓住主要矛盾和重点问题才能更好带动其他问题的解决。疫情防控进入新阶段后，重点地区和重点任务已呈现出新的层次，湖北和武汉的医疗救治和防控任务依然繁重，首都北京的防控形势事关全局，国内其他地区因人员流动和聚集增加而带来的疫情传播和反弹风险依然存在，境外疫情的快速蔓延所带来的输入性风险在加重。切实抓好重点地区的疫情防控，精准推动重点防控任务的落实，加强防控工作中的区域协同与国际合作，因时因势调整工作着力点和应对举措，不断巩固防控工作所取得的阶段性成绩，将直接关系到疫情防控决战的全面获胜。

面对艰巨任务，经济社会发展亟待有序推进。突如其来的疫情，对经济社会

作者：徐蓉，同济大学马克思主义学院院长、教授，上海市习近平新时代中国特色社会主义思想研究中心研究员。

原文首发于"红旗文稿"公众号，2020年4月9日。

发展造成的冲击难以避免，从武汉封城到地区之间流动的减弱减缓，一个本应处于动态循环之中的经济社会，呈现局部停摆态势，生产、流通、消费、贸易等环节均出现“堵点”“断点”，从原材料、劳动力等生产要素的流通受阻，到交通、旅游、餐饮、住宿、娱乐等行业出现停滞，各类企业、各个行业的复工复产效率均呈现降低势头。因此，在科学研判疫情、确保防控到位的条件下，重点推动低风险地区企事业单位尽快复工复产、尽快全面恢复生产生活秩序，推动中风险地区根据防控形势有序复工复产，推动形成较为稳定的生产链、供应链、流通链、服务链，把疫情对经济社会发展的影响降到最低，由此逐步建立起重点防控与重点推动相统一的经济社会运行秩序。

二、积极防控与积极扶持相支撑

在积极防控中促进发展，是应对疫情应有的姿态。要对防控形势做好准确评估和充分准备，增强风险意识与责任担当，时刻保持清醒的认识和坚定的信心，以积极姿态面对疫情和经济社会发展形势，充分调动各方资源和力量，强化落细落实各项政策举措，形成信息公开、责任明确、治疗及时、应对高效的疫情防控体系和推动经济社会有序运行的政策保障体系。

疫情来势汹汹，防控高于一切。习近平总书记号召各级党政领导干部要靠前指挥、强化担当，要尽心尽责把每一项工作、每一个环节都做到位，要全力救治、全面防控，要积极引导社会舆论，加强统一指挥、协同作战，要广泛发动和依靠群众，众志成城打赢疫情防控的人民战争。在以习近平同志为核心的党中央坚强领导下，各地群众积极配合，广大医护人员无私奉献，积极防控疫情的严密大网自铺开以来已取得良好成效。在人员流动和聚集态势逐步增强的下一阶段，既要高度警惕消极松劲心态、麻痹侥幸心理的发生，更要进一步增强防护意识，进一步完善联防联控机制，积极扩大来之不易的防控成果，以有效防控积极推动经济社会秩序的恢复和发展态势的回升。

疫情终将过去，发展时不我待。要坚定信心，看到我国经济长期向好的基本面没有变。要加强经济运行调度，尽可能降低疫情对经济的影响，努力完成今年经济社会发展各项目标任务。要加强协调国内市场机制的运行、市场主体活力的发挥与宏观政策调控之间的关系，运用积极的财政政策、稳健的货币政策，通过阶段性减免税费、政府补贴等手段对企业作好积极扶持和引导，不失时机地在疫情防控中发展新的增长点，进一步激发我国经济社会未来发展的巨大潜力和强大动能。

三、分类防控与分类指导相配合

事实证明，做好科学分类，有助于我们加强对疾病和疫情的细化认识和准确研判，明确疾病及其传播的性质、等级、方式。病情的分类、疫情信息的分类对于准确开展统计、加强政策顶层设计、部署科学研究、指导分层管理、规范管理流程都必不可少，分类也是提高管理质效和走向有序运行的必要途径。

分区分级分类细化责任，加强精准防控。坚决实行分区分级分类防控是党中央统筹决策和系统部署的重点内容，做好分类是实行分区分级防控的前提，也是落实属地责任、部门责任、单位主体责任的依据。通过地区分类、人员分类、风险级别分类，科学促进了对疫情形势的准确分析和判断，有效推动了防控措施的分类化和精准化，为提出如何实施在低风险地区"外防输入"，在中风险地区"外防输入、内防扩散"，在高风险地区"内防扩散、外防输出、严格管控"的策略提供科学依据。分区分级分类，是细化落实各方面责任、降低疫情对经济社会影响的可靠抓手，进一步彰显了在科学防治精神指引下的精准施策。

因时因地因势分类指导，推进有序发展。加强疫情防控和促进经济社会有序运行都需要分类指导，因时而动、因地制宜、因势而谋，彰显的是直面复杂问题和系统性难题时所必需的实事求是之精神。结合疫情和经济社会形势的阶段性特点，结合各地实际情况，不搞一刀切、简单化，不断优化和调整应对策略。疫情防控是一场总体战，加快建立同疫情防控相适应的经济社会运行秩序更是一个复杂的系统工程。各地在陆续推进复工复产的同时坚持分类指导尤其重要，根据疫情防控的阶段性需要和恢复生产生活秩序的需要对复工复产的企业做好排序，对各行各业所需要的政策保障做好差异化供给，做到分类防控与分类指导相配合，统筹兼顾、有序推动，夺取疫情防控阻击战的全面胜利，努力实现经济社会发展的目标任务。

警惕投机资本炒作粮食市场

程国强

前不久，彭博社一篇500多字的新闻稿“多国纷纷禁止粮食出口”，拉开了全球粮食市场恐慌的序幕。在10多天时间内，有10多个国家惶恐跟进，禁止粮食出口，全球粮食危机风险骤然上升。

首先要明确的是，无论这次可能的全球粮食危机通过什么方式、以多大的程度暴发，中国都有能力应对。多年来，中国始终把解决好十几亿人口吃饭问题作为治国安邦的头等大事，制定了确保谷物基本自给、口粮绝对安全的粮食安全方针，建立并不断完善符合中国国情的粮食安全保障体系，已成功应对国际金融危机、重大自然灾害等各类突发事件对粮食安全的严峻挑战。尤其是中国粮食生产实现16年连丰，水稻、小麦等口粮连续7年产大于需，目前库存充裕、对外依存度低，加之今年新粮生产形势向好，粮食安全形势处于史上最好时期。因此，此次疫情不会对国内粮食安全形成冲击。

其次，疫情导致许多国家对粮食市场预期趋紧甚至恐慌，主要在于他们对粮食安全强烈的忧患意识和危机思维，更是对2008年全球粮食危机的恐惧记忆。2008年，美国次贷危机引爆全球金融危机。当时，澳大利亚、阿根廷发生干旱天气，引发全球粮价恐慌性上涨，并高位持续一年多，使37个国家爆发粮食危机，全球10多亿贫困人口遭受饥饿威胁。这次新冠肺炎疫情引发的全球公共卫生危机，除部分国家已采取粮食出口限制措施外，还有可能随着有关国家采取愈加严格的疫情防控措施，导致物流中断、交易停顿，加之部分国家蝗灾影响粮食生产，进一步引发全球粮食市场不稳定预期，使人们对全球粮食危机的担忧随之加大。

最后，要特别警惕国际投机资本借机炒作。这是2008年全球粮食危机的深刻教训。2008年粮价上涨的起因，表面上是澳大利亚、阿根廷干旱天气导致粮食预期减产，但根本原因是在当时全球金融危机影响下，全球流动性过剩、美元贬值、石油价格大幅上涨，国际投机资本利用粮食减产预期，借机大肆炒作，引发

作者：程国强，同济大学经济与管理学院特聘教授，中央农办、农业农村部“乡村振兴专家咨询委员会”委员。

原文首发于《经济日报》，2020年4月8日。

全球市场恐慌，许多国家因此采取出口限制政策，推动国际粮食市场价格全面上涨，最终引发全球粮食危机。这次疫情冲击可能带来的粮食危机风险，虽然与 2008 年具有不同的成因，但确实有必要警惕和防范来自国际投机资本对粮食市场的炒作。主要是国际投机资本有可能利用疫情防控导致的粮食物流中断、出口限制等情况，通过诱导舆论、恶化预期来制造行情，伺机炒作大豆等大宗农产品市场，推动全球农产品价格从结构性上涨转向全面上涨，最终酿成全球粮食危机，危及多个发展中国家的粮食安全、全球数亿人口的吃饭和生存。

因此，必须高度重视后期可能出现的相关风险，及早谋划应对策略。一要管理好输入性粮食不稳定预期和风险，谨防市场恐慌、抢粮囤粮。二要抓紧补齐重要农产品供给保障短板，加强和完善重要农产品储备体系，建立高效安全可控的农产品应急供应保障网络。三要强化农产品全球供应链管理，进一步提高大豆等大宗进口农产品风险管理能力，把风险防控在前端。四要加强国际粮食安全与贸易政策协调，确保全球农业与粮食供应链安全有效运转，积极支持和参与联合国机构开展的援助低收入、贫困国家粮食安全的国际合作。

突发公共卫生事件背景下国际科研合作探讨

秦函宇　钟之阳

据世界卫生组织（WHO）统计，截至 4 月 26 日，全球新冠肺炎感染病历已经超过 288 万人，死亡人数超过 20 万人，新增病历创下数据公布以来的记录，拐点似乎还没到来。这是进入 21 世纪以来，人类面临的最大一次公共卫生危机，不仅对人类的生存与健康造成极大威胁，亦对全球的经济发展与学术发展造成了毁灭性打击。公共卫生安全是人类面临的共同挑战，没有一个国家或地区能够独善其身，而且仅依靠单个国家的力量也远远不够，在此情景下，开展国际科研合作对应对疫情国际扩散具有重要意义。

一、六次历史突发公共卫生事件

根据 WHO 的规定，国际关注的突发公共卫生事件（PHEIC）被定义为“确定通过疾病的国际传播对其他国家构成公共卫生风险的特殊事件，并可能需要国际上协调一致的反应”。自 2003 年 4 月严重急性呼吸综合征（SARS）爆发被认定为 21 世纪第一次全球公共卫生突发事件后，后续十五年间又陆续出现了 2009 年 6 月甲型 H1N1 流感（俗称猪流感）爆发、2014 年 5 月脊髓灰质炎（俗称小儿麻痹症）爆发、2014 年 8 月埃博拉病毒爆发、2016 年寨卡病毒爆发、2019 年 7 月埃博拉病毒再次爆发以及 2020 年 1 月新型冠状病毒爆发。

中国医学科学院院长王辰院士表示疫情防控有两条主线，一是防控和诊治，二是科学研究。特殊时期的国际科研合作，不仅是人类同病毒的殊死较量，也是科研与疫情的激烈搏斗。

二、新冠肺炎疫情下的国际科研合作现状

（一）加强国际合作的重要性

疫情扩散的全球化趋势加剧，全球所有国家都处于水深火热之中。3 月

作者：秦函宇，同济大学高等教育研究所硕士研究生；钟之阳，同济大学高等教育研究所讲师、上海市产业创新生态系统研究中心研究员。

原文首发于“爱科创”公众号，2020 年 4 月 28 日。

30 日，联合国教科文组织召集多国科学部门代表举行线上会议，会上教科文组织总干事阿祖莱呼吁参会的 122 个国家政府加强科学合作，并将开放科学纳入本国科研体系，以预防和减缓全球性危机。3 月 31 日，联合国秘书长古特雷斯在《共担责任、全球声援：应对新冠肺炎疫情的社会经济影响》的报告中强调，新冠肺炎疫情是联合国成立以来面临的最大考验，国际社会需要做出更强有力、更有效的应对，只有团结一致，才能共同战胜这场危机。

（二）国际合作平台快速搭建

世界各国积极加强科技交流与国际智库之间的合作，能够为疫情的防控提供智力支持。例如，2003 年美国疾病预防控制中心（CDC）联合其他发达国家重点实验室，快速确定了严重急性呼吸综合征（SARS）的致病源冠状病毒，并为全球疫情控制和药物研发攻关发挥了积极作用。2020 年新冠肺炎疫情爆发以来，多个国际联盟在短时间内快速成立，在极大程度上推动了新冠病毒的研究与治疗。疫情发生后，中国及时向包括世卫组织、有关国家和地区性组织在内的国际社会通报疫情信息，为世界范围内了解新型病毒节约了时间。中国科学院在国家微生物科学数据中心、国家基因组科学数据中心向全世界共享数据的基础上，又搭建了“中国科学院新冠肺炎科研文献共享平台”。该平台汇聚了中国科学院科研人员和所属科技期刊正式发表的新冠病毒肺炎论文，共享了国家微生物科学数据中心、国家基因组科学数据中心的有关核酸序列、菌毒种信息等科学数据资源，是非营利的专题性自存储仓储库。该平台遵循国际科研机构《关于公共卫生紧急情况下数据共享的声明》，提供开放式的浏览、检索和共享服务，为推动世界各国开展病毒研究和疫情防控提供参考。

（三）国际合作已取得显著成果

自疫情大面积爆发以来，国际科学界迅速对自身运作方式进行智能化改革，一月中上旬，这场特殊的科学抗疫之战正式打响第一枪。中国疾控中心、中国医学科学院以及中国科学院三方均在掌握到新型冠状病毒全基因组序列后，第一时间向世界卫生组织提交了病毒序列，且在全球流感共享数据库（Global Initiative on Sharing All Influenza Data，GISAID）发布。自此之后，学术界以最快速度加入了这个没有硝烟的“战场”。在世界卫生组织的号召下，1 000 多篇科研论文相继在开放渠道发表；以 Novel Coronavirus 为关键词在 scopus 数据库中进行检索，发现 2020 年发表 493 篇，2019 年发表 136 篇，历史上一共发表 2 412 篇。文献类型包括 article review、note、editorial letter、book、chapter 等。2019—2020 年的国际合作论文占比为 28.8%，历史全部国际合作比是

30.5%。

在论文发表进程方面，除《新英格兰医学杂志》(*The New England Journal of Medicine*)、《柳叶刀》(*The Lancet*)等世界级著名医学杂志单独为新冠肺炎开设了专栏外，冷泉港实验室(The Cold Spring Harbor Laboratory, CSHL)创立的预印本网站 bioRxiv 和 medRxiv 发稿量为最大，占总稿量的 45%，加速疫情期间的科研成果尽快面世。同时《新英格兰医学杂志》的论文发表进程大大加快，从提交到发布的时间短至 48 小时。

(四) 国际科研成果免费共享

面对新冠肺炎疫情全球"大流行"的严峻形势，世卫组织总干事谭德塞表示这场疫情对全球在政治、资金以及科学领域的团结都是考验，全球要发挥团结精神应对疫情，公开、公平地分享数据和信息，尤其是共享样本和基因序列方面的关键信息。日前，上海医疗救治专家张文宏新著作《2019 冠状病毒病——从基础到临床》将著作权无偿授予复旦大学出版社，将向西班牙、意大利、伊朗等国提供免费版权，为世界其他疫区相关科研的开展提供参考资料。

三、突发公共卫生事件下国际科研合作前景

目前，我国国内的疫情已经得到了有效控制，但在全世界范围内与病毒的战斗还在继续。此次突发的公共卫生事件让各国面临前所未有的压力，当挑战和压力与各国政治运作的逻辑产生碰撞后，对国家间的信任与合作带来了巨大冲击。疫情之下，有些国家显然没有承担作为世界大国的国际责任；原先精诚协作的国家共同体也面临分崩离析的局面；一些政客站在各自立场不遗余力地对对手进行污名化；现有的国际合作组织动员能力有限……正如基辛格直言，本次疫情改变世界秩序已成事实。虽然此次疫情将对我国的经济和社会秩序有所冲击，但出色的动员能力和相对完备的科技产业体系，体现了我国在突发公共卫生事件影响下所具有的抗风险能力和自我修复能力。当前，我国应抓住国内疫情得以有效控制所带来的有利条件，抓住时机，转危为安，提升我国参与国际科研合作水平，拓宽合作路径。

首先，积极开展公共卫生疾病防控和生命科学的国际合作研究。疫情已经成为全人类的共同威胁，全球合作是防治并战胜疫情的关键。我国在此次疫情期间积极推动疫情防控的国际科技合作，第一时间向全球分享病毒全基因序列信息；与全球 180 个国家、10 多个国际组织分享疫情防控和诊疗方案；累计向 11 个国家派出 13 批医疗专家组；同 150 多个国家及国际组织举行了 70 多场专家视频等，为国际社会提供了强有力的科技援助。疫情也暴露出各国公共卫生

体系在应对重大传染疾病中的短板，预防是战胜重大传染疾病的最有效方法。因此，各国应共同建立稳定的全球性重大传染疾病预防体系和合作机制。我国应顺势而为，积极开展全球卫生领域的科技合作，加大对药物、疫苗和诊断仪器、试剂的研发力量和研发投入，推动相关领域的科技人才交流合作。

其次，积极参与国际科技合作治理体系重构。当前，新一轮全球科技革命和产业变革到来，新兴技术发展带来的伦理道德和安全等问题使得国际科技治理面临重构。中国在此次疫情中积极向国际社会分享抗击疫情的科研成果和实践经验，这些将为中国更大程度参与国际科技治理体系的重构发挥重要作用。在加强国际科研合作与交流过程中，我国应避免陷入针锋相对的恶性竞争，坚持开放、多元和包容的人文环境，提升制度型开放水平，完善国内外知识产权保护，形成能够与国际科研合作规则对接的高标准高质量的开放体系，增强在国际科研合作中的话语权和影响力。

最后，提升社会力量在国际科研合作中的参与度。此次疫情，社会力量的参与在我国的疫情防控阻击战中发挥了积极作用。在国内疫情初期，多个企业和海外华侨华人等民间力量通过不同途径提供资金和物资支援；而后，中国大型企业也通过捐款、捐物、增产等方式助力全球抗疫，塑造了良好形象。疫情之后，在全球经济面临下滑形势下，一方面，加强对已有科研成果的推介，吸引民间投资机构的参与；另一方面，对有些尚不具备在国内产业化的科研成果，可适当放宽管制，鼓励民间资本参与“海外孵化”。

“冬将尽，春可期；山河无恙，人间皆安。”各国只有加强合作，共同应对，才能有效地预防和控制突发公共卫生事件的爆发。

第二部分

应对公共卫生危机的长效治理机制研究

社区生活圈就是防灾防疫圈

徐磊青

一、社区生活圈就是防灾防疫圈

社区是城市防灾的前沿阵地，也是社会治理的基本单元。社区公共服务设施的配置与居民生活的安全与品质息息相关，也是社区生活圈规划的主要内容。我们看到，一旦灾害或疫情发生后，社区往往第一时间开展灾害救援，在防灾过程中，社区发挥了基层动员与减小伤亡损失的重要作用。因此，提高社区的防灾减灾能力，最大程度降低社区灾害风险，是提高城市整体防灾减灾能力的关键。

自 2016 年中共中央、国务院提出“构建 15 分钟生活圈”的要求后，我国的生活圈实践得到了加速推进。城市的生活圈建设目标主要集中在住区规划层面，以社区生活圈的建设为主。生活圈建设的核心内容为以居民的步行能力为尺度范围，完善基础设施和公共空间的配置水平。那么，如何在社区生活圈规划中促进社区防灾防疫的建设呢？从社区防灾来说，它至少包括防灾空间体系、建设和管理三个方面，都牵涉到了生活圈的规划。

二、防灾防疫规划的两个层面

第一个是规划设计层面，即要发挥社区的公共服务设施的作用，以社区物质环境在总体规划设计上能最大程度减小灾害风险为目标，营造社区防灾安全提升福祉的物质环境基础。2018 年颁布施行的《居住区规划设计标准》也反映了这些方面的考量。目前，上海、济南、宁波等城市先期编制了 15 分钟社区生活圈规划导则，关于健康、安全、福祉的内容已经贯彻进去。这一层次也是当前健康城市、可持续城市或社区规划的主要内容，主要应对灾前情况。

第二个层面即灾害应对下社区生活圈规划如何帮助到社区防灾防疫。这个层次的重点是救援和应对冲击。现在来看，应该结合防疫防灾的要求，需要按照 15 分钟、10 分钟、5 分钟生活圈的分级，把一些原本分布于宜居、宜行、宜商、宜

作者： 徐磊青，同济大学建筑与城市规划学院教授、同济大学城市风貌特色研究中心研究员。

原文首发于 408 研究小组“环境设计研究”公众号，2020 年 2 月 2 日，内容有部分删减。

游、宜养体系中的社区公共服务设施和空间资源，在城市应急状态下，能即刻整合进社区生活圈的应急防灾防疫系统。

三、社区应急护理体系的规划

社区防疫防灾三级体系如下。

（1）避难与收容。如果大量的留观人员或者无处可去的人员，需要提供临时避难或人道方面的服务，就需要收容场地，一般而言，社区学校、体育馆、图书馆等文教体育设施比较适宜，因为有较大空间，可以作为收容的场地。这是15分钟生活圈。

（2）治疗。如果有确诊或疑似，就需要得到专业的特殊治疗，那么，只有医院可以提供这个服务。社区医院有专业的医生和护理，只要医疗物资设施到位齐全，病人没有必要专门挤到三甲医院去，既可以减少三甲医院的压力，也释放了社区医院的服务能力，同时减少病人的交通过程中城市交叉感染的风险。这是15分钟生活圈。

（3）护理和疗愈。治理完毕如果需要护理疗愈的，如果社区医院空间不够，病人较多，且护理疗愈等级不高的情况下，可以发挥社区综合体、党建中心、各级睦邻中心的空间职能，把它们临时改建为护理疗愈所。这是15分钟和10分钟生活圈。

强化社区医院、社区综合体、党建中心等关键社区空间资源在防灾防疫行动中的地位和作用，增强它的功能配置，发挥它的潜力和作用，是社区生活圈规划的重要一步。目前而言，社区医院的作用没有能完全发挥，社区党建中心也存在空间利用不足，需要加强它们的功能性。另外，由于护理疗愈和治疗有医务要求，需要特别的设施如独立电力、通讯、上下水、排泄通道等，因而在建筑设计中需要特别强调，或有预留。在15分钟社区生活圈营造规划中，应该考虑这方面的需求。

与社区应急护理体系相协调的，至少还包括：特别应急的场地（大型绿地和空地）、空间、场所（购物、生活所需）和交通（开辟特别交通通道等）。当前15分钟社区生活圈规划中对于应急救灾的内容比较少，防灾减灾规划属于专项，社区生活圈规划作为取代居住区规划的步伐也是刚刚开始。如何把两者结合起来，做到日常与应急相结合，需要更多的工作。

四、落实并促进社区治理

在15分钟社区生活圈营造规划中，应该考虑防灾防疫方面的需求。把提升健康福祉与保障安全防灾的要求相结合。防灾防疫显然不是仅靠政府和公共部门一家就能做到的，这是全社区的事情。所以，大敌当前大难临头之时，展开政府、社区、企业和居民、非政府组织之间的协作非常关键。要保障信息畅通，多方合作。

要特别强调社区自治，发动群众。这个时候，社区的各种 App，智慧城市的各种软件平台应该发挥作用，以及街道、社区、楼组的各个微信、微博、QQ 群组，都应该工作起来。要启动合作机制，共渡难关。进行联防自律，让居民来监督等。这些在大灾大疫中取得成功的机制，也应该在灾后与日常生活中继续发挥它们的作用。

重大疫情与超大城市

诸大建

类似2003年北京爆发SARS，当前的新冠肺炎疫情引出了一个老问题老争论，中国要不要发展1 000万以上的超大城市？两种旧有观点以新的形式表达出来。中小城市派说，超大城市发生疫情成本巨大，因此要控制超大城市发展；超大城市派说，疫情发生与城市规模无关，北上广深可以继续做大；我的看法是城市疫情与治理能力有关，中国超大城市发展取决于领导力。

中小城市派或分散型城市化派认为，假如疫情发生在50万人以下的中小城市，控制和管理肯定比超大城市容易得多，即使封城也不会带来巨大的社会成本，影响也不会扩展到全国和其他国家。2003年的北京SARS和2020年的新型冠状病毒，应该引起对城市化道路的高度反思。结论是我们现在的超大城市和特大城市太多了，出路是减少超大城市数目和规模，在中心城市周边发展中小城市。

超大城市派或集中型城市化派认为，城市规模大与负外部性有相关性，但是，科技与管理可以最大程度削弱它们的影响。城市规模本身是中性的，就如高铁出问题，不是高铁本身有问题，而是管理和技术有问题。同时强调人口规模对于疾病的预防和治疗是有正面作用的，结论是疫情爆发不是要叫停超大城市发展，中国只要技术和管理能力可行，不但要增加1 000万人口以上的超大城市，而且北上广深等城市可以进一步向3 000万人口和4 000万人口城市发展。

我是中心外围城市派和整合型城市化派，我不同意城市规模大与疫情发生有必然联系，小城市可以有大疫情，大城市也可以有小疫情，关键是治理能力；同意城市疫情发生与否及其规模大小与城市治理能力有关，而不是与城市规模有关，但是城市规模越大治理能力挑战越大，中国城市现在都想当超大城市，但是治理能力却跟不上去。结论是，中国需要发展以超大城市为中心的都市圈和城市群，1 000万人口以上的超大城市达到10个以上既是可能的也是必要的，但是

作者：诸大建，同济大学经济与管理学院教授、同济大学可持续发展与管理研究所所长、上海市政府决策咨询特聘专家。

原文首发于“同济大学经济与管理学院”公众号，题为《同济经管7位教授聚焦疫情下政府治理与企业重生大挑战》，2020年2月6日。

单个中心城市发展到 3 000 万人口以上的规模需要避免；发展 1 000 万人口以上的超大城市特别需要有高超的治理能力和高层次的超级城市领导人，所谓好的治理能力就是事先能够防范风险，事中能够化大为小，事后能够举一反三，没有这样的领导人和城市治理能力，盲目发展超大城市会带来全局性的风险。

防控城市重大风险，除了“黑天鹅”“灰犀牛”，别忽视了“大白象”

孙建平

一、许多过去的“城市问题”已经演变成为“城市风险”

城市安全发展是防范化解重大风险的重要组成部分，这是由我国城市化进程的现实要求和长远意义所决定的。

一方面，城市化本身就是一个风险化的过程，在打破原有资源平衡，突破原有运行规则的过程中必然产生各种风险。在超常规发展的背景下，人们的思想观念、环境承载能力、文化认同程度等还缺乏应有的准备，再加上法律标准滞后，在突如其来的风险降临时，往往会出现办法不多、应对迟缓的情况。

另一方面，我国人口基数大，城市人口密度大，在极短的几十年内，越来越多的城市已经或者正在发展成为一个巨大的、复杂的运行系统。随着人口大量流动、产业高度集聚、高层建筑和重要设施高度密集、轨道交通承载量严重超负荷，再加上极端天气引发的自然灾害、技术创新中的不确定性等，许多过去的“城市问题”已经演变成为“城市风险”。而快速城市化又摊薄了管控力量，加剧城市安全风险爆发的隐忧。一些潜在风险成为城市化进程中的障碍，甚至可能造成难以逆转的后果。这不仅是重要的经济社会问题，而且是重要的民生和政治问题。

二、重大风险的辨识与定位要把握“准星”和“量尺”

德国社会学家乌尔里希·贝克认为，现代性社会，尤其是后工业化时期以来的社会，是一个风险社会。不同于早期资本主义风险主要聚集在工厂等生产单位，当代社会的风险不再局限于特定的生产空间、地域或团体，而是弥散到社会空间的各个角落，具有全局性、整体性，并将随工业化的进一步发展而系统地增加。我国城市化的独特路径，要求我们在城市安全风险防控上，不仅要吸取国际经验，也要不断创新，探索形成符合中国城市发展需求的城市安全风险管理理念

作者：孙建平，同济大学城市风险管理研究院院长、教授。

原文首发于《上观新闻》，2020 年 2 月 9 日，内容有部分删减。

和管控体系及路径。

说到风险，先来谈谈“载体”。载体是风险的客观依附，其主要特点是多种多样。比如，城市各生产行业中的火灾、爆炸、毒气泄漏等危险点源；城市正常运行保障中的城市生命线风险、居住风险、出行风险、公共场所风险；各种自然灾害灾难以及由此带来的叠加风险；“非典”“埃博拉病毒”等公共卫生风险，等等。

风险载体千变万化，应对之道也千差万别，但“挈衣之领，提网之纲”，要坚持“一盘棋”的思想，各地区各部门首先在“重大风险的辨识与定位”上要有大局意识和全局观念。“重大风险的辨识与定位”的关键内涵有二：一是“准星”，二是“量尺”。结合当前新形势和习近平总书记的要求，就是要以“两个大局”为准星，以“匹配社会发展、经济建设和全面建成小康社会的需要”为量尺。“准星”是固定的，需要从上到下快速高度统一，我们要“胸怀两个大局、把握两个大局、服务两个大局”，这就要求我们自觉增强“四个意识”，坚定“四个自信”，做到“两个维护”；而“量尺”是相对变化的，需要结合单个区域的文化底蕴、地理环境、产业结构、行业特征、发展定位去设计、确定和执行。

风险源于社会的各项活动中，因此，重大风险的确定是不能脱离社会活动特征的。以上海为例，应当尽快开展以区为主体的《重大风险辨识与评价能力建设导则》的制定，从而能准确地把握住工作对象的特点，进而围绕应急管理的预防、准备、监测、预警、响应、实施、恢复和重建这八个功能去找短板、补弱项。

三、尤其要关注不在城市风险家族谱上的“大白象”

根据可能性和后果，笔者将城市风险家族图谱分为以下几种主要类型：可能性小、后果小的事件表征为“大白兔”类型；可能性小、后果大的事件表征为“黑天鹅”类型；可能性大、后果小的事件表征为“金丝猴”类型；可能性大、后果大的事件表征为“灰犀牛”类型。2019年，在省部级主要领导干部坚持底线思维着力防范化解重大风险专题研讨班的开班式上，习近平总书记明确指出，“灰犀牛”型是我们重点防范的对象。

防范“灰犀牛”必须要进行重大风险的全过程动态评估。各类重大风险总是在一定的时间尺度和空间尺度上不断地进行流变突变。在常态下，重大风险是潜在的、隐形的；在非常态下，重大风险是显性的、突发的。其中，传递耦合性是风险流变突变过程中最重要的特点。比如，在疫情风险中，病毒的超强传播性往往会加速“黑天鹅”向“灰犀牛”的进化，从而对城市应急体系提出极大挑战。在此过程中暴露出来的医疗设施、防护物质、医护人员等的种种不足和“失去控制”，又与防疫抗疫过程中的各个环节相耦合，形成新的更大风险。如果处置不力，就会导致病毒在更大范围内进行传播和变异，引发新的应急资源不足，从而导致恶性循环。

这种“失去控制”，在现实城市重大风险防范过程中，我称之为“大白象”类型。“大白象”类型并不在城市风险的家族谱上，具有较大的隐藏性。“大白象”有“很贵重，需要很高昂费用维持，但却难有巨大效益的资产”的含义，其引申意义表达为，在城市风险防范的环节中，人人都知道其严重性，但若全面对其进行风险治理却需要极高的成本，同时又很难即刻产生巨大安全效益，这一点主要是因为安全效益的滞后性和隐蔽性所导致。因为投入大而效益展示度不大，人们往往会选择对“大白象”类型的风险视而不见、避而不谈，寄希望于其不要在管理者在任期间发生事故，甚至出现“宁可事后救援出成绩，也不要事前投入出效益”的错误心态。

“大白象”还有一个催化功能，比如某些风险原本属于“黑天鹅”类型，但“大白象”可能会将其催化为“灰犀牛”。因此，防范“灰犀牛”，重在管好“大白象”。也正因为如此，针对应急管理中的“监测、预警、响应、实施”，国家卫健委提出“早发现、早报告、早隔离、早治疗”，就是希望通过早干预，防范“大白象”风险。然而，往往难也难在一个“早”字。“早”的实现是需要大量的支持和支撑的，没有足够的宣传，怎能实现“早发现”，没有非常态之下的非常之法，怎能实现“早报告”，没有足够的病房，怎能实现“早隔离”，没有足够的医疗资源和医护人员，怎能实现“早治疗”？很多时候，“预防、准备”这两个环节上的“大白象”，使得人们不得不去面对“灰犀牛”。

四、多元共治是防控风险的一条有效路径

党的十九届四中全会《决定》明确提出要“坚持和完善共建共治共享的社会治理制度，保持社会稳定、维护国家安全”。实现共建共享，首在多元共治。新形势下，我们应尽快将传统的政府一元主体主导的行政化管理体系转型升级为开放性、系统化的多元共治的城市精细化治理体系。要定位“多元”功能，丰富“共治”内涵，开创“党建引领、政府主导、企业载体、社会参与、市场粘结、文化支撑”的应急管理格局，实现协同效应。

以党建为路径，着重解决引领机制。要全面落实新时代党的建设总要求，聚焦工作重点，突出精准发力，夯实工作基础。要针对应急管理工作，通过党的建设构建区域统筹、条块协同、上下联动、共建共享的工作新格局，实现党建“一颗子”激活我国应急管理发展的“全盘棋”。

以政府为核心，着重解决创新机制。包括应急统筹规划，搭建应急管理综合平台，引导舆情，领导和协调相关社会组织、加大培育扶持力度，推进风险防控专业队伍建设，鼓励发展城市应急领域的相关产业等。

以企业为载体，重点解决技术问题。包括营造和激发企业活力的环境，保障企业安全、规范生产活动，鼓励企业积极承担社会责任，为风险治理和应急管理提供专业技术、信息资源和系统支撑。

以社会为对象，实现风险治理社会化。包括鼓励各类组织发挥主观能动性，动员基层社区和市民群众充分参与，加强社区综合风险地图绘制工作，完善风险治理模式，解决社会思想认识问题，实现风险治理社会化。

以市场为粘结，实现资源配置的优化。市场手段作为行政手段的补充，能充分发挥市场在资源配置方面的优势。市场手段是一种“内在化”手段，既能发挥主观能动性，又能天然形成淘汰机制，粘结最好的资源、最优秀的人才投入城市应急管理工作中，最终实现以“共建”推进“共治”，以“共治”形成“共享”，以“共享”反哺“共建”。

以文化为支撑，实现更深层次的可持续发展。“应急文化”的全面建设是形成“多元共治”机制发展最高阶段的灵魂基础，也是大国应急体系的思想特色基石。当前要加强政府应急工作的政治敏感意识、强化企业风险治理的忧患意识、落实民众的风险规避意识，最终在更深更广的层面上实现“共建共治共享”。

社会性公共卫生紧急状态的应对策略体系及智能平台提升

汪 镭

本次突发性公共卫生事件，即新冠肺炎疫情的突发性和系统性，符合复杂性社会突发事件的总体特征。但再复杂的应对策略体系构建，也无非是考虑其时间及地域特征，从系统性、预测性和智能性角度，进行合理的应对预案及执行措施研究，严格执行，并强调问责机制。而具体的应对体系，不仅应该包括对各类社会卫生突发事件的应急准备、监测与预警、应急处置与紧急救援、事后恢复与灾后重建等系统性活动，而且最重要的是，在事后与事前均需进行合理总结及预研，从而得出此类社会紧急事件的发生环境、发展模式及爆发特征，以给出合理的应急预案和合理的紧急政策行动体系。

对于特别重大的卫生突发事件应对，其工作模式应该实行预防为主、预防与应急相结合，尤其是系统性应对的突发整体应对模式原则。国家应该建立日常性的重大突发卫生事件风险评估及预测体系，从整体社会运行及社会安全的角度进行综合性的事件影响评估，力争最大限度地减轻相关社会影响。国家应建立日常的社会全员动态和分级响应机制，以及日常的应对负责机制。在紧急状态下，必须要有一套合理的越级上报及响应机制，适当地放宽问责，以鼓励地方实情的实时响应模式建立。同时，要合理规范同时要求时序性和强制性的上下级应急响应反馈机制，给下级政府以紧急应对政策的合理的灵活执行空间。只要严格地做到最大范围的指令公布及执行反馈机制，其社会纠正的紧急反馈速度必然是及时的，不必等到产生巨大的执行后果之时，才去研究合理的社会响应机制。当然，其中考虑紧急效应的执行预案框架也必须事先完成，必须有效考虑国家利益的短期和长期性，以及其国际执行效应。

一、突发性公共卫生事件的智能预防与应急政策体系准备问题

在对本地的生产及社会运行状态有实时准确的信息掌控及状态预测精度的条件下，要合理进行各类城乡政策规划及政府职责结构设计，以符合预防处置和

作者：汪镭，同济大学电子与信息工程学院教授、上海市科协委员。

统筹应对各类卫生突发事件的需要。对本行政区域内容易引发特别重大卫生突发事件的危险源及危险区域，更应该进行系统性的调查登记和风险评估，突破地区行政边界的限制，合理组织，系统进行公共卫生危险特征的检查监控，并责令相关单位，采取系统性的安全防范措施，给出合理的定期请示报告及状态公示机制。对可能引发相关地区社会性公共卫生安全事件的矛盾纠纷，应从国家安全的层面进行合理的最高层次国家利益调控，而非地方利益的博弈循环，以合理规范国家安全层次上的地区卫生矛盾解决机制。

对具有公共运输及公共交通意义的人员密集场所及运行空间，应当根据合理的公共卫生应急预案，配备适当的报警装置和必要的应急救援设备，进行合理的日常使用方法培训，显著标明公共安全撤离的通道路线，保证公共交通及卫生的安全性及通畅性，并定期检测维护报警装置和应急救援设备，确保正常使用其卫生采集数据，并保证紧急状态下的合理数据及信息征用。

二、突发性公共卫生事件的智能监测与智能预警

要建立合理的针对突发性公共卫生事件的智能监测与智能预警机制，需要建立全国统一的针对性信息系统及信息响应机制，建立标准的事件评估及审核机制，对各级各类公共卫生事件的突发性和重要性，建立合理的上报及越级通报机制。

在突发性重大卫生事件智能监测制度体系的健全执行模式中，应建立健全相关的基础信息数据库，以大数据智能挖掘技术，完善相关卫生信息的智能监测网络，合理划分相关的信息监测区域，确定监测点，明确监测项目，提供必要的智能设备设施，配备专职或者兼职卫生专业人员，对可能发生的突发性卫生事件进行合理的智能监测。关键是，要从整体的国家经济系统紧急状态及社会体系的整体性紧急安全状态的特征角度，进行合理及时的整体评估，并对相关执行效果及发展预测给出合理的政策对应机制体系。对相应记录的突发性卫生事件的警报发布、报告及上报、越级机制及相关流程加以合理定义，并给出与政府机构官员考核相对应的严格的运行机制，建立合理的一票否决机制，合理考虑各地区和部门之间的考核指标协调问题。把整体大众当成公共卫生应急事件的应急依托，而不是应急对抗对象。要合理进行应急卫生救援队伍的工作状态调配监控，对应急卫生救援所需物资、设备、工具的紧急调集工作进行实时的智能规划，准备好应急设施和对应的卫生执行场所，并根据受众特征，及时向相关社会群体发布合理预警和建议，帮助合理转移相关人员及重要资产，关闭或限制各类危险场所，控制公共场所的活动模式，并给出必要的防范性卫生保护措施体系。

三、紧急卫生状态的智能应急处置与合理重建

突发性公共卫生事件发生后，应在党中央统一领导下，系统组织、合理处置，并针对其性质、特点和可能产生的危害程度，系统组织相关部门，合理调动卫生应急救援队伍和社会专业力量，根据卫生突发事件的评估结果及实时信息，按规定采取系统性的应急处置措施。需要迅速控制危险源，标明卫生危险区域，封锁卫生危险场所，合理调用相关的急需物资设备及设施工具。同时应立即组织有关部门，由政府及安全机关统一领导，针对公共卫生事件的性质和特点，针对各级各类事件所可能产生的对抗模式及暴力模式，妥善解决现场卫生利益纠纷，控制社会事态的整体发展。对特别标定卫生安全区域内的相关医院、交通工具、卫生设备、相关设施及资源供应进行有效的国家控制，最大限度地减轻突发性公共卫生事件的针对性影响。在事后恢复与社会重建中，要合理组织各类损失评估，尽快恢复社会卫生秩序，制定恢复重建计划及监督制度，制定改进措施，维护各级各类相关法律及规定的日常问责机制和紧急执行效果。

总之，社会性公共卫生紧急状态的应对策略体系及智能平台提升，需要对应的预案研究和准确预测，需要准确及时控制其危险的范围边界，需要循环提升其平台的智能性，最关键的是，需要以全面利益和国家利益为重，从整体性和系统性的角度进行相应的控制策略研究。

疫情论文风波对科研高质量发展的几点反思

周文泳

新冠肺炎疫情防控的关键时刻，1 月 29 日，国际权威医学期刊《新英格兰医学杂志》(NEJM)官网上刊发了一篇题为《新型冠状病毒感染的肺炎在武汉的初期传播动力学》的回顾性分析论文。与以往国内学者在国际权威期刊发文不同，国内网友不仅没有引以为傲并给予赞许，代之而起的是社会各界的普遍质疑。1 月 30 日，《科技部办公厅关于加强新冠肺炎科技攻关项目管理有关事项的通知》中明确指出："各项目承担单位及科研人员要坚持国家利益和人民利益至上，把论文'写在祖国的大地上'，把研究成果应用到战胜疫情中，在疫情防控任务完成之前不应将精力放在论文发表上。"疫情论文风波，折射出国人对制约我国科研高质量发展的"残障顽疾"深恶痛绝。那么，如何促进我国科研领域的高质量发展呢?

一、要正确认识科研领域的质量内涵

科学研究是人类在特定的科学建制下，运用科学方法，揭示客观事物本质特性及其发展规律的系统性活动。科研质量是科学建制、科研过程和科研成果的一组固有特性满足要求的程度。一项科研成果质量高低，最终体现在其对科技进步和社会经济发展的特定领域的理论或现实的需求的满足程度。值此疫情防控之际，评判疫情科技攻关成果质量高低的标准是在满足疫情防控需求中的实质贡献大小，而不是发表疫情论文期刊档次的高低。由此可见，引起疫情论文风波根源在于相关各方对科研质量的认知差异。

二、要健全顺应高质量发展的科学建制

科学建制是自然科学发展过程中为摆脱自发随意状态而成立的一系列专门的组织机构，由价值观念、行为规范、组织形式和科学设施构成。现阶段，为顺应我国科研高质量发展需求，健全科学建制有如下两个着力点。在价值观念方面，

作者：周文泳，同济大学大学经济与管理学院教授、上海市产业创新生态系统研究中心副主任。
原文首发于"爱科创"公众号，2020 年 2 月 11 日。

基层科研单位需要强化扭转“唯排名”等功利倾向的不良政绩观，树立国家利益和人民利益至上的政绩观；科学共同体需要摆脱“小群体利益至上”的割据观，树立国计民生至上的大局观；科研人员需要摆脱“四唯/五唯”的功利倾向，树立具有家国情怀和崇尚科学家精神的理想信念。在行为规范方面，宏观层面需要进一步健全科研伦理、科研诚信等方面法律、法规和制度建设，强化相关法律、法规和制度的执行力度；基层科研单位和科学共同体需要强化对科研人员在科研行为规范的负面清单管控力度。

三、要加快中国特色学术话语体系建设

所谓国际标准实质是规则制定者统治世界的一个工具。现行科研领域的国际学术话语体系主要由美英等科技发达国家制定和主导，适用于这些国家以软实力操控世界科研财富，为其自身利益服务。如诸多科研单位和科研人员国际科研排名中，西方国家构建英文国际权威期刊的发文量及其影响因子等学术评价指标。很长一段时间以来，由于受到美英等国主导学术话语体系的误导，“出口转内销”科研论文传播方式，已经形成了我国学者“成功成才”的捷径。但也存在巨大弊端，直接导致国家财政支持的科研论文版权和科研数据无私地奉献给了英美等国的出版商。与此同时，我国读者要看国人在英美等国期刊发表的科研论文，不仅要向国际出版集体交版面费，还因语言差异引起阅读不便。由此可见，要推动我国科研高质量发展，迫切需要消除西方学术话语体系的负面干扰，破除传统的科研成果“出口转内销”的传播误区，以贯彻落实最近几年以来我国科技领域放管服系列改革政策等为契机，进一步加强国家利益和人民利益至上的中国特色学术话语体系建设。

调整思路　变应急管理为日常风险管理

伍爱群

本次疫情应对将一些平时不太关注的短板和不足暴露了出来，比如：超大城市人口和资源空间高度聚集的隐患；一些平时看来尚算合理的风险识别、判定流程，也在一定程度上对前期疫情处置造成一定延误、困扰了政策制定与传递。传统的应急管理与风险防控还存在很大的进化必要和空间，这种进化不仅仅涉及技术层面，更应该是一种系统化的升级。

首先是转变思路，将“应急管理”转化为“风险管理”。目前的公共安全管理思路主要是“以事件为中心”而非“以风险为中心”，职能部门更关注突发事件的应对和处置，而不是根据情景分析判断事件发生的可能性与后果，由此采取针对性的预防措施。一般来说，风险管理的举措越有效，应急管理所面临的挑战和压力就越小。采取风险管理思路，优先策略是预防和减缓，关键时刻果断止损。因此，应急能力建设的聚焦点，除了关注如何足够快速地进行响应、如何集聚调度足够规模的力量进行处置之外，应更多地思考如何避免事件爆发，或者减缓突发事件所带来的冲击。

关于如何实现系统化升级、完善超大城市治理体系，建议充分发挥市突发公共事件应急管理委员会领导功能，强化城市运行主管部门、应急管理部门以及疾病防控部门的联动；加快完善应急管理机构职能，整合力量建立市应急指挥中心；针对公共卫生安全等重点领域和薄弱环节，明确各区、街镇和社区应急管理职责，做实应急管理基本单元；规范对公众防控知识的科教宣传，加强面对社会公众的专业性防护示范，定期组织公共卫生应急演练。

此外，要高质量发展应急产业，加快专业决策咨询智库建设，加大数据整合力度，强化应急状态下数据动员能力，把“大数据中心”打造成“联合作战指挥中心”。同时，还应尽快启动《上海市突发事件应急管理条例》等立法研究工作，提高《突发事件应急预案管理实施办法》等法律层级，强化本市运行应急管理和风险防控的立法保障。

作者：伍爱群，同济大学城市风险管理研究院副院长、教授。

原文首发于“政协头条”，2020 年 2 月 7 日，内容有部分删减。

完善应对特重大突发公共卫生事件的应急机制

关贤军

党和国家高度重视公共安全。2003 年 SARS 爆发给中国公共卫生体系带来了强烈震撼，引起国家对应急管理工作的高度重视，极大推动了应急管理的改革。SARS 事件后国务院推动“一案三制”应急管理体系的建立，2007 年通过了《中华人民共和国突发事件应对法》。党的十九大之后，专门成立应急管理部，以应对各地区各部门发生的突发事件。2019 年 11 月 29 日下午，中共中央政治局就我国应急管理体系和能力建设专门进行了第十九次集体学习。

习近平总书记多次强调，要把人民群众生命安全和身体健康放在第一位。以此作为引领，在推动我国公共卫生防控体系和部分行政管理体系的改革中，有以下几方面的工作需不断完善。

(1) 强化预警机制建立。习近平总书记指出，要健全风险防范化解机制，坚持从源头上防范化解重大安全风险，真正把问题解决在萌芽之时、成灾之前。

(2) 在综合性应对突发事件建设基础上，仍需加强各专业领域的应急管理建设，实现综合化和专业化的融合。隔行如隔山，突发事件应对涉及各个专业领域，需要相关领域的专业系统和专家支持，甚至在大专业领域里，还有小专业的细分。同时，也要防止伪专家误导决策和误导民众。

(3) 建立“韧性”应急组织，以提高应对大规模爆发性应急需求的能力。政府集中力量办大事可以调动大量国有资源，对于应急救援具有决定性作用，具有明显的制度优势。但是政府不是万能，民间的支援和支持对于救援工作非常重要，应对大量紧急医用物资和人力需求，需要大量专业物流公司、相关企业、民间组织、个人点对点的快速支援，他们利用现成的已有资源可以实现快速救援。建立民间网络化救援组织，作为政府组织的补充，以满足特殊时期快速、精准、高效的需求。

作者：关贤军，同济大学经济与管理学院副教授。

原文首发于“同济大学经济与管理学院”公众号，题为《冲击与反思——同济经管教授聚焦疫情下经济运行和应急管理》，2020 年 2 月 11 日，内容有部分删减。

(4) 建立信息透明的信息发布机制，信息透明对传染病疫情防治的重要性远超过其他类型的应急管理。透明的信息引导民众及时做好自我防护，及时控制传染源、传染途径，遏制疫情的放大，减少新增病人。信息透明和医疗救助对传染病防治同等重要。

(5) 建立专门的舆情引导、及时辟谣，避免恐慌和医疗挤兑。各种谣言和错误的信息传递，引起极大的恐慌，大量人群涌入医院造成医疗资源紧缺，使得真正的患者得不到及时医治，在外继续传播，而“伪患者”到医院这种危险源集中的地方又造成感染。恐慌放大了疫情，也会导致其他物资抢购和造成混乱。

(6) 部分专业机构和慈善机构，需要引入竞争机制和民间监督机制。由于大部分时间都没有重大突发事件发生，这些机构平时根本没有压力为应对战时做准备，也没有能力应对突发大规模疫情。

提升医院应对重大疫情的韧性能力刻不容缓

李永奎

2020 年新冠肺炎疫情的集中爆发，给医院带来了前所未有的极限式压力。目前来看，医院短时间无法提供足够的收治容量和专业诊疗资源，从而错过了初期防控良机，客观上推动了疫情的加速蔓延。因此，提升医院应对重大疫情的韧性能力，刻不容缓。

由于我们面临的问题日益复杂，韧性（resilience）成为近几年比较热的一个新概念，例如韧性基础设施、韧性城市和韧性组织。针对医院韧性，有三种理解。

一是医院本身对突发事件（如地震、火灾、恐怖袭击）的承受、吸收、反应和恢复到最初状态的能力，这源于韧性的最初概念。

二是医院不仅要具备承受突发事件的能力，同时还要能维持和扩大医疗服务能力以响应突然急剧增长的病人需求，这一提法和灾害管理学密切相关。

三是包括对意外挑战的适应能力，恢复正常状态的灵活能力，以及汲取经验应对未来挑战的准备能力，这一概念则更为宽泛。

很显然，综合的韧性概念应该包括以上三种。

要提升医院应对重大疫情的韧性能力，需要从工程系统、医院系统和医疗系统三方面着手。

(1) 在工程系统方面，需要提升医院功能系统的快速调整和弹性扩容能力。这在疫情发生的初期非常关键。这就要求医院在前期设计时要考虑未来的弹性需求，具有改造和拓展的灵活性和便捷性。这种韧性能力不仅对疫情应对有帮助，也对医院常规需求变化的应对大有裨益。但由于医疗空间、工艺、设备和医护人员的专业性和复杂性，这种能力的弹性提升路径还需要深入研究和探索。目前看，模块化和装配式建造模式，建筑信息模型（BIM）及计算机仿真等都是有益的创新探索。

(2) 在医院系统方面，需要提升医院服务系统的快速响应和应变能力。可用 4R 标准来衡量，即鲁棒性（robustness）、冗余度（redundancy）、资源丰富度

作者： 李永奎，同济大学经济与管理学院教授、同济大学复杂工程管理研究院副院长。
原文首发于《经济观察报》，2020 年 2 月 11 日。

(resourcefulness)和快速性(rapidity)。这对应对中等规模的疫情需求比较重要。但这方面涉及的问题具有体系性和复杂性,例如韧性标准到底设定多高为合理,“平疫”需求如何平衡,4R 指标如何量化确定等,同时也涉及经济性和管理能力问题。但这次疫情的大规模爆发告诉我们,提高医院服务系统的韧性能力势在必行,对现有医院进行系统的韧性能力评估也是必要的。

(3) 在医疗系统方面,需要提升医疗系统的复杂性治理能力和领导力。医疗系统是一个复杂适应性系统(complex adaptive systems, CAS),这一系统的韧性能力是决定一个城市、地区甚至国家能否有效应对重大疫情爆发的全局性能力。有韧性的医疗系统应该具有自主意识、多元、分布式、自我调节(纠错)、集成和适应性等重要特征,也包括完善的政府和市场相结合的医疗资源储备体系,强大的生产、供应和物流系统,大范围医疗资源的调度、协同和整合能力,清晰而透明的责任体系和法规体系,大规模信息和数据处理的智慧化等。医疗系统的韧性能力是推进我国医疗卫生领域治理体系和治理能力现代化,健全国家应急管理体系,以及提高处理急难险重任务能力的关键。

在 VUCA(volatility 易变性,uncertainty 不确定性,complexity 复杂性,ambiguity 模糊性)时代,大规模突发应急事件可能会越来越频繁,而且规模和影响范围也会越来越大,一旦发生就遵循墨菲定律造成最大程度的破坏。而其中,新型病毒性传染的疫情集中爆发是一类复杂性最高的大规模突发事件,提高医院和医疗系统的韧性,是防止疫情快速演变和提高系统性风险防控能力的基础性保障。

构建现代国家储备体系　提升防范应对风险效能

张　鑫

完善国家储备体系是提高国家治理能力，保障国家安全，应对各种突发自然灾害和公共事件的重要内容。2 月 14 日，习近平主席在中央全面深化改革委员会第十二次会议再次强调，要健全国家储备体系，科学调整储备的品类、规模、结构，提升储备效能。贯彻落实这一会议精神，要求总结传统国家储备体系及其在实践中存在的问题和不足，抓紧补短板、堵漏洞、强弱项，从而提升国家治理能力、防范和应对各种风险效能的高度构建和完善现代国家储备体系。

传统国家储备体系注重物资储备，主要包括粮食储备、战略物资储备、能源储备和应急救灾物资储备等。这种物资储备意识最早出现在生产力水平低下的原始社会，在第二次世界大战后上升为国家意识。新中国成立以来，党和政府非常重视建立和完善以物资为主的国家储备体系。在总结过去经验的基础上，1997 年建立了中央和地方两级医药储备制度，2018 年组建了国家粮食和物资储备局，具体组织实施国家战略和应急储备物资的收储、轮换、管理。如今，无论是国家粮食和物资储备体系的研究还是物资储备体系实践模式，都渐趋成熟。但由于人类生存与发展不仅需要物质资料，还需要生存与发展空间，在应对 2003 年非典疫情和目前的新冠肺炎疫情时，不仅是传统的国家物资储备经受了严峻的考验，医护人员、应急救灾安置点尤其是医院、病床的储备不足成为了最大的短板。可见，现代国家储备体系不仅需要完备的物资储备，也需要充足的应急救灾人员和应急救灾点储备，也就是要建立集应急救灾人员、物资和安置点于一体的国家储备体系。

重大自然灾害和公共卫生事件具有突发性、偶然性、不可预测性以及影响大等特点。因此，应对重大自然灾害和公共事件是一个与时间赛跑的过程。这就要求提高国家储备体系的整体效能。一旦出现重大自然灾害和公共卫生事件，

作者：张鑫，同济大学经济与管理学院副教授，同济大学财经研究所、可持续发展与新型城镇化智库研究员。

原文首发于“同济大学经济与管理学院”公众号，题为《冲击与反思——同济经管教授聚焦疫情下经济运行和应急管理》，2020 年 2 月 11 日。

能够速度调动应急救灾人员和物资，启用应急救灾点。在这一方面，传统的国家储备体系既存在关键物资紧缺、调度混乱等问题，也存在临时选址、设计、建造应急救灾安置点的问题，不利于防范和快速应对各类重大突发公共事件。

根据传统国家储备体系存在的短板和不足，构建现代国家储备体系首先要求完善应急物资保障体系，提升储备效能。要按照集中管理、统一调拨、平时服务、灾时应急、采储结合、节约高效的要求，健全统一的应急物资保障体系，充分利用大数据、互联网平台和发达交通物流、电商等，提高应急物资收储、调度、配备的效能。要优化储备物资产能保障和区域布局，确保应急物资在关键时刻调得出、用得上。

其次，要完善应急救灾人员储备和组织动员能力。每当突发重大公共事件时，都需要大量应急救灾人员尤其是专业人员，争分夺秒地抢救人民的生命和财产。

我国一般采取全国支援、调动解放军等办法较快地动员应急救灾人员。例如，在这次抗击新冠肺炎疫情中，截至 2 月 14 日，除军队派出的医疗队和队员外，全国各地就派出了 217 支医疗队、25 633 名医疗队员驰援湖北，大大超过了 2008 年汶川大地震医疗救援的调动规模和速度。但也暴露出医护人员数量不够、自我保护不够等问题。为此要本着人性人道、公正高效原则，尽快完善紧急状态下军援模式和应急救灾人员储备制度，建立应急救灾人员轮岗/轮休制度和奖励等制度，进一步提高我国应急救灾人员响应能力和应对能力。

再次，要补上应急救灾安置点短板。“应急救灾安置点”是指可用于战时接收、平时防灾救灾人员疏散避险基地和医疗救治安置空间，具体包括民防疏散避险基地、应急避难场所和医院等，目的在于及时救助受灾人员，提升防灾减灾救灾等能力。我国人口众多，人口流动性和集中度高，一旦发生重大自然灾害和公共事件，受影响的人也多，需要救治的人也多。

我国应急救灾安置点早就存在。以前建造的、如今大多被用于旅游业、商场、仓库、防灾避险的人防工程，以及校园、体育场馆等都曾作为抗震救灾临时安置点。但在理论和政策上没有将应急救灾安置点纳入国家储备体系中；在实践上存在应急救灾安置点储备不够，尤其是临时医疗救护点缺口比较大等问题。

提高应急救灾安置点储备能力和效能主要有两种途径。一是城乡规划要储备应急救灾安置空间，包括安置点的设计、建造材料等的储备。一旦需要，就可以在短期内快速建成并投入使用，避免出现临时选址、设计、建造带来的问题。二是赋予已有人防工程、医院、学校、体育场所等应急救灾安置功能，充分发挥这些场所在防灾减灾救灾方面的作用。例如，在现有大型医院设置应急医疗救护点功能区域，平时让医院正常使用，必要时快速腾挪出来成为应急医疗救护点。

又如，将地方高校和党校规划为临时医疗储备点。在这次应对新型肺炎疫情中，湖北省就准备将省委党校新校区和武汉市属4所高校改造为定点医疗点，能增加5 400张床位，用于收治已确诊的轻症患者，就是一次有益的尝试。储备和启用这些医疗救护点，可以收治更多需要医治的病人，而且方便进行封闭式管理和医治，防止病毒交叉传播和感染，还可以充分利用现有资源，减少重复建设和资源浪费。

总之，构建结构科学合理、效率高、可持续的现代国家储备体系是一个系统性的工程，需要集全国、全民、全军之力，“政、商、军、警、民”联动。只要我们充分利用我国的制度优势，吸取国际国内相关经验与教训，借助现有经济条件和现代信息技术，就完全可以尽快构建现代国家储备体系，充分发挥国家储备的力量及其在应对国际国内市场不确定性和突发公共事件中的关键作用，切实提高国家治理能力，提高国家防范和应对各种风险的综合能力，保护人民群众的生命和财产安全，维护社会的稳定发展。

保障重要农产品有效供给

程国强

保障重要农产品有效供给，始终是“三农”工作的头等大事。粮食稳产保供，是稳经济、稳全局的压舱石，“菜篮子”产品保供稳价，是稳预期、稳民心的基本盘。深入贯彻落实今年的中央一号文件，需要有力保障粮食、生猪等重要农产品生产稳定、有效供给。在国内经济下行压力加大、国际局势风云变幻的复杂局面下，尤其是在当前防控新冠肺炎疫情的关键阶段，这一举措具有更加重要的意义。

落实中央关于保障重要农产品有效供给的要求，必须在2020年的“三农”政策安排和工作部署中，坚持防控疫情、稳产保供两手抓、两手都要硬，着力夯实重要农产品稳产保供基础。

粮食生产，要夯实基础，突出“稳”字。要根据现有的粮食产能基础，切实稳住今年的粮食种植面积、稳定粮食产量，为粮食保供筑牢基础。做到这一点，必须强化粮食安全省长责任制考核，进一步增强地方政府保障粮食安全的责任意识和大局意识；加大对产粮大县的奖励和支持力度，夯实地方重农抓粮的积极性和责任心；要深入推进农产品收储制度改革，探索实施更加有效、合规的补贴措施，进一步完善农业支持政策体系，保障农民种粮基本收益，保护好农民种粮务农积极性；要增加2020年高标准农田建设等农业基础设施项目安排，促进提升农业抗灾水平、提高粮食综合生产能力；要深入推进农业供给侧结构性改革，促进农业高质量发展，提高粮食质量和品质。

“菜篮子”产品，要严抓落实，突出“实”字。一方面，严格落实各级政府的责任，尤其要压实“菜篮子”市长负责制，抓好非洲猪瘟防控，多措并举恢复生猪生产。另一方面，要落实政策，推动已经出台的扶持政策落实落地，尤其要注重充分发挥市场配置资源的决定性作用，更好发挥政府作用，引导转变生猪产业发展方式，促进转型升级。此外，要顺应食品供需结构变化趋势，大力发展禽肉、牛羊

作者：程国强，同济大学经济与管理学院特聘教授，中央农办、农业农村部“乡村振兴专家咨询委员会”委员。

原文首发于《人民日报》，题为《保障重要农产品有效供给（新论）》，2020年2月11日。

肉、水产品等生产，促进调优畜牧养殖结构。只有突出抓好“菜篮子”工程，进一步完善相关政策措施，按照保供稳价新形势新要求，才能促进“菜篮子”产品生产结构升级、体系优化。

农产品市场供应，要确保稳定有序，突出“畅通”。目前我国粮食等重要农产品库存充裕，总体供给充足，能够满足老百姓正常生活需要。在当前防控疫情的关键时期，农产品市场供应要突出抓好三个“畅通”，即信息畅通、运输畅通和物流畅通。进一步加强市场监测预警，完善应急调控体系，确保农产品流通有序、供应充足、价格基本稳定。与此同时，要进一步抓好农产品产销衔接、供需平衡，充分发挥新型流通业态和“互联网＋”优势，加快构建农产品现代市场流通体系，促进农产品出村进城，实现优质农产品产得好、销得出、卖好价。

如何制度性提高中医药在抗疫中的作用

宋晓亭

一、中医药在历史上数次疫情中发挥了重要作用

中医药虽然不是完全起源于对瘟疫的治疗，但是中国历史上发生的数次瘟疫，客观上促进了中医药学的发展，如东汉张仲景在行医实践中运用《汤液经》的方药治疗时疫等外感疾病，逐步总结出《伤寒杂病论》，成就中医临床基础。清代吴鞠通，在自己实践并总结叶天士等众多他人治疗温病经验的基础上，著成《温病条辨》，创立了温病的三焦辨证理论。

在 2003 年非典期间，一开始并没有将中医作为主要治疗手段，卫生部发布的治疗方案中也只是提到"可选用中药辅助治疗"。在广东中医院探索运用中西医结合方法治疗非典并获得疗效的基础上，用中医药治疗传染性疾病开始引起人们的关注。后来的总结表明，中医药介入治疗非典，可以有效改善全身中毒症状、促进肺部炎症吸收、降低病死率和用药副作用。中医药在治疗烈性传染病中的作用得到了社会的广泛认同。

在此次新冠肺炎疫情一开始，中国政府就积极倡导发挥中医药的辨证论治优势，中医药主管部门主张在所有的患者中推广使用中药。2020 年 2 月 5 日国家卫健委发布的《新型冠状病毒感染的肺炎诊疗方案（试行第五版）》已经对中医治疗新冠病毒肺炎作了详细的分类指导。从目前的情况来看，中医药在抗击流行性传染病方面具有明显的疗效和自身的优势，这再次证明了中医药在预防、治疗新冠病毒肺炎中的独特作用。

二、中医药立法已经完成了基本法律框架

中国的中医药发展历史并非一帆风顺。中国近代史上中医药屡次险遭废除。新中国建立后，经济复苏、万象更新，中医药发展进入了快车道。1958 年，毛泽东同志针对当时中国缺医少药、崇洋嫌中的状况，指出："中国医药学是一个

作者：宋晓亭，同济大学上海国际知识产权学院党委书记、教授、医学博士。

原文首发于"上海市法学会"公众号，2020 年 2 月 23 日，内容有部分删减。

伟大的宝库，应当努力发掘，整理，提高。”1982 年《宪法》则首次规定“国家发展医疗卫生事业，发展现代医药和我国传统医药。”这从法律上确定了中医药在医疗卫生事业中的地位。

2003 年，我国出台了首部《中医药条例》，明确：“国家保护、扶持、发展中医药事业，实行中西医并重的方针，鼓励中西医相互学习、相互补充、共同提高，推动中医、西医两种医学体系的有机结合，全面发展我国中医药事业。”把《宪法》确定的基本原则进一步落实到中西医互补的医药卫生工作政策中。

2016 年底，我国颁布了首部《中医药法》，再次规定：“中医药事业是我国医药卫生事业的重要组成部分。国家大力发展中医药事业，实行中西医并重的方针，建立符合中医药特点的管理制度，充分发挥中医药在我国医药卫生事业中的作用。”《中医药法》进一步提出了要建立符合中医药特点的管理制度。

三、中医药立法亟待进一步完善

必须承认，在本次疫情防控过程中，中医药应有的作用还没有完全发挥出来。究其原因，可能有以下几个方面。

1. 开展中医服务的资格问题

职业资格是国家根据某一职业的性质和目的、从事该职业所必备的专业知识、职业技能的基本要求，而对该职业设定基本资格要求、实行准入限制，包括专业技术人员职业资格和技能人员职业资格等。设立职业资格的目的是为了公共安全、人身健康、生命财产安全，是为了维护公共利益。对某些职业实行资格限制、实行资格审核准入的出发点是正确的，但应根据不同情况实行不同的限制。一味地限制，不利于市场经济的发展，也不利于公民获得有选择的服务。国务院在 2016 年取消中药材生产人员、公共卫生和营养配餐人员，以及足部按摩师、芳香保健师、反射疗法师等职业的资格许可和认定，就是为了适应社会的发展和人民生活的实际需要。

一项服务或者产品涉及自然人的生命权和健康权，通常需要特定资质和行政许可来进行准入限制，这也是国际通行规则。我国的《执业医师法》对此专门规定。但是中医服务往往并不限于治疗，中医讲究以预防为主，体现的是“上工治未病”的理念，未病先防、既病防变是中医的一大特点。中医的另一个特点是，它的许多技能需要在实践中通过不断积累而获得。2017 年，国家卫生和计划生育委员会颁布《中医医术确有专长人员医师资格考核注册管理暂行办法》，正是基于这样的考量。但是，对于为数众多的民间医生仍很难通过该渠道获得行医资格。

2. 中医服务不良后果的责任承担问题

对个体行医和民间行医进行行政限制的主要原因是市场管理者基于保护公

民健康权、生命权的目的，给予事先的行为禁止，从而控制民间个体行医发生不良后果。这种限制或多或少包含了对民间医生的不信任。医疗是一种服务，预防也是一种服务。患者作为消费者，有基于信任选择健康服务的权利，也应当有对这种服务进行事后救济的渠道。目前的管理方法是否侵害了公民对民间健康服务的选择权，限制了公民事后救济的权利？

在司法实践中，对中医服务的不良后果往往是用西医的思路和方法来判定，这种判定方法非常不利于中医服务本身，因为没有使用“应该”使用的方法。所以，建立一个与中医服务相适应的不良后果和责任承担判定机制显得非常重要。

3. 中药产品是普通产品还是药品问题

传染病重在预防。而预防涉及合理营养、增强体质和顺应自然。“药补不及食补”“是药三分毒”的俗话是中国古人在几千年的实践中总结出来的日常饮食之道，可以用于调理治病。药物（中药材）也是中国古人的经验总结，与食物的不同之处在于，药物（中药材）都具有不同程度的偏热、偏寒等属性，就是中医行业所说的“毒”。这些特征使得中药的管理成为一个非常特殊的问题，如“药食同源”类是食物还是药物，中医药的养生保健产品如何管理等。所以，对中药材种植、采集和饲养的管理、中药材和中药饮片的审批管理、城乡集市贸易市场出售中药材的管理、野生药材资源和中药品种保护问题至今也还没有得到彻底解决。它既涉及对中药本身特点的掌握，也涉及对中华传统文化的认识问题。

4. 中药院内制剂的院外调配使用问题

在本次疫情防控中，某地临床使用比较有效的中药制剂，可以通过国家的行政干预马上调剂到另一个省市进行临床使用。但是按照《药品管理法》的规定，这样的情形在平时是不可能实现的。《药品管理法》规定：“医疗机构配制的制剂可以在指定的医疗机构之间调剂使用。医疗机构配制的制剂不得在市场上销售。”这就意味着中药的院内制剂是不能在市场上进行流通的。由此，产生两个问题：一是中药院内制剂没有法定的、恰当的市场流通渠道；二是中药院内制剂不能通过市场流通来得到利益回报。药品虽然不是普通商品，但完全阻断市场流通与促进商品流通的市场经济理念不相一致。我国应当尽快建立中药院内制剂在医疗机构间相互流通的合理机制。

5. 中医药传统知识的保护问题

前几天，贵州中医药管理局在官网上向社会公开征集验方秘方和技术方法，虽然有许多民间人士响应，但在下一步的开发使用中仍然会涉及利益分享的问题。有民间人士在网上捐献秘方验方时提出，共克时艰，人人有责，愿与大家共享知识，但保留处方的所有权；还有人提出，涉及秘方验方的保密问题，希望政府能够协调或来信协商。这两种方法不能够完全解决中医药传统知识尤其是民间秘方验方的利益保护问题。

为保护中医药、发展中医药，充分发挥中医药在卫生、科技、文化、产业中的作用，应当进一步完善中医药立法，未来不但能够更好抵御可能发生的各种传染病，而且可使中医药成为中国具有资源优势、知识优势、能够参与国际竞争的重要力量。

从“小巷总理”到“国家治理”

周向红　姚轶力

面对新冠肺炎社区防疫工作中遇到的各类新问题、新挑战，在全国各地的实践中，基层不断激发创造性，在无比艰难的防疫工作中实现了“逢山开路、遇水搭桥”，“小巷总理”们不仅推动了基层治理的不断创新，也通过创新最大化地解决实际问题。

一、基层防疫的几点启示

1. 国家治理和基层社会治理必须有机联动

例如本次新冠肺炎疫情联防联控工作，由国家统一调配，并调动部队参与其中，其重要性可见一斑。为使防疫工作得到更有效的执行，在国家治理和基层社会治理之间必须形成有序、连贯、高效的机制、流程，否则必将造成国家指向和社会行动之间连接断层、运行不畅。针对疫情应对，国家有倡导、有方向，社会就要广泛动员起来。如春节期间，河南、山东等地绝大多数村社区主动实行自我管理，依靠当地公职人员或志愿者，对进出当地的行人、车辆形成有效管制，控制疫情的进一步扩散；又如很多社区制定了如何封路，什么样的车如何进来，什么样的人能进来，如何登记，如何购买物资，如何组织志愿者等“土办法”，这些都是本次疫情应对中鲜活的基层社会治理案例。这既是政府广泛宣传、积极引导的结果，也是社会充分动员、良性发展的结果。

2. 国家治理改革和基层治理创新必须紧密结合

基层治理创新是治理创新的重要环节与基础，鼓励、保障基层治理创新是实现科学治理机制的关键。疫情发生以来，医用口罩的需求量激增，上海市推出居(村)委会预约登记指定药店购买的方式供应口罩。而笔者所在的上海市江桥镇嘉怡社区、静安临汾街道等则通过与居民协商，主动改变了向广大居民供应口罩的方式，改为采取线上预约。这种方式减少了中间领取预约凭证的环节，尽量让

作者：周向红，同济大学经济与管理学院教授、MPA中心主任；姚轶力，上海市嘉定区江桥镇副镇长、同济大学经济与管理学院2014级博士研究生。

原文首发于《国家治理》(周刊)，2020年2月17日，内容有部分删减。

居民只跑一趟、一步到位,受到群众一致好评。在社区创新的带动下,上海市也开始推广这类做法。“基层出经验”,在突如其来的挑战面前,体现得淋漓尽致。

3. 突发性应对和常态化治理必须良性循环

面对这次前所未有的重大疫情,国家明确了应对策略,但是社区基层的应急反应能力与实际需求还相差很大,也体现出社区常态化治理的水平。国家治理的重心向基层下移,就要变基层的运动式治理为常态化的治理,这样也能使社区面对重大突发公共事件时有更充分的响应。如常熟市虞山街道西泾岸社区是一个连物业公司和任何封闭式装置都没有的老社区,社区工作人员充分发挥自身环境熟、人头熟、情况熟的特点,带上喇叭和宣传单走街串巷,用地毯式宣传走访的方式引导群众做好防护,并帮助他们解决实际困难。这就是常态化治理成效在突发性事件中的显现。

二、基层治理如何更好应对突发事件

随着全国人民万众一心共同抗击新冠肺炎疫情,我们必将迎来此次战役的胜利。而在此之后,社区治理如何创新,如何在今后可能面对的各项风险挑战中发挥应有作用是未来治理创新的重中之重。笔者也根据自身经验以及在这次抗疫过程中得到的启示,对未来社会治理需进一步努力的方向进行了思考。

1. 制度设计需考虑差异性,更强调自下而上的创新

制度设计更加重视基层创新成果的运用,更加注意激发基层的创造性,并不刻意强调“自上而下”的制度约束,而是更加重视“自下而上”符合人们利益、基于公众意愿的各种正式或非正式的制度安排。

2. 实施主体在强调政府为主导的同时,需考虑企业、社会组织参与

从几乎完全由政府主导,逐步转变到政府、居民、企业、社会组织等共同参与。在这次疫情应对中,党和政府全面领导,全中国人民全力支持,企业在物资、物流、员工等各方面的巨大投入,以及各类社会组织的积极响应都起到了极其重要的作用,缺一不可。

3. 管理方式需逐步摆脱“运动式治理”窠臼,将应对重大事件策略融入日常生活

这次管理排查过程中动用大量人力物力收集到的数据和建立新型生活方式、工作方式,应该择其优而进行保持和提倡,比如分餐式聚会、在线培训等。

4. 组织模式既强调科层式管理,又强调阿米巴式自我管理

在中央—省—市—县—街镇—社区的传统科层制模式基础上,依托互联网等新兴工具,社会治理的组织结构将更加扁平化,并在此基础上,形成多元协调的新型机制。在这次抗疫过程中,自我隔离、邻里互助、在线办公等都展现出社

区自治的重要性，需要进一步梳理和挖掘。

5. 资源配置多元化、市场化、个性化

规范统一的资源配置机制难以满足现代化治理的需求，多元化、市场化、个性化的资源配置机制将使治理内容更富有针对性，治理资源使用更富有效率。

6. 评估方式以公众满意度为主

模式单一的政府统一评估难以反映实际问题的解决程度，而以公众满意度为主的评估方式将成为主流。社会治理将公众视为“顾客”，提出公共部门中的“顾客至上”原则，对公共服务质量的提高将起到积极作用。

7. 加强科技的支撑作用

党的十九届四中全会指出，“必须加强和创新社会治理，完善党委领导、政府负责、民主协商、社会协同、公众参与、法治保障、科技支撑的社会治理体系”，在此次疫情的应对处理中，我们对互联网、人工智能、大数据等技术在治理中的进一步应用有了更充分的认识。今后如何更有效利用好区块链技术、人工智能等先进技术，不仅是实现治理创新的重要途径，也是我们更好处理应对当前复杂多变的社会问题的重要手段。

后疫情时代上海城市建设和管理的几点思考

乔延军

2020年年初的新冠肺炎疫情对我国经济、政治、文化、社会、环境治理的影响，是深刻和全方位的。疫情防控，也促使我们对城市未来的发展理念、方向和路径，进行深入思考，其中，整体性的安全保障功能的提升，将是城市发展的重要着力点。对上海这样的超大型城市，更需要在城市建设和运行方面做到安全可靠，防范风险于未然。为此，需要进一步强化风险意识，提高基础设施科学防控能力，进一步加强城市管理与社会治理协同融合，共同推进实现城市的更高质量发展。

一、疫情给我国的城市发展带来的影响

（一）疫情对我国求“大”求“全”的城市发展模式是一次重要提醒

在中国，疫情由超大城市武汉扩展到全国，因为人口密集活动频繁，对全国许多城市的秩序带来极大冲击，特别是大城市。疫情促使我们对城市发展理念、方向和路径，进行深入思考。首先，大城市特别是超大城市以及城市群的发展，在集约资源的同时也汇集高风险，风险防控要求高。其次，在大城市内部，高度集聚的发展方式（如综合交通枢纽、城市综合体、TOD等），在安全角度需要重新评估。大家认识到，大中小城市均衡发展更符合国家城市化发展的方向；区域一体化要更强调安全，把应急一体化摆在先行位置。同时，城市既有的应急体系需要大规模升级改善。城市基础设施建设和运行的理念和手段，需要在安全上更加着力。

（二）疫情凸显信息技术作用

疫情防控中，充分运用大数据手段，实现疫情信息的实时掌握和跟踪，发挥了重要作用。各种“疫情车次查询”“疫情小区查询”“在线疫情统计上报系统”等小程序，为防控工作提供了便利。互联网医院为民众提供免费在线义诊，有效缓

作者：乔延军，同济大学城市风险管理研究院特约研究员。

解了线下医院的就诊压力与交叉感染的风险。基于信息平台的外卖、快递成了支撑日常生活的重要依托。微信沟通抗击疫情信息，同时也成为居家心理沟通和构建精神生活的重要载体。信息技术及相关服务行业的超常规发展指日可待。

（三）疫情是对上海城市建设和管理能力的一次大考

上海在疫情防控中，城市建设和管理能力经受住了考验。水、电、气、通信等基础设施保证了整个城市运转的平稳有序。社区管理显示了基层的威力。同时看到，作为超大城市，今后多风险的叠加将成为常态，自然灾害、社会风险以及公共卫生危机并存，管理的综合性和精准度要求需要进一步大幅提高。

二、对上海城市下一步发展的思考

疫情的教训是深刻的，亡羊补牢，为时不晚。着眼未来，努力弥补短板，完善城市治理体系，建立起强大的风险防控和应急管控体系，实现更高质量发展，是我国城市今后的努力方向。

着眼“十四五”和更长远目标，上海需要在建设和管理多方面继续着力，特别是突出安全城市、再生城市的理念，提升基础设施的人性化和智慧化水平，营造人与自然和谐相处的环境品质；充分激活民间自治意识，提高自我管理和互助管理能力；强化基础设施运行风险应对，实现韧性城市的均衡发展和平衡发展。

（一）着眼“十四五”规划的几点建议

1. 更加健康的建筑

进一步推进绿色建筑发展，提高综合性环保标准要求，特别是提高建筑对公共安全的“自防控”能力，如更加好的自然通风、更强大的病毒清除能力和预警功能，引进先进的自动消毒设备和材料，等等。在建筑设计上，加强可分可合的弹性空间设计，减少大规模的聚集性空间布局；强调快速疏散功能，增加备灾品存储空间；提升公共建筑智慧化服务水平。

2. 更加智慧的基础设施

按照中央要求，以整体优化、协同融合为导向，统筹存量和增量、传统和新型基础设施发展，打造集约高效、经济适用、智能绿色、安全可靠的现代化基础设施体系。

(1) 进一步着力提高水、电、气等公用设施的智慧化自动化运行能力，自动避险能力。大幅提高城市上水道和下水道作为生命工程的环保标准和技术要求。

（2）强化信息化基础设施建设，强化让城市的人、信息和物资能够“动起来”的基础设施，包括互联网、交通、物流等。

（3）建设应对危机物资储备和应急避难场所，特别是医疗物资和隔离诊疗场所。建设全民卫生运动的支持系统和应急联动的支撑系统（自然灾害、社会犯罪、突发公共卫生事件）。

（4）创新社会基础设施，发挥安全防控新功能。强化文、教、体设施的安全防控功能。对标日本东京，建设防灾公园，拓展便利店等网点密集商业设施的安全防控功能。

（5）对存量设施进行精细化整备。更加人性化，体现通用性；倡导再生城市、回归自然的理念，与自然和谐相处。

3. 更加强大的社区

（1）重构市、区、街镇、村居管理生态，强调市级部门宏观决策和政策支撑，区级管理部门统筹协调和专业指导，基层管理联合抓落实的良好生态。

（2）推进城市管理和社会管理深度融合，做大社区网格化综合管理大平台，整合城管、卫生、民政等有形、无形网格资源，实现各类事务及时发现、协调指挥、科学评估、前瞻预判“一网统管”。借鉴区块链思维，实现无等级信息互联互通。为社区减负，实现多条线“一表”共享。管理人、财、物资源进一步下沉。加快立法，依法下沉。

（3）固化疫情防控时期形成的全民动员机制。强化“家园”共识，激发自立和奉献精神，建设包括社区工作人员、医护人员、志愿者等的应急梯队，以及相关知识和技能的培训和普及。着力完善激励机制。

（二）近期工作建议

1. 以疫情防控为契机，固化优化管理体系

（1）及时总结有效的管理体系、模式和路径；剔除无效、冗余的管理环节、组织，形成畅通的管理生态系统。为进一步推进体制机制变革打下基础。

（2）探索城市综合管理新模式，平战结合，突出事件为中心，以事系人，根据事件要求，配置管理资源；确保应急时刻及时形成牵头主体、配合主体和参与主体协同的“作战”格局。

（3）在长三角一体化、自贸区新片区建设阶段，构筑整体性安全防控网络。

2. 以疫情防控为契机，固化优化应急管理机制

抗疫是对上海治理能力的一次大考，在充分实践和不断完善基础上，积累了一些有效有益的经验做法（实战经验），可以固化，成为城市应急管理体系建设的

重要内容。如：市委市政府主要领导挂帅的防控联席会议制度；提高风险信息透明度，及时发布信息的新闻发布会制度；抓住要害问题精准管控机制；政民互动优化管理机制；“话语权”专家引导疏导机制；宣传先进鼓舞士气的机制；志愿者发动、机关党员模范带头机制；依法防控机制；基层工作规范化机制；跨区域分工协作机制，等等。

不断强化公共卫生及疫情防控法治保障

陈大文

这次新冠肺炎疫情，是新中国成立以来传播速度最快、感染范围最广、防控难度最大的一次重大突发公共卫生事件。习近平总书记高度重视依法防控，强调要在党中央集中统一领导下，始终把人民群众生命安全和身体健康放在第一位，从立法、执法、司法、守法各环节发力，全面提高依法防控、依法治理能力，为疫情防控工作提供有力法治保障。2 月 23 日，习近平总书记在统筹推进新冠肺炎疫情防控和经济社会发展工作部署会议上发表重要讲话，要求深入研究如何强化公共卫生法治保障等重大问题，抓紧补短板、堵漏洞、强弱项，提高应对突发重大公共卫生事件的能力和水平。我们要学习贯彻习近平总书记重要讲话精神，立足当前，着眼长远，夯实立法基础，规范执法行为，筑牢司法防线，提升守法自觉，不断强化公共卫生及疫情防控法治保障。

一、夯实立法基础

加强和完善立法是强化公共卫生及疫情防控法治保障的制度基础。我国已制定了传染病防治法、突发事件应对法、国境卫生检疫法、突发公共卫生事件应急条例等一系列公共卫生及疫情防控的法律法规。这些法律法规明确规定了应急状态确认与宣布，疫情预防中的风险评估、安全防范、疫情监测、预警及疫情信息报告、通报和公布，疫情控制中的疫区宣布、人员隔离、场所封闭、交通管制、疫区封锁、紧急调集调用、临时征用等应急处置措施及医疗防护救治、物资储备、资源调度等救援保障措施，以及应急期间的信息公开与隐私保护，监督检查与法律责任等内容，为依法防控疫情及应急处理，保障公众身体健康与生命安全，维护正常的社会秩序提供了法律依据，发挥了特有的规范、引导和保障作用。但是，在这次疫情防控大考中，我们以问题为导向，不难发现现行法律法规对传染病分类及应对措施设置尚不够科学，地方政府宣布和调整突发事件应急状态的程序

作者：陈大文，同济大学马克思主义学院特聘教授，上海市习近平新时代中国特色社会主义思想研究中心研究员。

本文首发于人民论坛网，2020 年 2 月 28 日。

和方式尚不够明确，疫情信息公布的情形和权限尚不够具体，应急管理部门的职责范围尚待扩大，野生动物保护措施尚待细化，生物安全立法尚待推进，诸如疫苗管理法、药品管理法、动物防疫法、野生动物保护法、中医药法、执业医师法、公益事业捐赠法、慈善法、红十字会法等相关法律的配套性尚待加强。因此，我们要按照习近平总书记在中央全面深化改革委员会第十二次会议上提出的要求，修改完善传染病防治法、野生动物保护法等法律法规，尽快推动出台生物安全法，全面加强和完善公共卫生领域相关法律法规建设。为了适应疫情防控应急需要，可以选择先由人大常委会通过决定的立法模式，比如《全国人大常委会关于全面禁止非法野生动物交易、革除滥食野生动物陋习、切实保障人民群众生命健康安全的决定》(2020 年 2 月 24 日)、《上海市人民代表大会常务委员会关于全力做好当前新型冠状病毒感染肺炎疫情防控工作的决定》(2020 年 2 月 7 日)。坚持科学立法、民主立法和依法立法，进一步夯实立法基础，加快形成系统完备、科学规范、运行有效的公共卫生及疫情防控法律规范体系。

二、规范执法行为

严格规范执法是强化公共卫生及疫情防控法治保障的关键。习近平总书记在中央全面依法治国委员会第三次会议上强调，要严格执行疫情防控和应急处置法律法规，加强风险评估，依法审慎决策，严格依法实施防控措施，坚决防止疫情蔓延。根据传染病防治法、突发事件应对法、突发公共卫生事件应急条例等法律法规的规定，各级政府及其卫生健康、公安、交通、医药、商务、市场监管、新闻舆论、科技教育、文化旅游等部门以及卫生防疫、慈善福利等机构，采取必要的措施隔离患者或疑似患者，切断传染病传播途径，实施交通管制，停工停产停课，临时征用设施设备，整合医疗资源救治病人。这些疫情防控措施，大多属于行政执法行为，以其权威性、应急性和普遍约束力，为疫情防控形势积极向好和社会稳定发挥了关键作用。但是，在这场疫情防控战役前期，疫情信息管控、防疫物资调配、防控措施选择等方面暴露出各种各样的问题，简单、过度、粗暴执法时有发生，尤其是没有执法主体资格的单位和个人擅自采取设卡拦截、断路堵路、阻断交通、限制人身自由等侵害公民合法权益的事件影响恶劣。因此，要准确把握行政执法这个关键环节，首先要做到主体适格。要坚决取缔和整治那些没有行政执法主体资格，也未经授权的单位和个人乱作为。各级政府及其部门必须在法定职责范围内行使权力，法无授权不可为，法定职责必须为，既要恪尽职守，又要谨防越权。同时，要做到措施适度。各级政府及其部门采取的疫情防控措施，也要与疫情可能造成的社会危害的性质、程度和范围相适应，尽可能选择有利于最大限度地保护公民、法人和其他组织权益的措施。在这个非常时期，不仅要严格执法，文明执法，而且要精准执法，柔性执法。当前疫情防控正处在最吃劲的关键阶段，要按中央指导意见区分各种不同的情况，严格执法司法政策与标准、界限，该严惩的要依法从重从快惩处，该从宽的要依法从宽，该做思想工作的，要多做和风细雨的思想工作，严格防止过度执法、粗暴执法，既体现严厉打击，又体现人文关怀。

三、筑牢司法防线

司法是维护公平正义的最后防线，也是强化公共卫生及疫情防控法治保障的重要环节。为了加强依法防控，中央全面依法治国委员会第三次会议审议通过了《关于依法防控新型冠状病毒感染肺炎疫情、切实保障人民群众生命健康安全的意见》，对依法防控疫情提出明确要求。最高人民法院、最高人民检察院、公安部、司法部联合印发《关于依法惩治妨害新型冠状病毒感染肺炎疫情防控违法犯罪的意见》，提出要准确适用法律，依法严惩妨害疫情防控的各类违法犯罪。司法机关通过刑事诉讼，依法打击故意传播疫情或者放任疫情传播、故意隐瞒感染症状拒不配合隔离，殴打伤害医务人员、扰乱医疗救治秩序，利用疫情哄抬物价、囤积居奇、趁火打劫、造谣滋事，制售假劣药品、医疗器械、医用卫生材料，诈骗防疫物资等犯罪，有力保障疫情防控工作开展，维护正常经济社会秩序。通过民事诉讼，依法处理疫情防控有关的民事商事纠纷，平等保护当事人的合法权益，强化市场主体依法诚信经营意识，及时修复受疫情影响的市场信心。为了进一步做好疫情防控时期的司法工作，人民法院要从及时查处案件、强化沟通协调、保障诉讼权利、加强宣传教育、注重办案安全等方面，提高妨害疫情防控案件的办案效果。人民检察院要对妨害疫情防控犯罪案件，依法从严从快批捕、起诉，加强对监管场所和社区矫正执法活动的监督，积极办理食品药品安全等公益诉讼案件，建立办理妨害疫情防控案件的专门工作机制。当前要落实中央政法委等部门 2 月 26 日发布的《关于政法机关依法保障疫情防控期间复工复产的意见》，依法严厉打击妨害疫情防控、企业复工复产违法犯罪，为疫情防控和经济社会发展保驾护航。

四、提升守法自觉

一切组织和个人自觉守法是不断强化公共卫生及疫情防控法治保障的重要支撑。启动突发重大公共卫生事件应急响应，当地人民政府可以在本行政区域内对生产、生活、人身自由采取限制甚至强制措施。应急状态无疑是一种非常状态，在这种非常时期，公民的权利和义务会发生相应的变化。一些权利自由被暂停或减让，而一些义务责任则被增持或扩展。根据我国传染病防治法、突发事件应对法等法律法规的规定，发生突发重大公共卫生事件，进入疫情防控时期，公民有及时、准确获得疫情信息，及时获得救治的权利，有保护个人隐私不被侵犯的权利，对公职人员的违法失职行为有申诉、控告、检举的权利，患者或疑似患者有不受歧视的权利，被实施隔离措施的人员有获得生活保障和工作报酬的权利，等等。同时，必须履行相应的义务：必须执行人民政府（防控指挥部）发布的决定和命令，配合相关部门做好疫情防控工作；必须接受疾病预防控制机构、医疗机构有关传染病的调查、检验、采集样本、隔离治疗等预防、控制措施，如实提供有关情况；发现传染病病人或者疑似传染病病人时，应当及时向附近的疾病预防控制机构或者医疗机构报告；不得编造、传播有关突发事件事态发展或者应急处置工作的虚假信息；必须配合财物征用和活动限制，做好自我防护，自觉接受调查、监测、隔离观察、集中救治等防控措施，等等。这次疫情防控是一场前所未有的人民战争，公民守法自觉，是全面打赢这场特殊战争的广泛群众基础。守法自觉是一种意识，更是一种行动。疫情发生以来，广大人民群众自觉响应中央决策部署，服从政府防控措施，配合社区有关工作，确保疫情防控取得了阶段性成效。同时，也不难发现极少数人不服管控，信谣传谣，隐瞒疫情，逃避责任，甚至恶意传播，抗拒执法，严重妨碍了防控大局。因此，我们要进一步提升守法自觉，依法行使权利和履行义务，养成守法习惯，以实际行动为疫情防控营造良好的法治环境，为夺取疫情防控的最后胜利尽责任、做贡献。

加快构建长三角公共卫生服务和应急体系

伍爱群

从此次疫情防控来看，长三角区域构建一体化公共卫生服务和应急体系的条件已基本成熟、效益显著、潜力巨大。建议以开展区域医疗深度合作为切入口，加强构建政府引导、市场主导、科创为魂、人才培养、项目抓手、产业协同、慈善并举的公共卫生服务系统，在公共卫生服务、医疗资源、公卫突发事件应急保障一体化等方面，更好地实现政策衔接、信息资源共享、优质医疗供给、快速联动响应、高效协作应对风险，以公卫信息共享平台、战略物资储备共享平台、区域联合演练等项目为抓手，加快打造长三角区域公共卫生服务一体化融合创新的合作新模式，让更多人民群众受益。

一、发挥市场主导作用探索医疗合作新模式

促进优质医疗资源下沉。对于医疗资源相对匮乏区域，政府财政收入通常较低，无法满足当地公共卫生服务需求，通过整合医疗设备供应商、金融机构、医疗信息服务提供商和沪皖优质医疗专家资源，尤其是发挥上海医疗专家优质的资源优势，引入市场机制，公益性和市场化相结合，提高参与区域专科医联体平台建设的医疗人员待遇和积极性。比如，可选安徽部分地区的二级医院、三级医院，依托当地公立医院平台，发挥市场作用，引入专科特色门诊，做到“大专科、小综合”。

开展区域医、养、产结合项目试点。充分发挥上海医疗资源领先优势，通过整合央企国企、保险公司、医疗产业运营管理集团、社会办医机构、投资商等，输出上海医疗资源在安徽、江苏、浙江打造一流综合性医院，入驻省会城市科学城等区域，打造长三角地区医、养、产结合新模式、新高地。比如，发挥上海在康复领域、养老管理领域的资本和信息优势，在皖推进“医、养、产”结合模式。“医”包括沪皖共建一流综合医院、科研平台、基层医联体；“养”是居民养老、康复治疗园区；“产”是先进医疗技术、医疗设备、医疗产业落地。

作者：伍爱群，同济大学城市风险管理研究院副院长、教授。

原文首发于政协头条，2020 年 3 月 6 日，内容有部分删减。

建设互联网和人工智能赋能下的紧密型智能化专科医联体。长三角地区是全国乃至世界互联网和人工智能发展的高地，可统筹长三角地区基层医院需求和医疗专家的专业优势，加大互联网和人工智能赋能下的紧密型智能化专科医联体建设。利用互联网技术打破省、市、县之间的行政区域界限，通过医疗专家定期定点帮扶、人工智能远程协助等方式，向长三角医疗资源欠发达地区输送专家团队、人工智能、优质运营、医疗设备、品牌建设等资源，提升基层医院医疗水平，让基层地区急、重症患者能在第一时间、在家门口就能享受整个长三角地区乃至全国的优质医疗资源，最终实现大病不出省(县)的目标。

二、政府主导制定医疗服务标准和医疗信息共享标准

制定医疗服务标准，建立公共卫生服务大数据系统。医疗服务标准制定包括跨区域医保医疗费用结算、跨区域电子病历认证、跨区检测报告标准认证。公共卫生服务大数据系统要包括现有的传染病和突发公共卫生事件网络直报系统，还应包括居民基础防疫数据、居民健康监测数据(电子病历)、医保社保数据、医院药品器械采购数据等。建议发挥市场作用，建立区域统一的公共卫生服务大数据系统，同时政府加强对数据应用的监管。

整合长三角地区医教研资源，建立医联网。提升地方三级综合医院医疗诊断水平，提升二级综合医院、社区医院康复管理水平，让病人大病治疗就地解决，大病康复就近解决。比如，可选择在安徽试点，突破院际信息壁垒，共享病人信息提高诊疗效率，提高病人对基层医院信任度，试点安徽远程会诊，发展精准医疗。

三、着力人才培养，促进区域医疗资源均衡发展

为高端医疗人才减负。目前高端医疗人才除了承担日常医疗任务还要承担科研任务，且各院校普遍将论文发表数量作为考核的重要指标。此类做法不合理。首先，应将人才培养作为考核标准之一，综合评价高端医疗人才价值，提高“师傅带徒弟”的积极性。其次，增加医疗人员“技术流动性”，通过共建科室、远程指导、定期进修，给基层医院“优等生”良好的学习培养机会。

增加基层医疗人才供给。基础医疗人员培养分为两类：基础护理人员培养及稀缺类全科医生培养。基础护理人员培养可以通过引进国际先进护理、康复专业培养模式达成；全科医生是社区医疗重要环节，通过适当引导，增加全科医生供给。建议在沪皖共建护理人员培训基地，引进国外先进护理理念和仪器设备，向长三角地区输出护理人才。

高端和基层互通，做实分级诊疗。充分利用上海优质医疗资源丰富等优势，

支持高端医疗人才赴基层进行义诊、手术带教等，在长三角地区打造高端和基层互通、分级诊疗落地的示范单位，基层医联体、名医工作室等在长三角区域已较为普遍。比如，近 6 年安徽方面牵头组织上海瑞金、中山、华山等三甲医院以及在沪名医 19 次赴安徽老区、山区的县级医院进行义诊、公益讲座、学科共建等，直接惠及 2 万余人，义诊后和当地医院签订两地医疗合作协议。又如，浙江省舟山医院引进上海市五官科医院的多位专家坐诊、手术，引领当地眼科、胸外科科室发展，造福当地百姓；江苏省淮安市洪泽区人民医院引进上海市第一人民医院、南京鼓楼医院等名院专家，助其发展眼科等重点科室；安徽省怀宁县人民医院引进上海长征医院、上海市第一人民医院的骨科、眼科主任专家，成为安徽省唯一具备眼后节手术能力的县级医院；安徽省濉溪县引进东方肝胆医院肝胆外科等方面知名专家，合作共建名医工作室等。

四、建立长三角公卫信息和储备物资信息共享平台

信息共享在整个区域防范重大公共卫生风险和应对危机的过程当中至关重要。应增强区域公共卫生风险意识，在信息共享基础上加强风险联合研判、评估、决策、通报、防控协同等全流程机制，不断推进治理关口前移。可选择以上海市公共卫生临床中心为公卫信息枢纽，充实完善整个长三角区域的公卫数据采集与聚合，推进大数据分析。可在长三角应急管理信息大平台中专门开辟战略储备物资信息模块，确保区域内物资的动态平衡保障，危机应对期间快速开展针对性的物资相互调配和调剂互助。

五、深化区域公卫突发事件联合响应演练

要实现区域风险共治目标，须不断优化协作机制、磨合协作行动，建议定期开展频次更高、场景更多元的联合处置演练活动。可通过模拟重大传染性疾病流行暴发场景，选择在省市交界区域模拟公共卫生突发事件应急管理的真实场景，按照风险研判、预警、响应、处置等步骤进行全流程各环节的实战操作，检验通过区域应急管理平台进行联合调度、防控处置的规范性、顺畅度和有效性，同时促进各省市应急人才队伍的业务交流。

通过长三角区域公共卫生服务系统以及多模式的基层医联体共建和探索实践，通过落地信息共享平台和定期联合演练机制，在专家、设备、资金、运营、公益、品牌等方面全面赋能基层医院，切实帮助当地医院在某一个或几个学科率先突破，成为区域内的标杆专科，使其成为解决人民群众“看病难、看病贵”问题的重要渠道，提升百姓幸福生活指数，提高医疗体系效率和质量，为区域共治和经济社会高质量发展提供安全稳定的环境。

加强风险治理　完善重要农产品供给保障体系

程国强

粮食等重要农产品保供稳价，是稳经济、稳社会、稳全局的压舱石和基本盘。习近平总书记近日对全国春季农业生产工作作出重要指示强调，越是面对风险挑战，越要稳住农业，越要确保粮食和重要副食品安全。2020 年的中央一号文件，针对“保障重要农产品有效供给”做出了全面部署。

加强和完善重要农产品供给保障体系建设，在我国直面各类严峻复杂的自然风险、社会风险以及新兴风险挑战的新阶段，尤其是当前应对新冠肺炎疫情的紧要关头，具有更加重要而特殊的意义。目前我国采取的以农产品供给管理为特征的保障机制，对确保国家粮食安全和重要农产品有效供给发挥了重要作用。但这次疫情也暴露出这种保障机制的短板和不足，需引起高度重视。

1. 农产品供给保障与应急管理缺乏协同机制

这次出现的一些地方农产品生产运输销售受阻、养殖企业饲料供应短缺，部分居民生活必需品断档脱销等问题，暴露出我国应急管理中缺乏农产品供给保障协同机制。农产品供给保障作为应对突发事件的关键支撑，其定位不清晰、作用不突出，缺乏响应和应对机制；各自为政、碎片化应对问题比较严重，缺乏统一指挥、协同管理的顶层设计与制度安排。

2. 农产品供给保障机制亟待完善

一是生产保障基础较好，但流通相对较弱，特别是仓储、物流、加工、购销、调运配送保障能力还比较薄弱，全产业链一体化供给保障机制尚待加强。二是农产品供给保障的监测预警体系不健全，对重要农产品供给保障的风险识别、研判以及前端防控与应急处置，缺乏机制设计和体系建设。三是农产品供给保障调控存在部门分治、行业分割问题，各部门、各层级在农产品供给保障中的职能定位、管理边界与协调机制，有待完善和优化。

作者：程国强，同济大学经济与管理学院特聘教授，中央农办、农业农村部“乡村振兴专家咨询委员会”委员。
原文首发于《光明日报》，2020 年 3 月 3 日，内容有部分删减。

3. 农产品供给保障政策效能有待进一步提高

保障重要农产品有效供给是“三农”工作的头等大事，中央发布的一号文件以及“米袋子”省长责任制、“菜篮子”市长负责制等，是农产品供给保障的政策根基。但这些政策文件在不同地区、不同层级的理解和贯彻落实层面或多或少会存在一定差异，因此政策的效能也存在差异。特别是，近几年部分地区在粮食连续增产之后，在一定程度上出现忽视农业、放松粮食生产的苗头，其潜在风险不可小觑。

在当前和今后一个时期推进社会主义现代化强国建设的征程中，面对百年未有之大变局的风险和挑战，必须从保障国家安全、维护国家长治久安的高度，进一步认识确保国家粮食安全和重要农产品有效供给的极端重要性，完善重要农产品供给保障体系建设，加强风险治理。这就要求，按照国家治理体系和治理能力现代化的要求，全面落实总体国家安全观，抓紧建立从重要农产品生产到消费全程保障的风险研判、监测预警、宏观调控和应急管理的体系，全面提升重要农产品供给保障的宏观调控水平和风险治理能力。

1. 提升重要农产品供给保障的风险治理能力

一是加强重要农产品全产业链风险调查研判，建立动态监测、实时预警机制，完善和优化宏观调控，把风险化解在源头、防控在前端。二是建立完善农产品供给保障的责任机制，压实各级主体风险治理责任。三是处理好农产品供给保障的常态与应急、政府与市场、中央与地方、生产者与消费者、国内与国际、当前与长远等关系，完善科学合理、安全高效的农产品供给保障体系，实现风险治理的统一协调和机制化。

2. 深入推进实施乡村振兴战略

要把保障农产品有效供给作为突出任务抓紧抓好。加强和完善农业农村优先发展和保障国家粮食安全的制度政策，健全城乡融合发展体制机制，不断强化保障国家粮食安全和重要农产品有效供给的物质基础与能力体系。

3. 进一步完善应急治理体系

要建立农产品供给保障与应急管理高效协同机制。农产品供给保障既是应急保障的关键支撑，也是应急管理的主要任务。要把重要农产品和饲料农资纳入应急物资保障体系，加强和完善重要农产品储备体系，进一步优化区域布局，完善品种结构，健全物流体系，创新配送机制，建立高效安全可控的农产品应急供给保障体系。

4. 抓紧研究制定我国农产品供给保障中长期战略

要根据经济增长、人口增加以及国际环境变局的新形势，尽快研究制定应对新挑战和新风险的新战略，促进建设更高层次、更高质量、更有效率、更可持续的重要农产品供给保障新机制，实现新时代国家粮食安全和重要农产品供给保障体系与能力的现代化。

中意新冠肺炎疫情防控比较与未来合作

门洪华　江朋飞

目前，新冠肺炎疫情呈现全球扩散趋势，确诊病例已超过10万人，给国际社会和各国政府都带来了严峻的挑战。同时，疫情防控实践的不断发展，也推动着相关国际合作深入展开。在疫情暴发初期没有特效药和疫苗情况下，由于中国最早果断采取了隔离措施实施有效防控，经过艰苦努力目前疫情得以初步遏制，单日确诊病例人数正大幅降低。与此形成鲜明对比的是，截至2020年3月10日，意大利确诊病例已经达到9 172例，成为继中国之后疫情最严重的国家。当前，意大利积极借鉴中国防疫经验，当地时间9日夜间，意大利总理孔特宣布，因新冠肺炎疫情严峻，人员流动紧急管控措施将推大至意大利全境。从10日开始，如非工作或健康需要，禁止人员跨区域流动。意大利全国学校继续停课至4月3日，同时暂停体育赛事与活动。但是基于国情不同，中意两国防疫面临的形势和采取的应对战略呈现较大差异。本文旨在通过比较中意防疫举措，为其他国家提供借鉴参考，以此推动国际社会共同防疫。

在2月20日之前，意大利只有3例输入型病例，2月21日伦巴第大区出现超级传播者后，病例开始从输入型变为本地传播，疫情从意大利北部(主要包括伦巴第大区、威尼托大区和艾米利亚-罗马涅大区)向中部和南部以及周边国家蔓延，确诊人数逐日增长，近几日呈暴发增长趋势。比较两国新冠肺炎疫情集中暴发时期的数据可以发现，意大利确诊病例主要是轻微症状者，治愈率较高，感染地区集中于意大利北部各大区，中部和南部地区的确诊病例一直处于十几例，稳定可控。但是，意大利死亡率却在增长，目前已达到4.65%，超过了中国和欧洲的总体水平。

一、意大利国家防疫能力与中国相比存在较大差距

中国在疫情防控过程中展现出了强大的国家制度优势。疫情在中国暴发

作者：门洪华，同济大学特聘教授、政治与国际关系学院院长、中国战略研究院院长；江朋飞，同济大学政治与国际关系学院研究生。

原文首发于中国社会科学网，2020年3月11日。

后，习近平总书记发表重要讲话奠定了防疫战略工作的总基调，各级党委和政府始终把思想和行动统一到习近平重要讲话精神上，统一到党中央的决策部署上，全国一盘棋，众志成城坚决遏制疫情蔓延。在武汉，确诊人数暴增后出现医疗资源不足的情况，多地多部门迅速组建医疗队火速驰援，力保患者应收尽收；同时，全国各省市对接湖北各市镇援助物资，保证湖北物资正常供应和湖北人民的日常生活。

相较而言，意大利由于国内经济发展状况恶化、政府内部各派势力相互掣肘，以及中央和地方之间存在的矛盾，导致防疫资源调配不足、防疫政策执行不力，国家防疫能力面临严峻挑战。具体表现为，首先，意大利经济疲软，无力承担全面防疫带来的巨大代价。现阶段，意大利公共债务居高不下，经济增长乏力，GDP 增长率一度跌至 0.4%。中央政府又因为财政预算赤字受到欧盟限制，无力对疫情严重的地区进行充足的财政援助。北部是意大利经济发展的主要地区，GDP 占比超过全国的五分之一，然而此次疫情感染病例集中在北部，对意大利经济造成的打击可想而知。其次，意大利政府内部各派实力相互掣肘，严重制约了疫情防控的效率。意大利疫情暴发之初，便有极右翼势力利用疫情制造恐慌、加深排外情绪，将防疫渲染成“防华”。皮埃蒙特、威尼托和坎帕尼亚等大区陆续出现意大利人因为疫情辱骂甚至在公共场合殴打华人的恶性事件，暴力事件不断升级，给疫情的有效防控带来了阻力。最后，意大利中央和地方之间存在的矛盾，影响了疫情防控工作的全面开展。意大利医疗机构根本上是地方性的（这也是欧洲各国普遍存在的现实状况），各地医疗资源分配不均，且无法由中央统一调配。相反，罗马、米兰和都灵等大城市资源充足，为防疫调配的医护人员和建立的帐篷隔离区却存在大量闲置。因此，意大利目前无法形成全国一盘棋的战略安排。

二、基于疫情扩散程度和国家防疫能力的不同，两国总体战略也存在较大差异

在疫情集中暴发之后，中国迅速开展了全面社会动员和全面战略部署，在全国范围内执行了严格的防控措施。疫情得到初步遏制后，各地根据实际状况开始不同程度地复工复产。1 月 25 日，习近平总书记在中共中央政治局常务委员会上发表讲话，要求各级党委和政府必须按照党中央决策部署，全面动员、全面部署、全面加强工作，把人民群众生命安全和身体健康放在第一位，把疫情防控工作作为当前最重要的工作来抓，确定了全国防疫战略的总基调和总原则。随后，湖北以外的其他各省市纷纷启动重大突发公共卫生事件一级响应机制，全国范围内的防疫格局迅速形成。严格的疫情防控开始时，正值中国春节。在政府

呼吁下，各地群众积极配合、自觉居家隔离，企业停工停产，全国上下一条心共克时艰。在疫情得到有效遏制后，各省市根据实际状况，通过精细化管理进行不同程度的复工复产，包括建立复工行业企业的负面清单、通过差异化防控举措确定复工行业工作规范和标准、强化复工企业主体责任制度、加强对企业复工疫情防控工作的监管等。

受国家防疫能力的实际限制，意大利政府仿效中国实施了“封城”措施，并搭建大量充气帐篷作为医院隔离区，总体防疫战略采取因地制宜的原则，努力平衡防疫和经济发展之间的矛盾，重点管控疫情最为严重的北部三个大区并对其进行经济救助，同时保证其他地区经济活动正常运行。在世卫组织宣布新型冠状病毒感染肺炎疫情为“国际关注的突发公共卫生事件”后，意大利便停飞了中意直航，宣布进入国家紧急状态，但由于未能有效追踪经第三国进入意大利的感染病例，导致了 2 月 21 日伦巴第大区超级传播者出现，随后疫情大规模扩散。2 月 22 日，孔特政府召开部长紧急会议，批准针对新冠肺炎疫情的紧急法令，对北部两个大区（伦巴第和威尼托大区）中的 11 个市镇采取“封城”措施：禁止一切公共活动，关停学校、商店和博物馆，限制人群和物流，并派警察把守城镇入口，禁止无关人员出入，同时出动了武装力量进行协助。随后，孔特政府进行地毯式检疫，其他大区也开始纷纷响应建立隔离区，对公共场所和公共活动采取了不同程度的限制。3 月 1 日，总理孔特正式签署“因地制宜”原则的疫情防控法令，将全国分为三类区域：11 个市镇属于红色区域，继续实行全面隔离管制；北部三个大区和马尔凯大区以及利古里亚大区的三个城市被列为可自由出入的黄色区域，只关闭部分公共场所，其他允许营业的公共场所采取控制人流的措施；剩下地区只需加大疫情防控宣传并实施严格消毒。除了允许安全地区社会经济活动的正常运行外，孔特政府对疫情严重地区实施了经济支持紧急法令，包括暂停对隔离区居民收税、为被裁工人提供停工津贴、担保基金再融资、为受到疫情影响的中小企业提供资金支持等，努力降低疫情对北部地区经济的不良影响。

然而，由于医疗资源的匮乏，意大利很快放弃了疫情暴发之初的地毯式检疫方式，只对有新冠肺炎症状的人进行检查。同时，大力提倡无症状居民不戴口罩，将口罩留给医护人员和疑似患者。此外，受资本驱动，意大利政府无法大规模限制公共场所营业，北部最大的城市米兰在 2 月 26 日就取消了对酒吧、咖啡店等公共场所的宵禁，并于 3 月 2 日重新开放博物馆。不容忽视的是，意大利公众对新冠肺炎疫情的防控意识薄弱，也加剧了疫情扩散。目前，红色区域的民众已经开始游行示威要求解除管控，而黄色区域和其他地区民众仍保持着正常的生活习惯，包括贴面礼、拥抱、在酒吧和咖啡馆聚会、看电影等。尽管意大利政府官员正在积极呼吁调整这些生活习惯，但收效甚微。

三、中国与意大利防疫合作成效可期

中意两国在疫情防控方面采取了不同的措施,同时双方在物资援助、防疫和临床救治经验分享等方面一直保持着合作,未来成效可期。借由此次防疫契机,两国可进一步发掘双方公共卫生合作潜力。具体来说,一是加强两国高层交往,进一步深化两国信任,为全面深化合作创造良好的政治环境;二是开展两国医疗领域合作,通过远程医疗会诊、药品和疫苗合作研发等,促进疫情防控经验的分享;三是联袂助推国际疫情防控合作,共同承担国际责任。

当下,全球正面临着疫情肆虐风险,推动国际公共卫生安全合作,各国责无旁贷。中意两国已积累了一定的防控经验,更应积极推动经验分享并深化国际合作,包括全面推进地区防疫合作、"一带一路"沿线防疫合作和全球疫情治理机制建设等,为国际社会做出应有的贡献。

对于欧盟抗疫措施的思考

胡春春

一、欧盟抗疫的两个阶段

通过欧盟委员会官方信息和欧洲主流媒体的报道，我们可以对欧盟迄今为止的抗疫措施进行复盘。简单来说，欧盟的抗疫措施大体经过了以下两个阶段："疫情境外阶段"和"疫情境内阶段"。

1 月下旬到 2 月底这一段时间是欧盟抗疫的第一阶段。这一阶段由于疫情尚未扩散到欧洲本土，只有远在中国生活的欧洲公民和旅行者受到了影响，所以欧盟委员会的相关工作主要集中在与成员国保持沟通、采取公共卫生应对措施、发布国际旅行指南、支持国际性防范和从中国撤侨等方面。

进入 3 月份，新冠肺炎疫情扩散到欧盟全境，世卫组织宣布新冠肺炎疫情成为全球性"大流行"疫情，欧盟的抗疫措施也进入了第二阶段。这一阶段的抗疫工作重点也不同于中国的全力阻击疫情，而是始终强调医疗卫生措施和经济方案同等重要，抗疫不能够打乱正常的经济生活。

欧盟的双重抗疫目标如果能够实现的话，无疑是最佳方案，但是欧盟在抗疫的过程中也必须经受某种"疲劳测试"：欧盟国家之间的团结性与互助性，会不会在 2008 年的欧债危机、2015 年的难民危机、2016 年英国脱欧之后再度受损？或者新冠肺炎疫情将再次证明欧盟只是一个松散的利益联盟，"大难来时各自飞"？

二、对于欧盟抗疫措施的思考

由于欧洲的疫情还在进一步发展之中，各成员国情况有异，各自采取的措施也不尽相同，与欧盟层面的互动也处于调整之中，所以本文并不能对欧盟层面的抗疫措施进行综合盘点。但是，根据欧盟迄今为止采取的种种措施，以及成员国的反应，我们可以作出如下思考。

首先，欧盟作为超民族国家的行为体，其治理的复杂程度超过了联邦制的民

作者：胡春春，同济大学中德人文交流研究中心副主任、同济大学德国研究中心副主任。
原文首发于观察者网，题为《疫情之下的欧盟，大难临头各自飞？》，2020 年 3 月 16 日。

族国家,众口难调,所以欧盟的行为必须强调法律框架和既有机制。这种做法优点毋需赘言。在 2009 年 H1N1 病毒大流行之后,欧盟就于 2011 年出过一份《大流行的报告与教训:欧洲药品管理局在 2009 年 H1N1 流感大流行期间的措施成果》,2013 年又立法通过了《跨境健康威胁决定》,2016 年通过了《综合政治危机应对安排》,以做到在发生跨境大流行疫情等危机情况时有效应对。

这些做法虽然可能使得欧盟在面临诸如流感等大流行疫病的时候可能井井有条,但是在面临新冠病毒疫情这种未知疾病的时候,会因为因循守旧、路径依赖和条条框框过多而给人留下官僚主义的印象,无法在第一时间灵活应对。比如,虽然意大利已经全境封锁、西班牙和保加利亚宣布进入紧急状态、多个成员国关闭边境、世卫组织宣布新冠肺炎疫情为“国际关注的突发公共卫生事件”,但是欧盟仍旧没有宣布进入紧急情况,成员国之间抗疫措施缓急不一,协调也因此未明显见效。公众于是发现,意大利在疫情急剧发展的情况下向欧盟求助,却未能在第一时间得到实质性的答复,一些成员国宣布禁止医疗物资出口,引起国与国之间龃龉不断。这些都是欧盟制度性的乱象。

其次,保障境内人员自由流动是欧盟的根本许诺之一,这与已经在中国等地被证明行之有效的隔离措施存在理念上的冲突。而且,严格的“社交隔离”势必意味着放弃部分人身自由,这是一项高度政治性的措施,需要政府与公民之间具有高度的信任关系,能够进行充分沟通,这对于本已存在民主授权缺失的欧盟而言可能是一件不可能完成的任务。

因而实际出现的情况是:虽然欧盟允许成员国在特殊情况下重新设立内部边境检查,但是由于缺乏成员国之间的有效协调,所以即使意大利等国试图采取封锁措施,也无法彻底有效阻隔人员跨境流动和传染链。而且,追踪传染链是控制疫情最根本的手段,这与欧盟向来倡导的“个人信息安全”又构成矛盾。

最后,采取激进的医疗卫生应对措施和保持经济运行孰轻孰重?如果取前者,经济的下行会不会引起民众的不满、社会和政治的动荡?如果取后者,会不会贻误抗疫的最佳窗口期?这可能是一个不同的国家、不同的社会、不同的文化以及在不同的情势下会做出不同选择的问题,不同领域的专家、决策者也会有不同的判断,因而没有简单而统一的答案。鉴于欧盟境内各国和各地区的疫情发展不一、各国医疗卫生基础设施水平不一等差异条件,所以欧盟层面很有可能坚持在两条道路之间寻找平衡、齐头并进的做法,这可能也是欧盟现实主义的唯一选择。

VUCA时代大国大城的伟大在于韧性安全至上

——加快建设国家应急码体系成为“国家核心新型基础设施”

李　晔

疫情是对我国应急管理体系和能力的一次大考，它要求我们进一步完善国家应急管理体系和治理能力。国家应急基础设施和常态基础设施应该作为国家治理体系的一体两翼，双轮驱动，从而实现国家长治久安，提升人民的安全感、幸福感。

这是一个VUCA时代，“黑天鹅”“灰犀牛”事件频发，可以预见人类将面临各种各样的紧急突发事件，这使得国家需要平战结合动态防控，灵活地在不同公共管理模式下进行快速有效切换，从而避免紧急事件对整个治理体系有效性的冲击。仅依靠原来的常态基础设施的简单切换是无法灵活应对这类突发事件的，此次疫情是最好的例证，国家应急管理也需要自身的基础设施建设。国家应急码体系应当成为“国家核心新型基础设施”。

虽然我国在历经SARS危机、汶川地震之后，开始逐渐重视社会应急管理体系的建设，相继出台了《突发事件应对法》等法规，设立了国家应急管理部，但从当前疫情应对情况来看，我们仍然需要完善国家应急管理响应机制，传统的IT架构并不能很好地满足新型基础设施要求，究其原因，传统常态下都是：①以部门管理为核心建立大量独立的烟囱式业务应用系统；②大搞大数据，数据中台，只抽数据，数据不断打标对齐，工作量巨大；③不断重复造轮子，重新开发系统；④风险评估、决策支持与响应机制缺失。新型基础设施是顺应数字经济时代的智慧型数字化基础设施，国家应急码体系就是这样一种体系。

“国家应急码体系”是将人民战争、法治制度与现代科技进行有效融合与高效组织后形成的国家应急领导指挥体系，与现代军队指挥神经中枢与战力倍增器C4ISR系统功能类似，它依靠突飞猛进的大数据技术使得制定一套指令清晰、系统有序、条块畅达、执行有力、精准解决第一线问题的应急领导指挥体系不再遥不可及。

作者：李晔，同济大学交通运输工程学院教授、上海师范大学副校长。

原文首发于“爱科创”公众号，2020年3月21日。

通过“国家应急码体系”健全重大疫情等应急响应机制，建立集中统一高效的领导指挥体系，做到指令清晰、系统有序、条块畅达、执行有力，精准解决疫情第一线问题。实现平战结合、补齐短板，健全优化重大疫情救治体系，建立健全分级、分层、分流的传染病等重大疫情救治机制，支持一线临床技术创新，及时推广有效救治方案。运用大数据、人工智能、云计算等数字技术，在疫情监测分析、病毒溯源、防控救治、资源调配等方面更好发挥支撑作用。

在数字经济时代来临之际将“国家应急码体系”作为核心新型基础设施快速加以建设，以公共卫生事件为例，多数防控工作需要在村级和社区层面展开，这个时候民众遵守政府指挥，与政府一道开展防控就会显得格外重要。对此可以从以下方面尝试切入进行完善：

(1) 以当下“健康码”为基础原型，将其升级为“国家应急码体系”，将其作为重要的国家新型应急基础设施，提升未来社会应急管理指挥体系的科学性、可靠性；

(2) 建立“政府—企业—社区—居民”一体化应急码运行机制，提升全民参战的行动力，深度动员并高效进行一线防控；

(3) 拓展“国家应急码”与巨灾保险等正式保险风险管控机制联动，提升国家应急保障的支撑财力；

(4) 建设以“国家应急码”为核心的智能平台与配套硬件设施，实现平战结合的平台功能，并进行相应的法律制度建设。

以上措施结合我国应急管理的制度优势与移动互联网高渗透率的数字化优势，政府主导建立国家应急码体系标准、全社会参与建设，尽快又好又快补上短板，切实满足人民群众幸福感、获得感和安全感的现代应急管理治理能力与作战效率，成为国家治理能力与治理体系现代化的重要组成部分，是进一步发展与完善我国社会主义制度的重要创新举措。

同舟共济，共克时艰：新冠肺炎疫情防控的中国之志

施　骞

新冠肺炎疫情爆发以来，全国人民众志成城、同舟共济，打响了疫情防控阻击战。这是一场没有硝烟的战斗，这是一场与病毒赛跑的战斗，这更是一场凝心聚力、共克时艰的战斗。此次疫情具有传播速度快、影响范围广、控制难度大等特点，为疫情防控工作带来了前所未有的挑战。如何针对此次疫情的特点和难点，制定有效的防控策略，做到科学应对、精准施策是疫情防控的关键所在。在党中央的坚强领导下，在中央和地方各级政府的积极努力下，在全国人民的广泛支持和配合下，我们开展了这场疫情防控战役，并于疫情防控的第一阶段取得了阶段性的成果，在危机关头遏制了疫情传播，不仅在"十三五"收官之年和"十四五"即将开始之年这一重要历史时期，为我国经济社会发展奠定了良好基础，同时也展现了中国的责任担当，为世界范围的疫情防控赢得了时间，为全球疫情防控提供了宝贵经验。

一、新冠肺炎疫情防控的中国之制

本次疫情防控充分体现了中国特色社会主义制度的显著优势，展现了疫情防控的中国之制。对于时间要求紧迫、防控环境复杂的新冠疫情防控工作，需要在很短的时间内汇集各类信息、调动各种资源，做到全国一盘棋，从时间上和空间上实现资源的优化配置，才能有效应对疫情。我国社会主义集中力量办大事的制度优势在应对此次疫情防控过程中得以充分发挥，不仅体现在当包括武汉市在内的湖北省的疫情防控形势十分严峻之时所面临的疫情来势汹涌、医护人员短缺、医疗设施供给相对不足的不利情况下，通过全国的统一部署，大量的医护人员奔赴湖北武汉、成批的医疗物资驰援湖北武汉上，同时体现于在很短的时间内通过集中统一规划和资源调度，及时完成了雷神山、火神山等医院和医疗基础设施的建设，为疫情防控赢得了宝贵的时间，没有中国特色社会主义集中力量

作者：施骞，同济大学经济与管理学院党委副书记、副院长、MBA 中心主任。
原文首发于文汇网，2020 年 3 月 25 日。内容有部分删减。

办大事的制度优势，这些工作是很难在短期内完成的。

二、新冠疫情防控的中国之治

本次疫情防控充分体现了我国坚持和完善中国特色社会主义制度、推进国家治理体系和治理能力现代化的中国之治。在疫情防控期间，有党中央的坚强领导，有社会各界的群策群力，有全国人民的支持和配合，无论从垂直治理还是水平治理的角度看都体现了中国之治的显著优势。在疫情防控的危机时刻，党中央、国务院高度重视、快速响应、积极应对，通过成立中央应对新型冠状病毒感染肺炎疫情工作领导小组，在党中央领导下，实现对全国疫情防控的统一领导、统一指挥，从而提升疫情防控期间的决策效率和组织效率，并确保疫情防控工作的实施效率；通过充分调动各方的积极性、主动性和创造力，投身于防疫抗疫工作，及时掌握疫情防控的相关信息、广泛汇集疫情防控的先进经验和有效方法，在疫情防控期间形成合力，构建疫情防控的科学治理体系和综合防控体系，提升疫情防控的治理能力；通过迅速整合科研院所的多学科力量，统一领导、协同推进，构建疫情防控科研攻关体系，着力加强科技研发和攻关力度，为疫情应对提供强大科技支撑。这些都充分展现了中国之治的显著优势。

三、新冠疫情防控的中国之智

本次疫情防控充分体现了我国处理非常规突发事件的中国之智。“智者千虑，必有一失”，而真正的智者，必须做到既要有千虑，还要防一失。本次疫情防控必须从广域系统和复杂系统的视角来厘清问题并部署疫情防控工作。面对疫情时既不能手足无措，更不能手忙脚乱、顾此失彼。疫情防控工作既要做好疫情扩散系统的分析和控制，又要考虑经济社会系统的稳定和发展。我国在及时应对新冠病毒传播和疫情扩散的同时，也充分洞察疫情对经济社会发展的影响，积极有序采取各项措施最大限度地避免因疫情原因对我国经济社会发展所造成的潜在隐患，其中包括通过出台各项措施帮扶企业特别是中小企业走出困境，通过稳物价、保供应、促民生等措施来维护社会安全与稳定。既要防疫情，又要促发展。越是在危机时刻，越要做到智者善谋、勇者擅断，充分发挥疫情防控的中国之智。这一中国之智不仅为中国的疫情防控保驾护航，并且通过国家领导人间的有效沟通、促成共识，通过及时公布中国的疫情数据、无私分享中国的救治经验，为全球范围内的疫情防控工作提供“中国方案”，贡献“中国力量”和“中国智慧”，有效提振了世界各国防疫抗疫的信心。

四、新冠疫情防控的中国之志

本次疫情防控充分体现了中华民族在面对重大危机时刻的中国之志。纵观中华民族的历史，每到危机时刻，所展现出的强大凝聚力和向心力，所激发出的上下一心、团结一致的精神，所迸发出的不屈不挠、自强不息的巨大勇气和能量，为我们的疫情防控提供了不竭动力，也彰显了疫情防控中的中国之志。这一中国之志体现于各条战线上为疫情防控坚守岗位、克己奉公、为国分忧、为民解困的工作者和志愿者们的爱国之志，体现于疫情防控期间所涌现出来的英雄们的报国之志，体现于广大党员在疫情防控期间不忘初心、牢记使命的强国之志。这一中国之志不仅是我们战胜本次疫情的精神支撑，也是我们实现中华民族伟大复兴中国梦的内在动力，同时，也必将成为我们为全球和平和发展贡献中国智慧，推动构建人类命运共同体的力量源泉。

目前，疫情防控形势依然严峻，我们决不能有任何懈怠心理。但是，疫情并不可怕，因为我们有社会主义集中力量办大事的中国之制；我们有党的坚强领导，社会各方同舟共济、群策群力的中国之治；我们有科学防控、精准施策的中国之智，更重要的是我们有危机面前不畏困难、勇于奋斗、众志成城、自强不息的中国之志。我们一定要牢固树立“四个意识”、坚定“四个自信”，做到“两个维护”，在做好疫情防控工作的同时，有条不紊推进经济社会发展的各项工作。我们有理由相信我们终将转危为安、化危为机，取得疫情防控的最终胜利，不断增强人民群众的获得感、幸福感和安全感，为实现我国“两个一百年”的奋斗目标迈出坚实的一步。

重大疫情治理中的中国制度优势

刘 勇

新冠肺炎疫情作为公共卫生领域的重大突发事件，事关人民健康、社会稳定、国家富强和民族复兴。要最终战胜疫情，就必须在党的全面领导下，坚持以人民生命安全和身体健康为中心，万众一心、同舟共济、精准施策、科学防治，充分发挥中国特色社会主义制度体系和治理效能的综合优势。

一、要坚持全国一盘棋，为战胜疫情集中一切资源

疫情发生后，党中央一声令下，全国各条战线各个领域都紧急动员起来，把各类资源迅速集中到抗击疫情的第一线。各省、自治区、直辖市相继启动一级响应；采用“一省包一市”的方式，19个省份对口支援武汉以外的湖北省其他地市，全国医疗队员主动请缨，星夜驰援湖北，数千名专家和医护人员快速集结武汉；生产防护服、口罩等物资的企业快速复工，确保物资供应不断；全国统一调度疫情防控物资，及时把应急防控物资调配到疫情第一线。同时，发挥制度调节功能，依法依规守护好“米袋子”，稳定好“菜篮子”，保障好“药箱子”，维护好生产和生活基本秩序。可以说，从医卫战线到生产战线再到各条战线的迅速集结，从火神山到雷神山再到方舱医院的迅速建成，背后透露的密码就是同舟共济、集中力量办大事的制度优势。

二、坚持党的集中统一领导，为战胜疫情提供政治保证

环视宇内，没有哪个政党能像中国共产党这样，为了人民美好生活夙兴夜寐、殚精竭虑；没有哪个政党能像中国共产党这样，上下齐心、协力奋进。正是有了中国共产党这个领导核心，集中力量办大事就有了主心骨和向心力，中国共产党的集中统一领导是中国国家制度和国家治理体系的最大优势。在党的集中统一领导下，中国发挥出“一方有难、八方支援，全国一盘棋、上下一条心”的政治优势和组织优势，运用制度威力应对新冠肺炎疫情的挑战。

作者：刘勇，同济大学马克思主义学院教授。

原文首发于《学校党建与思想教育》，2020年第2期，内容有部分删减。

三、坚持总揽全局、协调各方，为战胜疫情实施精准对策

自疫情发生以来，中央与地方共举，全国上下一心，全力应对，采取严格防控举措，打响疫情防控的人民战争。按照抗疫“总揽全局、协调各方”的原则要求，武汉人民以“小我”成全“大我”、以局部护卫全局的巨大付出，为抗击疫情做出重要贡献。手足之亲、血脉相通，全国各地大力支援，向湖北等疫情严重地区伸出援手。在国家统一部署和积极倡导下，广大医务工作者请战一线，各地抓紧复工生产紧缺医用物资，各方面各部门为保证武汉蔬菜食品等居民生活必需品供给不停奔波。在党和政府的决策引领下，亿万人民积极响应，自觉听从疫情防控安排，减少外出，密切接触者自我隔离。民航、铁路、公路系统、电信运营商和区县、街镇、城乡社区等积极作为，及时公布相关信息，最大限度整合各方参与的力量。

四、坚守党的初心使命，为战胜疫情凝聚精神动力

疫情发生后，哪处有险重任务，哪处就有党组织堡垒去构筑，哪处就有党员先锋去战斗。急难险重的任务最能检验党员干部的初心，艰难困苦的环境最能锤炼党员干部的使命担当。在事关人民生命安全和身体健康、事关改革发展稳定大局、事关我国国际地位国际影响的重大考验面前，党员干部的政治素质、宗旨意识、大局意识是否真过硬，风险应对能力、掌控驾驭能力、形势预判能力、担当作为能力是否足够强，都能得到充分检验。烈火炼真金，考验见本色。在这次战“疫”中，各级党组织和领导干部特别是主要负责同志坚守岗位、靠前指挥，做到守土有责、守土担责、守土尽责。广大党员干部团结带领亿万人民坚决贯彻落实党中央决策部署，全面贯彻坚定信心、同舟共济、科学防治、精准施策的总要求，在危急时刻冲锋在前，在紧要关头担当作为，把投身防控疫情作为体现责任担当的试金石。

五、坚持党同人民血肉联系，为战胜疫情汇集主体力量

人民群众是历史的主体和历史的创造者，是战胜一切困难的主力军。人民是我们党执政的最大底气，是共和国的坚实根基，是我们强党兴国的所在。打赢疫情防控阻击战总体战，最根本的仍要依靠广大人民群众。抗击疫情是为了人民，更要依靠人民。只有全体人民行动起来，才能打赢这场没有硝烟的战争。没有人民的参与，难以形成群防群控的局面；没有人民的配合，无法在短时间恢复生产；没有人民的支持，不可能有源源不断的物资支援前线。面对来势汹汹的疫情，中国人民没有退缩，愈是艰难的境地，中国人民愈是同舟共济、勠力同心。从城市到乡村，从企业到机关，从社区到校园，从军队到地方，全党、全军和全国人

民紧急行动并组织起来，群策群力、守望相助，构筑起一道防治疫病的“防火墙”。这既得益于中国特色社会主义制度始终坚持人民至上的感召力和凝聚力，也得益于亿万人民表现出高度的主体性，以自觉拥护党的领导的姿态投入战“疫”之中，成为打赢疫情防控人民战争的力量源泉。

历史已经证明并将继续证明，中国共产党领导是中国特色社会主义制度的最大优势，是我们战胜一切艰难险阻的根本保证。只有坚持党的全面领导为统率的政治导向，坚持以人民为中心的价值导向，坚持以重大风险考验为抓手的问题导向，坚持以中华民族复兴为己任的未来导向，充分发挥中国特色制度体系和治理体系优势，不断完善和发展国家制度体系和治理体系，才能乘风破浪，直击沧海。

联合国教科文组织应对全球疫情策略与中国启示

石雪怡　樊秀娣

在世界各国为减缓新冠肺炎疫情的蔓延态势而选择暂时关闭学校的情形下，联合国教科文组织正积极地与受影响国家(地区)的教育部门合作，通过引入或扩大远程教育模式以保证所有学生学习的可持续性。为了解决新冠肺炎疫情带来的一系列全球性教育挑战，诸如教育公平问题、教育计划的推迟和学生的心理健康问题等，联合国教科文组织采取了为各国提供在线学习的技术援助与资源支持、促进全球性合作伙伴关系的建立并为各国提供政策指导、建设全球教育受疫情影响情况的监测系统等对策措施，这对推进我国合理开展疫情背景下的教育教学工作极具借鉴意义。

一、新冠肺炎疫情带来的全球性教育挑战

面对新冠肺炎疫情，世界各国大多采取了以远程在线学习为主的应对措施。这种教育模式同时也带来了全球性的教育挑战：第一，教育公平问题突现。正如UNESCO主管教育事务的助理总干事斯坦尼亚·詹尼尼(Stefania Giannini)所说，学校对维持教育和社会公平起着至关重要的作用，一旦学校被关闭，这种不平等性会立马浮现出来。许多家庭贫困的学生无法具备远程学习所必需的电子设备及网络连接，一些国家的贫困地区甚至连最基本的电力供应也无法保证。第二，学生心理问题频发。在学校暂时关闭后，许多儿童和青少年失去了对个体成长和发展至关重要的与外界社会的联系，在缺乏与同龄人交流的环境下容易产生焦虑和孤独等心理问题。第三，家长各种负担加重。学生进行远程在线学习也意味着作为监护人的父母需要承担与以往相比更大的责任和义务来保证学生在家上课的效率和安全，尤其是在一些双职工家庭中，父母往往在繁重的工作和对子女学习的监督和生活照料之间分身乏术。为了帮助世界各国尽量减少因学校停课带来的消极影响，联合国教科文组织积极响应并向各国提供各类教育援助，为全球教育的稳定与发展做出卓越贡献。

作者：石雪怡，同济大学高等教育研究所硕士研究生；樊秀娣，同济大学教育现代化研究中心研究员。

二、联合国教科文组织采取的教育支持应对之策

UNESCO 作为联合国在教育方面的牵头机构，立足于联合国“2030 年可持续发展议程”（Transforming our World: The 2030 Agenda for Sustainable Development），致力于建立和发展对全球各类冲突、社会动荡和自然灾害更具适应能力的教育系统，确保在紧急状况下教育的连续性和发展性。此次 UNESCO 采取了以下措施。

（一）提供在线学习的技术援助与资源支持

首先，UNESCO 拥有构建开放式远程学习模式所需的丰富知识、技能和经验，致力于向一些经济欠发达的国家和地区提供在线学习所必需的技术援助与资源支持，包括在线教师培训平台的构建、网络学校模型的设计、在线社区运行机制的建立等。第二，UNESCO 发起了一个全球性的新冠肺炎疫情下的教育联盟（Global COVID-19 Education Coalition）。该联盟囊括各类国际组织（世界卫生组织、世界银行、世界粮食计划署和国际电信联盟等）、慈善和非营利组织、媒体机构（BBC 等）和私营部门（Microsoft、GSMA、Google、Facebook 等），为各国部署远程学习系统提供技术和资源上的支持，同时也注重保护各国在远程教学中的数据安全和师生的隐私。第三，UNESCO 在其官网整理汇总目前全球范围内可开放获得的在线学习平台和相关资源。这些平台和资源大部分是免费的并涵盖国际上多种主流语言。UNESCO 按个体进行远程学习的不同需要，把这些平台和资源分成了八大类，并提供相应链接，具体在联合国教科文组织网站上可以清晰查阅。

（二）促进全球性合作伙伴关系的建立并为各国提供政策指导

UNESCO 通过新冠肺炎疫情应急工作组和定期召开各国部长级的网络研讨会（webinar），为世界各国解决全球性教育挑战提供相应的政策指导。各国在 UNESCO 的帮助下，通过相互合作与借鉴在以下几方面取得了突破性进展。

1. *有效解决远程学习中的教育公平问题*

UNESCO 敦促各国在制定疫情下的教育方案时要以包容和公平为指导原则，尤其需要认识到学校停课对来自弱势群体的学生的影响最为巨大。在这一原则的指引下，法国计划向 5%的全国经济困难学生提供电子设备出租和纸质学习材料的印刷服务；阿联酋设立了一条专线，供教师和学生在远程学习中遇到任何困难时寻求技术支持；意大利教育部宣布投入 8 500 万欧元为贫困学生提供电子学习设备；卢旺达为所有学生提供免费的带宽服务，有效利用多元化平台

(从网络在线平台到传统的电视广播)保障学生学习的可持续性。

2. 在学校停课期间为家长和教师提供在线教育与培训

UNESCO在网络研讨会中要求各国扩大远程教育的对象,除了学生外,家长与教师也需要被纳入教育对象,强调在线教育的包容性。①为家长提供学校停课期间照料子女的有效在线指导课程。意大利提供指导父母在疫情期间与子女保持恰当关系的在线课程;西班牙设计了多种在线学习平台和应用程序,教师和家长可共同监督学生的学习进展;危地马拉为学生监护人提供额外的教学指导和学习材料,帮助学生在课后能得到有效的辅导。②为教师提供在线教学培训课程。日本根据个人情况,为在疫情期间不能及时参与教师资格证更新考核的教师提供在线培训课程并颁发临时教师执照;智利广泛组织有关在线教学和管理的网络研讨会,邀请各类教学人员分享成功的在线教学经验。

3. 切实为学生提供心理辅导与社会互动

UNESCO强调对学生进行心理健康教育,泰国利用在线交流应用程序(例如WhatsApp)保障师生和生生在疫情期间的有效交流;中国、日本、西班牙和美国使用24小时热线电话为有需要的人提供心理援助,中国许多高校还为海外留学生提供抗疫心理援助,一些高校的专职心理咨询师还利用微信公众号疏解学生因疫情造成的心理困扰。

(三) 建设对各国学校和学生受疫情影响情况的监测系统

UNESCO利用其掌握的全球各级各类教育的统计数据,建立了全球学校关闭情况的监测系统。该系统自2020年2月16日起,每日更新世界范围内受疫情影响而关闭的学校数量和涉及学生数。根据监测系统获得的数据和相关信息,UNESCO汇编了现阶段或未来可能出现的全球性教育困境清单,包括学习中断、学校停课期间学生的营养、安全和心理问题、教育公平问题、家庭高昂的经济成本以及辍学率上升等困境,以帮助各国结合实际情况来准确预测和及时解决相关教育问题。

三、中国启示

UNESCO在全球疫情下的教育支持策略,对于中国建设合理的远程教育模式以及正确规划未来教育的发展方向具有重大借鉴意义。

(一) 根据教育对象和教学内容的类型灵活选择合适的教育方式和平台

我国在具体实施在线教育的过程中可以按照UNESCO对远程学习平台、应用和资源的分类,灵活选用合适的平台资源,根据实际采用多种在线教学方式

（包括线上视频直播、线上语音直播、线上慕课、线上录播、指导学生学习线上课程资源、虚拟仿真实验课、在线研讨、混合式教学等）。

（1）根据教育对象的年龄制定灵活的在线教学方案。不同年级的教学方案需要充分考虑不同年龄段学生的身心发展和学习规律，每节课的长短、每天总课时的多少以及教学容量上都有所差别。

（2）根据教育内容选择合适的教育方式和平台。尤其是在高等教育中，不同专业、课程的教学内容类型相差很大，这就要求教师在做课程准备的时候，根据教育内容选用不同的技术工具组合。

（二）多部门协调合作为学生接受远程教育提供技术支持和资金补贴

我国应响应 UNESCO 以包容和公平为指导原则的号召，各省、市、县需通过多部门协作来为远程教育的顺利进行保驾护航。除此之外，政府也应和学校、相关企业大力合作，为弱势学生提供资金补贴。在接下来的抗疫教育中，我国应在保持国内多部门协调合作的基础上，进一步与世界各国建立更牢固的合作伙伴关系，来共同应对新冠疫情带来的全球性教育挑战。

（三）为教师提供实施远程教育的详细指南和科学的针对性培训

UNESCO 强调在学校停课期间需要为教师提供在线教学的培训课程。我国大部分教师缺乏高质量在线教学的经验和积累，高质量、科学的在线教学的教学设计、教学方法、教学能力等有关的培训内容还比较少。因此我国应根据不同教师对在线教学的熟悉程度和经验的多少进行科学的分类培训，因人、因课制宜地组织好培训工作。

（四）重视疫情中对学生的人文关怀与心理健康教育

疫情期间的在线教育均侧重于知识经验的学习，隔着屏幕开展情感态度价值观教育是一个新的课题。目前我国各高校在心理健康教育方面做得较好，例如北京师范大学针对全球受疫情影响的中国同胞提供心理支持热线和网络辅导服务，同济大学心理健康教育与咨询中心面向全校师生开通心理健康在线树洞援助服务等。但与之形成鲜明对比的是各中小学对学生的人文关怀与心理健康教育还不够。在这种情况下，中小学教师应通过校园网、微信、微博、教育云、班级群等网络平台开设心理课堂，充分利用疫情防控实践将“课程思政”融入网络教学活动，将关注家庭经济困难学生的学习生活情况作为重点工作，从而做到让学生树立生活自信、学习自觉和防疫自强的信念。

世界大团结抗疫的障碍在哪

郑春荣

新冠肺炎疫情在中国爆发之初，不少欧美的人多少有些隔岸观“疫”的心态。如今，疫情的“震中”已经转到欧美，一些国家的确诊病例数甚至超过或者逼近我国的数值，要知道这是在我国采取坚决措施为全球应对疫情赢得宝贵时间背景下发生的。在人们的印象里，欧美国家无论是国家治理能力，还是医疗水平、国民素质，都是世界各国的标杆。但是，从疫情在欧美扩散蔓延以来，它们的疫情应对表现要么懈怠、要么失措，并已经因此付出很大代价。

造成这样局面的一个原因是，欧美有的国家缺乏团结抗疫的意识和格局。病毒无国界，需要全世界同舟共济、共同应对。然而，当疫情先后在多国多点爆发时，美国以为可以单纯地通过快速封闭边界阻断病毒，未曾想病毒这类非传统安全问题早已跨越国界，只有全球联防联控才能逆转。美国把疫情暴发的责任推给中国和国际组织。就在周二，特朗普在推特上“甩锅”世卫组织，说是“世卫组织把事情搞砸了”。这一系列操作无疑与美国的世界大国身份不相称。欧洲国家不认同美国的单边做法，但是，疫情在意大利等国刚发酵的时候，欧盟内部也曾出现各国各自为政、互相截留防疫物资的窘况。欧盟此后加强了欧盟层面的协调以及各国之间的沟通与合作，但是，如何在重大危机面前，拿出切实的彰显团结的行为和举措，依然是欧盟及其成员国需要回答的问题。

欧美国家对于自身体系可能存在的治理赤字缺乏应有认识。这一方面是它们惯有的、对自身治理能力的优越感使然，以为此次疫情与普通流感并无多少差别，加之对自身医疗体系和资源的自信，觉得疫情并不难以应对，对病毒的轻视和对自己应对能力的高估令它们在危机面前麻痹松懈。与此相应，如果说我国一开始由于对病毒认知不足而在应对上出现了一些失误，它们也并未引以为戒，而是更愿意宣扬我国缺乏西方那样的危机应对能力，甚至于质疑、指责我国采取的必要的隔离、出行限制和“封城”措施。另一方面是欧美国家内部存在各种力量的掣肘，导致行动力、执行力不足。近年来，在各种危机侵袭下，欧美国家右翼

作者：郑春荣，同济大学政治与国际关系学院副院长、教授，同济大学德国研究中心主任。
原文首发于《环球时报》，2020 年 4 月 9 日。

民粹主义思潮肆虐，政治极化程度加剧，国内形成共识的能力下降，政府没有能力，也没有魄力果断采取非常规措施，更多是出于选举政治的考虑，在疫情防控和经济发展的两难选择上犹豫不决，在某种程度上贻误了有利战机，不得不在疫情爆发后采取弥补型措施，但为此付出了更高的代价。

还有，欧美一些国家没有将精力专注于疫情防控，而是放在了如何转移疫情应对不力的责任上。当疫情一开始爆发时，美国有一些人不仅幸灾乐祸，甚至还认为这是搞地缘政治和经济竞争、打压中国的好时机。欧洲方面，在中国国内疫情最吃紧的时候，欧盟协调成员国向中国提供了无私援助，但是，在欧洲成为疫区、中国守望相助提供支持时，欧盟内却出现了一些杂音，影射、指责中国在搞“宣传攻势”，推行“慷慨政治”。也正是在这种心理的作祟下，对于西方专家认为成功的中国抗疫经验，欧美一些国家的政客不愿意借鉴，在他们看来，学习、借鉴中国的做法，就等于承认自己此前的应对是错误的或不力的。

欧美国家的疫情还在发展中，真心希望它们响应全球团结抗疫的倡议，共同将日前二十国集团领导人视频峰会做出的、建立统一战线应对新冠病毒这一共同威胁的承诺落到实处。与此同时，欧美国家也需要放下自己的优势思维惯性，及时补上短板，尽早渡过难关。

疫情防控全球阻击战凸显人类命运共同体理念时代价值

薛念文

习近平总书记在二十国集团领导人应对新冠肺炎特别峰会上强调,“国际社会应该加紧行动起来,坚决遏制疫情蔓延势头”“中方秉持人类命运共同体理念,愿同各国分享防控有益做法,开展药物和疫苗联合研发,并向出现疫情扩散的国家提供力所能及的援助”。在疫情肆虐全球之际,人们比以往任何时候都更加真切地感受到构建人类命运共同体的重要性和迫切性。人类命运共同体理念从常识、规律、规则、实践等不同维度被人们广泛接受,愈发凸显出其现实意义和时代价值。

当前,新冠肺炎疫情正在全球蔓延,给人民生命安全和身体健康带来巨大威胁,给全球公共卫生安全带来巨大挑战。由于新冠肺炎疫情给金融市场带来的恐慌,全球股市暴跌,美国股市在10天内破天荒地出现四次熔断,迫使美国联邦储备委员会亮出无限量量化宽松这张“底牌”,一些国家经济刺激方案也相继出台。国际货币基金组织(IMF)以及经合组织(OECD)最近都发布警告称,受新冠肺炎疫情的影响,经济已经并将继续受到严重影响。2020年全球经济将陷入负增长,衰退程度至少与2008年全球金融危机时相当,甚至更加严重。

环球同此凉热,这次新冠肺炎疫情来势汹汹,对各国都是一次大考。习近平总书记强调,病毒没有国界,疫情不分种族。在应对这场全球公共卫生危机的过程中,构建人类命运共同体的迫切性和重要性更加凸显。唯有团结协作、携手应对,国际社会才能战胜疫情,保护人类共同家园。

生命重于泰山,人类的健康是世界文明进步的基础。尊重生命,把生命安全和健康放在首位,保障人的生命得以延续的权利,是人类的常识。把“人人有权享有生命、自由和人身安全”写入联合国《世界人权宣言》,则是全世界的共识。新冠肺炎疫情发生后,中国政府本着对中国人民和国际社会高度负责的态度,采取了严格有效的防控举措,与世界卫生组织和国际社会保持密切合作,共同应对

作者:薛念文,同济大学马克思主义学院教授。

原文首发于《光明日报》,2020年4月10日。

疫情，维护好中国人民的生命安全和身体健康，同时为地区和全球公共卫生安全做出自己的贡献。

基于常识，容易达成共识。这场突如其来的疫情，让人们深刻认识到，病毒无国界，疫情是我们的共同敌人，各国必须携手拉起最严密的联防联控网络。同时也使人们深刻感受到“你中有我、我中有你”的彼此依存关系，当今世界各国安全相互关联、彼此影响。习近平总书记强调，各国应该坚持人类优先的理念，而不应把一己之利凌驾于人类利益之上。人类命运共同体理念也正基于这种常识和共识，从各国人民的共同利益出发，超越一般阶级差异、国家强弱、发展水平和社会制度等局限，主张“共同营造人人免于匮乏、获得发展、享有尊严的光明前景”，努力构建公正合理的国际秩序和以合作共赢为核心的新型国际关系，不断壮大全球和平与发展力量，造福世界人民。

太阳从东方升起，黑夜过去便是黎明，这是事物运动过程中固有的、本质的、必然的、稳定的联系，任何事物的发展都有其自身的规律。美国知名危机管理专家史蒂文·芬克曾提出危机传播阶段理论，即突发公共卫生危机存在“潜伏期—暴发期—延续期—痊愈期”四个阶段，有如人的生命周期一样，可分为诞生、成长、成熟、死亡等不同的阶段。这种规律不会因为危机发生在中国或是其他国家而表现不同。中国政府恰恰是认识并依据这些规律制定措施，通过艰苦努力才有效控制了疫情，为全球防控疫情争取了宝贵时间，也给其他国家的疫情防控提供了参考。

认识规律，基于规律，才能科学制定规则。新冠肺炎疫情再次表明，人类是一个休戚与共的命运共同体。国际社会应该守望相助、同舟共济。当前，国际社会最需要的是坚定信心、齐心协力、团结应对，全面加强国际合作，凝聚起战胜疫情的强大合力，携手赢得这场人类同重大传染性疾病的斗争。习近平总书记强调，中方已经建立新冠肺炎疫情防控网上知识中心，向所有国家开放。要集各国之力，共同合作加快药物、疫苗、检测等方面科研攻关，力争早日取得惠及全人类的突破性成果。要探讨建立区域公共卫生应急联络机制，提高突发公共卫生事件应急响应速度。

当前，境外疫情呈加速扩散蔓延态势，中方秉持人类命运共同体理念，既对本国人民生命安全和身体健康负责，也对全球公共卫生事业尽责。我国在统筹做好疫情防控和经济社会发展工作的同时，不仅积极应对境外输入病例的检测和收治，还向意大利、伊朗、塞尔维亚、巴基斯坦等 80 多个国家以及世界卫生组织、非盟提供援助，或派遣医务工作者共同战疫，或提供检测试剂盒、防护服、口罩等医疗物资。中国还先后与众多国家举行专家视频会议，介绍中方经验，分享最新研究成果、防疫理念及综合举措等，展现了世界大国的国际担当，践行了构建人类命运共同体的庄严承诺。

在二十国集团领导人应对新冠肺炎特别峰会上，习近平总书记明确表示，中国将继续实施积极的财政政策和稳健的货币政策，坚定不移扩大改革开放，放宽市场准入，持续优化营商环境，积极扩大进口，扩大对外投资，为世界经济稳定做出贡献。

实践是检验真理的唯一标准。人类命运共同体从倡议到实践、从理论到现实、从“中国的”到“世界的”，表现出了强大的生命力，正因为它具有深刻的时代内涵，才能够经得起实践和时间的检验。习近平总书记指出，当前，国际社会最需要的是坚定信心、齐心协力、团结应对，全面加强国际合作，凝聚起战胜疫情强大合力，携手赢得这场人类同重大传染性疾病的斗争。在此过程中，中国将会更加积极地参与全球治理，引领世界各国真正将合作共赢、权责共担、包容互鉴的理念转化为自觉行动，携手解决全球性难题，创造人类社会更加美好的未来。

疫情过后,孔子学院发展应按下四个快进键

孙宜学

"青山一道,共担风雨"。在突如其来的新冠肺炎疫情面前,孔子学院作为沟通中外的桥梁,成为在全世界第一线讲说中国抗疫故事的宣传队和窗口。尤其是在全球疫情全面爆发之后,孔子学院充分发挥所在地优势,沟通中外,兼济家国,在物质和精神国际互助方面发挥了不可替代的重要作用。疫情进一步强化了孔子学院在语言教育、人文交流和社会服务方面的功能,同时也赋予了孔子学院新的历史使命,推动孔子学院进入新的历史发展阶段。孔子学院应未雨绸缪,主动筹划,在功能定位、教育目标和手段等方面不断完善各种制度和标准,创新形成可持续发展的运行机制和体制。

一、加快形成孔子学院与中国来华留学生教育命运共同体

孔子学院是否会对中国来华留学生教育造成负面影响?这是孔子学院运行以来,国内外都普遍关心甚至担心的问题。从常识角度理解,若将全球外国汉语学习者(包括潜在的)数量作为一个固定系数,那么孔子学院数量越大,运行状况越好,国内的来华留学生数量就会越少。这种观点具有一定的代表性,也有现实基础。问题是这种情况是否真正发生了?如果发生了,影响究竟有多大?是良性还是恶性?是局部影响还是整体性影响?是暂时性影响还是长期性影响?是可控还是不可控?是否有内外兼顾之策?国内外留学生教育是否能形成共赢机制?在生源、师资、教材、课堂教学等方面能否利用技术手段实现国内外留学生教育资源共享?

实际上,无论外国汉语学习者在国外或到中国,教育内容、形式和目的并无实质性差别。孔子学院确会造成世界范围内汉语学习者的分流,但同时也会扩大汉语学习者的学习途径,扩大汉语与中华文化的影响,所以总体上对来华留学生教育只会产生积极影响。另外,孔子学院的工作主体目前仍是汉语培训,只是海外学生了解中国的基础性教育,是为他们深入理解中国所做的准备性教育,因

作者:孙宜学,同济大学国际文化交流学院教授、同济大学中德人文交流研究中心研究员。

原文首发于凤凰网,2020 年 4 月 10 日。

此，孔子学院可以作为来华留学生教育的重要端口和人才储备库，吸引更多的留学生来华进一步学习汉语，研究中国。借力孔子学院，我们实际上可以更加科学推动中外留学生教育进一步整体化设计、协调性发展，形成“内外一体化”运作机制，使孔子学院成为所在地教育体系一部分的同时，也成为中国来华留学教育的一部分。这对优化目前中国来华留学生教育的结构，提升培养质量，推动中国来华留学生教育的转型升级，也能产生积极有效的帮助。

疫情过后，来华留学生教育将会有一段缓慢发展期，孔子学院作为国内来华留学生教育的端口，将为来华留学生教育的恢复与更加繁荣注入生机和活力。

二、加快创新以孔子学院为中心的中外人才培养联动机制

孔子学院不是单纯的教育机构，而是中外人文交流和文化博弈的构成成分，这与世界上任何国家的海外语言文化教育机构的性质是一样的，对此我们不但不应讳言，还要主动去光明正大地讲，理直气壮地讲，直接坦率地讲。在将来，孔子学院应在国家文化发展战略大视野内重新定位，在与世界文化和谐发展中融入世界文化一体发展过程，在坚持以汉语和中外文化交流为主干的基础上，与时俱进，基于前瞻性的预判不断调整具体发展计划和步骤，做到未雨绸缪，运筹帷幄，有条不紊。

要保证孔子学院的未来健康发展，首先需要逐步确立并实现阶段性发展目标并建立相应的实施手段和监察评估标准，并随时能科学准确判断孔子学院发展处于哪一阶段，从而保证孔子学院发展的每一步都在计划之内且能与下一阶段有机衔接。在此基础上，还要能敏锐捕捉时机，适时推动孔子学院成为所在海外高校或教育机构的一个有机成分，并纳入相关运行体系和考评体系。只有这样，孔子学院才能根深叶茂，分支繁衍。

要实现这一目标，目前孔子学院与所在的海外教育机构和中国对应的教育机构可以互信共商建立起务实有效的三方或多方合作机制，比如优选一些办得好的孔子学院，有意识地按照学科建设模式，中外合作高校以语言教学为基础建立一些双学位、跨学科多学位项目，制定“汉语＋专业”培养方案，建成“3＋1”“2＋2”“1＋4”等灵活的人才培养模式，这样，一旦将来孔子学院成为所在国教育机构的一部分，借助已经先期建立的这种人才培养联动机制，孔子学院的人才培养体系就可迅速与中国的人才培养体系对接。而只有这样，孔子学院才能真正成为中国教育国际化的海外延伸，中国走向世界的入海口，中外人文交流的主动脉，同时也获得无穷的生命力。实际上，也只有形成这种联动机制，才会不知不觉形成来华留学生教育与孔子学院汉语教育及所在地教育的犬牙交错状态，你中有我，我中有你，打破旧泥和新泥、塑新像，彼此相依共生，孔子学院也就水到

渠成融入了所在地教育体系和社会环境，作为文化常态发挥文化传播功能。

三、加快形成孔子学院动态分析常态机制

这是孔子学院的性质所决定的。只有与时俱进的新生事物才能获得源源不息的发展动力。孔子学院未来还有更长的路要走，目前可以对孔子学院发展的历史数据加强动态分析，如孔子学院管理机制发生了哪些变化？人员派出机制发生了哪些变化？师资培训模式和师资结构进行了哪些改进？孔子学院任职人员离任后的职业选择及与孔子学院的黏合度发生了哪些变化？志愿者的知识更新频度和学科背景，出国动机，在孔子学院工作的实际成绩，举办或参与过哪些活动等，这样可以推近及远，推远度今，鉴史据实更新调整方法和步骤，避免工作的重复性，减少损失，提高所投入人力和物力的效率。

动态分析可以推动孔子学院志愿者培养更具针对性。目前，汉语国际教育专业硕士作为孔子学院志愿者的储备库，整个培养过程仍基本是一体化设计，无差别化整体性培养。这种“万金油”式培养方式脱离汉语国际教育实际，基本上仍属于授人以鱼范畴。要使汉语国际教育专业毕业生更适应国外汉语教育实际工作需要，将来可以基于学生个人意愿，培养过程中将学生分成准志愿者班和非志愿者班，在保证基础教程一致的基础上，对准志愿者进行针对孔子学院汉语教学特点的知识和技能培养，加强第二课堂和实践性训练，跨学科能力培养，以培养出专门化的志愿者，或者说职业化的志愿者，进而形成一支职业化的师资队伍。目前，限于汉语国际教育专业硕士培养高校机制的固化和资源的不均衡，志愿者和师资的职业化培养短期内难以大范围推动实施，所以可以先借助国内外相关社会机构或企业力量进行一些实验性的探索，逐步改变目前相对粗放的培养模式。

四、加快建设共享型孔子学院

孔子学院本质上就是一个开放性的机构，未来应该更开放，形成全世界孔子学院是一家意识，建成孔子学院命运共同体，使孔子学院成为世界上一种新型的教育模式和教育力量。若能如此，不但孔子学院的汉语和文化交流的效果会更大，而且会更容易发挥中华文化的影响力，主导形成世界优质教育传播与合作新模式。如在举办文化活动方面，应加强同一个地区、国家甚至不同国家之间的合作联动，建立以孔子学院总部或各国孔子学院联谊会、世界汉语教学研究会分会等官方或民间机构为总管的信息发布和协调中心，加强信息共享互通，使一个机构主办的一个类别的活动能够在尽可能大的范围内均享。这样不但能节约资源，更重要的是能形成孔子学院间的坦诚合作与互动，这本身就是中华和谐功能

的生动体现，就是一种中华文化的海外展播。

疫情无国界，疫情防控本身已成为人类命运共同体的重要体现，疫情过后，人类命运共同体理念一定会更加深入人心。孔子学院作为人类命运共同体建设的重要平台，只要继续秉承美美与共理念，坚持和谐共进精神，兢兢业业为推动人类命运共同体建设竭力尽心，就一定能成为风风雨雨后的一道道亮丽彩虹。

从“新冠债券”被拒绝看“欧盟一体化”成色

朱宇方

为应对欧洲疫情，欧盟成员国财长会议 4 月 9 日晚达成协议，同意实施总额为 5 400 亿欧元的大规模救助计划。欧元集团主席马里奥·森特诺介绍，一揽子计划包括三方面：为劳动者提供保障、为企业尤其是中小企业提供救助以及为欧元区国家提供资助。就在同一天，对意大利此前提出的发行“新冠债券”以缓解新冠疫情经济影响的要求，德国总理默克尔依然表示拒绝，并补充称，德国将支持使用其他工具帮助遭受危机重创的国家，“展现团结的方式有很多，我相信我们会找到一个好的解决方案”。

一、触及欧元区红线的“新冠债券”

新冠肺炎疫情在全球愈演愈烈，欧洲已是疫情中心之一。默克尔直言：此次危机是自第二次世界大战以来，德国和欧洲面临的最大挑战。欧洲各国除了卫生系统面临巨大压力，为抵御疫情蔓延而采取的社交和出行限制措施也给经济景气笼罩上浓重的阴霾。

3 月 18 日，欧洲中央银行宣布了总规模达 7 500 亿欧元的“紧急抗疫购债计划”(PEPP)，购买欧元区符合条件的私人和公共领域资产，为市场注入流动性，“以应对蔓延日益升级的新冠病毒疫情对货币政策传导机制和欧元区前景构成的严重威胁”。该计划将至少延续至 2020 年底。欧洲央行总裁拉加德(Christine Lagard)的这一举措的确提振了市场的信心，但仅靠欧央行显然不足以解决受疫情冲击国家的经济景气问题。3 月 23 日，欧盟委员会首次启动《欧盟稳定公约》中的“一般性例外条款”，取消了对欧元区成员国新增和存量公共债务的上限约束。欧盟委员会主席冯德莱恩(Ursula von der Leyen)在自己的推特中说：“此举意味着，各国政府可以按需给经济注入流动性。”

但债务松绑之后，不同成员国却因巨大的贫富落差而出现戏剧性的政策差异。经济实力最强的德国迅速行动，出台了 1 225 亿欧元的“2020 年补充预算”，

作者：朱宇方，同济大学德国研究中心、同济大学中德人文交流研究中心研究员。
原文首发于《澎湃新闻》，2020 年 4 月 14 日。

将原有预算提高了三分之一，并计划新增负债 1 560 亿欧元。加上德国复兴信贷银行（KfW）的特别贷款援助计划以及其各种他减负措施和福利补贴，德国经济救助计划的总额高达 7 500 亿欧元。

而受疫情冲击极为严重的意大利的救助计划却只有德国的三分之一。在新冠肺炎疫情发生之前，意大利的公共负债总额就已高达国内生产总值的 130%，超出《欧盟稳定公约》规定的 60%上限一倍还多。因此，与连年实现财政盈余的德国不同，进一步增加政府负债将不仅将影响到意大利的财政安全，还可能进一步推高意大利本已远高于德国的国债融资成本。于是，以意大利为首的 9 个欧元区成员国于 3 月 25 日正式提出了有关发行"新冠债券"（Corona-Bonds）的计划。提议一出，立刻在欧元区内引发激烈争论，因为"新冠债券"本质上就是在欧元危机时曾被无数次提及的"欧元债券"，它触及欧元区成员国是否共担债务的"红线"。

二、德国的替代方案：三支柱战略

八年前，当欧元危机愈演愈烈之时，默克尔那一句："只要我活着，就不会有欧元债券"，至今仍如雷贯耳。反对欧元区债务共担是德国一贯的坚定立场。原因很简单：德国是欧元区绝对的经济强国，如果债务共担，那德国几乎铁定是最大的买单者。"新冠债券"与欧元债券性质基本一样，虽然在目前的讨论中，"新冠债券"是有期限的，但德国担心一旦推出，很可能最终会演变成某种永久性机制，从而带来长期风险。而且这种联合债券发行方式对于经济薄弱、融资成本较高的国家来说是有利的，因为它们能以更优惠的条件获得金融市场融资。而对于德国这样相对财力雄厚的国家来说，融资所要支付的利率反而会高于发行本国国债的利率。此次与德国一起被称为"吝啬四国"、坚决反对"新冠债券"的奥地利、芬兰和荷兰也都是欧元区的经济"优等生"。

作为"新冠债券"的替代方案，德国坚持"迅速有效地利用现有工具"，德国财长肖尔茨（Olaf Scholz）因此提出"三支柱战略"。

第一支柱，即其最核心的主张是：利用欧元危机时设立的救助机制——欧洲稳定机制（ESM），向有需要的成员国提供相当于其经济总产值 2%的低息贷款，"对于意大利来说，这大约是 390 亿欧元"。ESM 目前可供使用的资金约为 4 100 亿欧元，如果西班牙和意大利同时需要援助，资金池将很快枯竭。因此德国提出可将 ESM 规模再扩大一倍，并准备为此注资 220 亿欧元。

第二支柱是指，欧洲投资银行（EIB）学习德国复兴开发银行的模式"向需要资金的企业提供 500 亿欧元资金"。

第三支柱是欧盟委员会提出的"SURE"计划，用于为欧盟成员国的短时工作提供资助,以对抗失业。该计划的构想是:欧盟成员国承诺提供250亿欧元的担保,以此为支撑,欧盟委员会计划融资1 000亿欧元,并将其作为贷款提供给那些无法以如此低廉的成本融资的欧盟成员国。

对于德国的个"三支柱战略",现有的质疑主要是针对第一支柱。质疑意见认为,在此次疫情中,欧洲经济将普遍受到严重冲击,如果参照目前德国国内的救助计划,欧洲所需要的救助计划将是数万亿欧元级别,ESM即便翻番也不足以力挽狂澜。再有,ESM是为欧元危机而设计的,因此按照目前的规定,贷款与严厉的财政紧缩和改革要求捆绑。当然德国提出,对于此次因新冠疫情而申请的贷款可以放松相关捆绑规定,但意大利和西班牙等国仍然表示担心可能会因此被"污名化",从而遭受特殊对待,为本国未来在国际金融市场的声誉埋下隐患。

可以看出,这些质疑的力度并不很强。就目前来看,"三支柱战略"在技术上是站得住脚的,也是短时间内最具现实可行性的欧盟救助方案。它不需要突破更多的法律限制,可以避开债务共担红线,也基本能满足成员国应对疫情的资金需求。4月9日欧盟财长会议达成的协议即是"三支柱战略"的体现。

但是,有关"新冠债券"的呼声却并没有因此而平息,反而有愈演愈烈之势,不少德国专家和政治家也加入了为"新冠债券"摇旗呐喊的阵营。那么,他们究竟为什么要舍近求远,寻求这种现有机制之外的、充满争议的可能性?

三、"新冠债券"不只是一个经济问题

应该说,目前支持"新冠债券"的意见更多是出于政治考虑。债务共担,这是一条经济和法律红线,却也是一种政治象征——欧盟是否真正一体化的象征。

当欧盟2012年对欧元债券说"不"时,并不是因为反对欧洲一体化,而是为了保持欧元区的稳定:债务责任不可失控。欧盟不能为成员国不负责任的财政决策承担责任,这里存在"道德风险"(moral hazard)。由于欧元危机是一场"人祸",受冲击国家在一定程度上存在过错,因此避免用一种可能蕴藏道德风险的方法去救助一场因道德风险而起的危机,这是有说服力的。而如今的新冠肺炎疫情却是一场"天灾",任何成员国都有可能遭受无差别冲击,因此此次疫情危机中并不包含上述道德风险。发行"新冠债券",以共同债务的形式来共担疫情带来的经济冲击,这反而成为欧洲团结一致、共度时艰的最直接表态。

正如支持"新冠债券"的德国绿党主席哈贝克(Robert Habeck)所言:"国民经济在遭受重创之后很可能陷入严重衰退并引发失业潮,此时各国必将推出迎

合已经像毒草一样在欧洲蔓延的民粹主义口味的经济刺激方案。这导致了一个自相矛盾的局面：拒绝债务共担原本是出于保持欧盟稳定的合法性考虑，但现在，这种拒绝行为本身却威胁到欧元区乃至德国的稳定，由此，拒绝债务共担迷失了其根本目的，变成了为拒绝而拒绝。”

其实，八年前曾来势汹汹的欧元危机虽然已经平息，但当时出台的欧洲稳定机制、欧洲稳定公约等措施只是治标而未治本——欧元区成员国发展不均衡这个深层问题并没有得到解决。从上述有关“新冠债券”的争论也可看出，欧盟已俨然分化成南北两大贫富阵营。而德国此次提出的“三支柱战略”仍然没有突破当年救助和纠错措施的局限。众所周知，货币政策和财政政策的不对称机制是欧元区的根本性缺陷，要治欧元区发展不均衡的“本”，就必须在财政协调上有所突破，而“新冠债券”正是朝着欧元区共同财政迈出的重要一步。

目前，来自德国、法国、英国、意大利和斯洛文尼亚的 11 名法学家联名提出了一份发行 10 000 亿欧元“新冠债券”的方案。按照他们的构想，发行债券所筹集资金的一部分将提供给各成员国，如供成员国用于其在医院基础设施上的开支、在重新工业化战略上的投资，以及设立针对中小企业和重要基础设施（例如机场和航空公司）的安全基金。另一部分资金则将用于所有成员国都参与的欧洲共同项目，比如，为所有国家提供更好的卫生服务以预防可能爆发的下一次大流行病、改善欧洲的数字基础设施、联合安置难民，以及为严格独立的公共广播网络提供资金、进行气候保护方面的投资（如投资欧洲铁路网）等。法学家们建议，每个成员国都应按其承担欧盟预算的比例来偿还新冠债券的本金和利息。另外，欧盟应可以自己征税，如针对金融交易或航空运输的税，所得税款专门用于偿还债券。他们强调：“这不是对弱者的施舍，而是保护欧洲共同项目免受无差别威胁。”在他们看来，最重要的是欧洲能作为一个整体走出这场危机，并变得更加强大，“从而能够克服那些暂被搁置但始终未曾得到解决的问题。”虽然这份建议带有学者的理想主义色彩，但我们可以从中看出借“新冠债券”建设欧洲共同财政的路径与意义。毕竟，欧洲一体化是一项宏伟的政治工程，欧洲的团结是为了面向未来，而不只是修修补补把成员国捆绑在一起。

目前，就新冠肺炎疫情下的经济救助方案，欧盟层面已经召开了若干次“马拉松会议”，进行艰苦磋商。从公开的信息来看，目前所讨论的方案基本符合上述“三支柱战略”。的确，德国以强大的实力在欧洲拥有极大的发言权，但同时也背负了巨大的责任和期望。近日媒体上已经有批评指出：默克尔在有关疫情的首次电视讲话中只字未提欧洲，而法国总统马克龙则在他的讲话中着重描述了欧洲在这场危机中的作用和责任。

2020 年 7 月 1 日，德国将接任欧盟轮值主席国，这在某种意义上也将把默克尔推上欧洲危机管理领导者的位置。从欧债危机、欧元危机到难民危机，德国可以说是一个称职的危机管理者，但除了短期的技术性解决方案之外，是否还能拿出长期的发展方略，尤其是在民族主义重新抬头、民粹主义暗流涌动的大背景下，德国是否能够发挥领头羊的作用，促进欧洲的团结和共同繁荣，这可能要打一个问号。

用脚踏实地的治理革命推进高质量的城市发展

诸大建

新冠肺炎疫情引出了三个有关GDP的问题,倒逼城市要从高速度增长转向高质量发展。

第一,城市的经济高增长是否带来了好的社会服务?新冠肺炎疫情暴露出超大城市在公共卫生方面的短板。比如,迎战新冠肺炎疫情,动员国家力量在武汉紧急建成火神山医院和雷神山医院,这是救火。大多数城市每年的公共财政投入多数花在与经济增长相关的项目上,对公共卫生领域的投入却没有同步增加。

第二,中国城市的高楼林立与夹在其中的城市环境盲点之间的反差。城市环境治理常常被认为是处理污水、大气和土壤,其实其核心问题是人与自然要有生命共同体的概念。

第三,城市发展高版本和城市治理低版本的反差。这是导致前两方面失调的更本源的问题。新冠肺炎疫情暴露出中国城市发展3.0与城市治理1.0的矛盾。城市发展从1.0、2.0到3.0分别是单个城市、有中心城市的都市圈、多个都市圈组成的城市群;城市治理从1.0、2.0到3.0是科层制的城市统制、市场化的城市经营、扁平化多元主体参与的合作治理。如今疫情暴露出的矛盾是城市治理滞后于城市发展。

时下有一种流行的看法是将新冠肺炎疫情的蔓延归咎于城市规模而不是治理。说城市规模小的话,病毒性传染病疫情发生的可能性就小,就算发生了也容易得到控制;城市规模大的话,疫情就容易发生,发生了就难以控制。纽约、东京、马德里等城市的疫情蔓延似乎为这种说法提供了印证,然而,却不容易回答为什么北京、上海等超大城市的疫情得到了有效控制。

实际上我们需要区分可能性和现实性。超大城市发生疫情的可能性大,是

作者: 诸大建,同济大学经济与管理学院教授、同济大学可持续发展与管理研究所所长、上海市政府决策咨询特聘专家。

原文首发于《环球时报》,2020年4月2日。

因为人口密度大和流动性大。但是可能性并非必然性，疫情是否发生以及是否发展成为灾难，取决于城市的治理能力。大城市可以有大疫情，也可以有小疫情甚至没有疫情。中国超大人口的城市化需要发展超大城市，同时也需要大幅提高治理能力。

从治理的角度看城市发展，对决策者有价值的是可持续发展导向的韧性城市观点。一方面，在当下的风险社会，超大城市是多层次、多中心的复杂系统，一些城市问题已经升级成为有大的负面影响的城市风险；另一方面，提高治理能力可以使超大城市适应风险、减缓风险。

超大城市的风险，按可能性和影响大小可分为四类：可能性大影响小的金丝猴类型，如小交通事故；可能性小影响小的小白兔类型，如小火灾；可能性小影响大的黑天鹅类型，如眼下的新冠肺炎疫情；可能性大影响大的灰犀牛类型，如重大环境污染。治理能力升级就是要应对大风险，特别是要防范黑天鹅变成灰犀牛。

城市化是城市发展与城市治理的统一，它不仅意味着人更多、楼更高、GDP更大，更意味着防范风险、控制风险的治理能力变强。中国当下 1 000 万人口以上的超大城市数量位于世界前列，如果应对“黑天鹅”“灰犀牛”的风险管理能力并不与之匹配，用低版本的治理水平，管控高版本的城市能级，将面临能力贫困的挑战。

在城市治理中，风险管理的概念远远重于应急管理。应对城市重大风险，事中的应急管理是重要的，事前的预防管理更重要。新冠肺炎疫情中 10 天建成隔离医院很重要，在超大城市预先建设小汤山型医院更重要。风险管理的早准备、早应对原则，是处理新冠肺炎疫情等“黑天鹅”事件的铁律。

应对新冠肺炎疫情和类似的重大污染事件，治理之道是隔离传染源，切断传播途径。用这一思路思考超大城市的空间规划和治理，就不会摊大饼把单中心城市搞得太大，而是控制中心城市规模，发展多中心有层次的都市圈。碰到新冠肺炎疫情，隔离几十万、几百万的空间，比封闭千万人口的超大城市有效得多。

中国的目标是到 2035 年基本实现城市现代化，按照 70%计算，到时将有 10 亿左右的城市人口，武汉这样人口超过千万的超大城市将有十多个。与之相适应的，中国城市治理 3.0 应是政府统筹、上下合作的模式。

从新冠肺炎疫情对三个 GDP 有关问题的反思不是新内容，现在只是以新的方式再一次向新一代人拉响警报。未来 15～30 年，最需要的是行动、行动、再行动，用脚踏实地的治理革命推进高质量的城市发展。

特大城市如何防治重大疫情

倪书阳　张　鑫

城市高密度发展有可能使之成为传染病的孵化器，增加大城市疾病传播的风险和公共卫生治理的难度。这次新冠肺炎疫情的暴发和快速传播，就为我们反思高密度特大城市重大疫情的防治提供了机会。

一、高密度不是重大疫情产生的根本原因

高密度特大城市相比人口疏散的中小城市和乡村，有着更高的聚集经济效益，但也会增大重大公共卫生事件等风险的可能性。

高密度特大城市在公共卫生治理方面存在的风险主要体现在以下三个方面。第一，人口的高度集聚及其健康的异质性，多样化的城市生活环境和方式，容易孕育重大疫情，贫困区域首当其冲。第二，人口的频繁接触和高度流动性，会加剧病毒的扩散和传播。如果叠加重大节假日，问题将更加严重。在全球化时代，城市则会成为传染病向国外传播的门户和通道。第三，人口的高密度和高流动性，加上发达的网络环境，使得疫情信息和恐慌情绪传播力更强，一旦应对不当，就会出现居民囤积物资、厂商哄抬物价等现象，严重时引发社会动乱。

城市化本身是人口和其他要素集聚的过程，同时也是知识外溢效应、经济和公共服务规模效应，以及现代城市公共治理的规范化、制度化不断提高的过程。高密度城市意味经济技术基础好、公共设施齐全通达、教育医疗条件好，信息传递灵敏、市场潜力巨大。这些对重大疫情的防治具有积极的作用。事实是，高密度城市的传染病死亡率通常要低于其他地区，同时居民的健康水平也普遍高于中小城市和乡村地区。中国社会科学院等单位联合市发布的 2017 年城市健康指数显示，内地健康综合指数排名前十位的城市分别是北京、珠海、上海、深圳、长沙、宁波、广州、杭州、南京、泉州，其中绝大多数都是高密度城市。

实际上，重大疫情的防治取决于城市社会经济发展水平、城市公共治理能力

作者：倪书阳，同济大学经济与管理学院 2020 级博士研究生；张鑫，同济大学经济与管理学院副教授、同济大学财经研究所、可持续发展与新型城镇化智库研究员。

原文首发于“同济大学经济与管理学院”公众号，2020 年 4 月 25 日。

和水平，还受城市地理、居民教育水平等众多因素的影响。高密度只是构成城市重大疫情风险的外部条件，不是公共安全危机产生的根本原因，没有必要对城市高密度现象产生恐惧而强制地去密度化。

二、城市化对公共卫生治理提出的挑战

从 2003 年 SARS 到今年暴发新冠疫情相距 17 年，期间中国城市化也发生了翻天覆地的变化。

1. 城市人口集聚度更高

例如，武汉市户籍人口从 2003 年的 781.2 万人增加到 2019 年的 906.4 万人。同时，老年人数量也呈现快速增长趋势。截至 2019 年，武汉市 80 岁以上高龄老人占全市老年人总数的比例超过了 10%。高密度的人口使病毒更加容易在群体间扩散，此次疫情期间就出现了不少社区聚集性的病例。老年人抵抗力较弱，接触病毒携带者后感染病毒的概率较大。

2. 人口流动性更强

随着我国经济的发展，交通等基础设施的完善，居民收入水平的提高，人口流动数量和迁徙频率日益增加。以铁路和航运为例，全国全年铁路旅客发送量和民航业完成旅客运输量分别由 2003 年的 9.7 亿人次、8 759 万人次，增长到 2019 年的 35.7 亿人次和 6.6 亿人次，分别增长 3.7 倍和 7.5 倍。便捷的交通加速了人口的流动，叠加春运，使疫情扩散更快、更广。例如，SARS 传播轨迹是由河源到中山再到广州和北京，内地累计报告临床诊断病例 5 327 例，死亡 349 例。新冠病毒在短短一个月内由武汉迅速扩散到湖北省和全国，累计确诊病例 8 万 2 千多例，死亡 4 600 多例。

3. 互联网高度发达，移动终端普及率更广

2003 年年底，中国网民数为 7 950 万人，而到 2019 年 6 月，中国网民规模达到 8.54 亿，互联网普及率为 61.2%，其中城镇网民规模为 6.3 亿，占比达 73.7%。网络空间极大地延展了人们的舆论空间，网络信息良莠不齐，一旦出现谣言，群众恐慌的传播能力更强。

这些变化无疑加大了高密度城市公共卫生治理的难度，给城市重大疫情的防治带来了巨大的挑战。

从应对新冠肺炎疫情可以发现，我国在重大疫情和城市公共卫生治理方面依然存在一些不足。这些不足主要体现在疫情事前控制以及初期的事中控制上。一是健康饮食理念普及不够，管理引导有待加强。SARS 是通过野生动物感染和传播的。野生动物并非病毒的“罪魁祸首”，而是人们不健康饮食方式的“受害者”。二是地方政府危机应对能力有待提高。这主要表现在初期对疫情的

研判不足，舆情监督和引导能力亟需提升。由于信息不对称性、群众认知的局限性或群体诉求的多样性，舆情中既有理性的思考和建议，也常常存在不实信息甚至谣言，监督引导不够就会引发混乱。三是城市应急医疗点和物资体系储备存在不足。体现在应急医疗医院、医务人员、医疗物资储备不足、应急物资生产能力储备不足、接受捐赠流程繁琐、缺乏突发公共卫生事件应急演练经验等方面。

三、提升城市重大疫情防治能力和水平的建议

中国传统的城市发展模式过于强调空间扩张而忽视社会规划和人的需要，给城市化埋下了很多隐患。一旦城市人口规模达到一定水平，诸如人口、资源与环境的矛盾关系及其公共治理就会变得异常尖锐。因此，优化和提升城市“以人为本”的治理体系和治理能力，尤其是高密度城市重大疫情防治能力和水平，是平衡人口集聚与城市化发展的关键。

1. 提高重大疫情防治意识

一是提升城市管理者的危机意识。高密度城市本身蕴含着包括传染性疾病在内的各类复杂风险，作为城市治理者，更应居安思危，未雨绸缪，提升公共卫生事件预警和应急处理能力，加强突发事件演练，做到有备无患。二是提升居民卫生意识。一方面应提倡绿色健康的生活方式，从源头上阻断野生动物交易；另一方面应普及传染性疾病的防治常识，提醒居民在公共场所规范自身行为。三是提升媒体的责任意识。媒体应提升自我的责任意识，及时发布信息，拒绝不实报道。为此，习近平总书记在北京调研指导新冠肺炎疫情防控工作时，强调“要及时发布权威信息，公开透明回应群众关切，增强舆情引导的针对性和有效性”，“要及时回应社会关切和舆论关注”。

2. 补齐公共卫生和设施短板

一是医疗服务。疫情后可对应急医疗资源进行梳理，完善应急医疗资源储备以及突发公共卫生事件时的物资保障，以防不时之需。二是城市居住环境，加快老旧小区改造进程，排除其可能存在不通风、地下水排水不通畅、室内潮湿等问题，切实改进城市居住环境。三是城市应急物流体系建设。在此次抗击疫情中，我国的物流体系发挥了非常重要的保障作用，但同时也经受了一次极端情况下的压力测试，启示我们应急物流体系仍有进一步完善的空间，为未来城市物流体系和行业的优化提供了发展机遇。

3. 提高城市数字化水平

技术创新和大数据的运用能够极大增强疫情防控和应急管理能力。尤其对于高密度城市而言，运用大数据分析，可以支持疫情态势研判和疫情防控部署，并有助于对流动人员进行病情监测。在此次抗疫中，大数据发挥了人员追踪、物

资调配、复工服务和政务决策等各方面的作用。借助大数据和物联网技术，智慧城市的兴起逐渐成为改善城市治理的有效手段。引入先进技术、推动技术进步，将极大提高城市治理现代化的能力。为此要提高城市数字化水平，推进智慧城市建设。作为承载数据采集、传输、存储、计算的关键载体，新型基础设施正成为数字中国建设的重要基石，有利于培育壮大数字化产业，推动5G网络、人工智能、工业互联网等领域的发展，带动有效投资形成新动能。例如，自抗击疫情以来，智能机器人已在多岗位发挥了重要作用，比如医院的送药机器人，机场车站的消毒清洁机器人、京东物流的智能配送机器人，等等，减少了人群接触，大大降低了交叉感染的概率。

4. 创新完善社区治理模式

一是促使城市治理单元不断下沉，以社区为单元，强化社区治理，建立各社区应对公共卫生事件的政策体系，形成社区公共卫生紧急事件应急管理标准化流程。二是线上线下双管齐下，尤其要注重网络空间的治理，一方面要积极利用新媒体向公众普及卫生常识、突发事件应对措施等，使公众面对突发事件心中不慌；另一方面，要重视科学素养和媒体素养教育，使公众能够辨别各媒体发布的信息，不信谣、不传谣，遵守网络秩序。

身临其境的在线教育，会重置大学教与学的逻辑吗

陈　强　杨　洋

突如其来的疫情，正在默默地改变我们熟悉的许多事物。原本缓慢前行的在线教学也因此不由自主地加快脚步，虽然步伐难免踉跄，但转眼就为我们揭开了未来教育的面纱。

在线教学对于不少老师和同学而言，还有许多不习惯之处。首先是路径依赖。毕竟大家都已经习惯于课堂教学，场景和模式已然固化。其次是在线教学所依托的基础设施还存在诸多缺陷。目前，在线教学装备主要是“电脑＋网络＋摄像头＋麦克风”，在某种意义上，装备会限制我们对在线教学未来发展的想象。

网络是在线教学最重要的基础设施，尽管近年来我国网络基础设施发展迅速，但面对大规模高质量在线教学的实际需求，仍有巨大提升空间。一个比较突出的问题是“现场感”欠缺，与课堂教学相比，师生普遍反映在线教学缺乏“现场感”，仅仅从电脑或手机屏幕的“小窗”中，老师比较难识别和判断学生的听课状态，从而对教学内容和方式及时进行适应性调整。加之缺乏表情、眼神及肢体语言的交流，在线教学很难激发老师的授课热情，并调动学生参与互动的积极性。

但是，随着 5G、云计算、人工智能、大数据等技术发展，以及新型基础设施逐步成熟，当前在线教学所遭遇的瓶颈问题都将迎刃而解。

5G 网络覆盖将使得声音、图像以及教学素材的传输更加流畅、稳定。大尺度全高清投影、虚拟现实等技术的广泛应用，将使得在线教学场景更生动、更富有层次、更容易产生“身临其境”的感觉。大数据分析技术的日臻成熟，将推动教学资源多维度和深度的开发利用，用于辅助教学的数据资源将更加丰富，各种数据库、案例集、工具箱将层出不穷，助推教学效率迅速提升。

当这一切成为现实，未来大学教育的基本形态将发生哪些变化呢？

作者： 陈强，同济大学经济与管理学院教授、上海市产业创新生态系统研究中心执行主任；杨洋，深圳一得教育科技有限公司创始人。

原文首发于文汇网，2020 年 4 月 24 日。

一、当装备能够时刻监督学习时,学生的学习自主性会极大提升吗

答案是肯定的。原因很简单,与教学相关的技术快速发展和深度应用,将重塑知识学习和能力习得的供给侧结构,以教师为核心,以教室为场景,以教材为媒介的既定模式将被打破,获取知识和技能的渠道、场景、方式将变得更加多元高效。

当大量优质在线课程可以轻易地以低价甚至免费获取后,学生将有更多选择。更多的教学资源以更加快捷的方式提供,以更加友好的界面呈现,将为学生自主学习创造更多可能。基于大数据和人工智能的“智能督学”与“智能导学”系统的深入应用,也将进一步提升各类学生的学习自主性。

尽管自孔子而降几千年来,教育家一直强调“因材施教”,但在传统课堂教学模式中,仅靠教师以及助教的力量,仍然不可能完美跟进每一名学生的学习感受和学习进度。

然而,在“5G+大数据+人工智能”的技术支撑下,督学系统可以实时观察分析学生在客户端的行为模式,捕捉课程和作业的互动时间、键盘鼠标等输入操作频率、摄像头观测到的面部表情与眼球焦点等信息,从而判断其学习状态并给予协助。

导学系统则可以根据学生在课堂练习和课后作业中的细节表现、与已有大数据进行匹配归类,从而判断其理解难点并提供针对性的解惑。这种细粒度、客户化的学习体验,可以最大程度兼顾不同学生的知识基础和学习习惯,真正实现“差异化教学”,提升学生自主学习的能力和信心。

二、当学生和老师之间不存在信息不对称时,老师还是老师吗

当学生能够以更有效率的方式获取各种显性知识时,教师“传道,授业,解惑”的角色必须作适应性调整。

长时间以来,教师作为一种职业类型,也是基于各种“信息”的各种“不对称”而存在,这里所指的“信息”具有多元和多层次特征,包括知识、技能、阅历、经验、思想等方面,“不对称”则包括教师对教学过程的单向主导和全面操控、学生对于课程内容、授课教师及教学方式的有限选择权等。

在过去20年的发展中,一般性的知识和技能已经可以通过普通的搜索引擎和门户网站免费获取。较高层次的知识学习和较为复杂的技能传授,也已形成较为成熟的商业化供给模式。

从这个角度理解,教师要立足于社会,必须加快提升自我,致力于宽视野、深

层次、体系化的知识和技能供给，引导学生改善逻辑思维，自主独立思考，快速构建分析框架，不断形成规律性认知。

在传统课堂中，教师是知识体系的提供者。而在不远的未来，由于各种知识信息都可以在网络中得到，所以教师的角色将会迁移为“知识体系的引导者”。一方面，教师基于自身对课程和学生的理解，筛选网络上适合的知识资源并推送给学生。另一方面，重点培养学生检索知识、分析问题的能力，使学生能够针对不同学习目标，自主思考和构建分析框架并自主搜索适合的知识资源。另外，教师还可以从自己的修养、体验、感悟出发，在学生心智成长方面，发挥建议、启迪和滋养心灵的独特作用。

三、当教与学的逻辑被重置，大学还是我们熟悉的大学吗

大学的功能和布局将被重新定义。我们所熟悉的大学组织结构及功能设计，主要基于传统的“教”与“学”逻辑展开，当知识的供给侧和需求侧均发生深刻变化后，教师、教室、教材等可能不再是学生获取知识和技能的主要渠道，既有的“生产关系”就必须调整。

这里的“生产关系”包括大学的办学理念、组织架构、运行机制及保障体系。直至今日，大学通过教学组织系统和教学质量保障体系的运行，以颁发学历证书和授予学位的方式，给“产品”贴上各种“标签”，这些“标签”顺理成章地成为供用人单位招聘人才时的重要参考依据。

但是，我们无法排除未来出现这种情境的可能，如果社会上出现更有吸引力、更具效率、更加灵活的知识传授机构或方式，学生可在更短时间内获取某一特定领域工作所需的专门知识、技能乃至经验。甚至出现更公正、更具效率、更有灵活性的知识和技能认证机构或方式，其认证结果更为用人单位所接受，并得到广泛社会认可。那么，大学怎么办？

在科技创新理论中，大学一个重要的社会定位就是“公共的知识池塘”，也就是生产知识并供给全社会，以作为企业机构创新发展的支撑。而在这种新的生产关系下，随着学生“生产”的社会化，大学的“公共知识生产者”的地位可能得以进一步加强，大学生产知识供给社会，社会教育机构运用这些知识培养学生。当然，大学本身也会直接培养学生，但是培养导向可能会逐步调整为“知识创造”，“技能就业”型的学生比例则会逐渐降低，转由更具效率优势的社会教育机构培养。

另外，在线教学的广泛应用，会推动在线科研的发展，从而导致变更知识生产方式。学科的边界将日趋模糊，交叉融合的特征更加明显，跨学科、跨领域、跨区域、跨组织的科研合作进一步深化。在这个过程中，教师和学生的知识和技能

将在更大范围、更高层面、更综合的格局中快速提升。

在大学的空间布局和建筑形态方面，变化可能更大。大规模集中式的学生宿舍及配套设施将快速减少。教室和实验室的尺度和布局将被重新定义，大量智能教学设备及手段将被广泛应用，各种远程遥控机器人装置将会普遍应用到各种专业的实验室中，让身处不同地域、不同专业的师生共同协作，通过远程操作在同一建筑中完成试验。线上和线下融合将成为课堂教学的常态。

或许，这就是大学教育的未来。

或许，未来已来。

人类或将进入新的全球化阶段

孙周兴

从瘟疫或流行病史来看，20世纪之前的黑死病和梅毒死亡人数都是上亿级别的，20世纪的两大流行病1918年大流感和艾滋病死亡人数则在千万级别，而21世纪前面几次流行病如SARS、猪流感、埃博拉等，死亡人数均未超过2万人。所以，在历史大尺度上，我们不得不承认所谓“技术的进步”。

这次新冠肺炎疫情还在蔓延中，目前全球致死人数已接近14万，究竟会扩大到什么程度、最后怎么收场，现在还说不上来。最近人们都特别担心印度、南美和非洲国家的疫情，那里一旦发作可能形成疫情蔓延的第三波，也可能会是更加惨烈的一波。现在可以肯定的是，作为本世纪规模最大的一次全球流行病，新冠肺炎疫情将深刻改变全球格局和人类生活。

新冠肺炎疫情在全球范围内的快速传播，某种程度上使人们认识到了技术时代人类普遍和大规模交往带来的巨大风险，于是各种逆全球化和反全球化声音在世界各地响起，有人甚至声称这次疫情是经济全球化的终点，有人开始呼吁“去全球化”，有人说这是全球资本主义的新阶段，将彻底改变全球工业的生产方式和供应链，等等。

毫无疑问，这次疫情会进一步加强近些年来反全球化的保守主义和地方主义思潮。在疫情之中和后疫情时代，人类不得不面临一种紧张关系，即在加剧的地方孤立隔离倾向与全球团结协作要求之间的紧张关系。

但自欧洲殖民时代就已开始的全球化进程，真的会因这次疫情而逆转甚至终结吗？我们必须看到，全球化以及人类普遍交往是技术工业的结果。我们在今天普遍隔离的状态中还能听到各种反全球化的声音，这本身就已表明：我们依然在全球一体化的体系之中，我们依然摆脱不了全球“技术统治”机制。

今天，新冠肺炎疫情虽然导致国家间物理上的暂时相对隔离、国际人际交往的急剧萎缩，但另一方面，信息全球化却得到普遍加强，人类对互联网和数字系统的依赖越来越深。虽然各种政治嘴炮不断，猜疑、埋怨和指责不断，但通过疫

作者：孙周兴，同济大学人文学院教授。

原文首发于《环球时报》，2020年4月17日，“学习强国”转载。

情，人们也终于认识到，各国各族如今都已不可能独善其身，谁也离不开谁了，全球协作抗疫才是正道。

再有，有点貌似花边性的消息，已有多项研究表明新冠病毒会攻击男性生殖细胞从而抑制生殖功能。我们知道，主要在20世纪的工业化进程中，由于环境污染(环境激素)的影响，人类自然生殖能力已经大幅度下降了。如果这次新冠肺炎疫情继续大规模扩散，那它无疑将对本已脆弱的自然人类体质造成致命打击。这就会刺激以基因工程为代表的生物技术的加速进程。

因此，这次疫情完全有可能推动两大新技术即人工智能和生物技术。如果说技术工业是全球化的本质，那么我们现在不得不认为，新冠病毒不可能终止全球化进程，因为疫情并没有改变全球化的基本逻辑。只不过，在可预期的后疫情时代，人类将进入一个新的全球化阶段。

这个全球化的新阶段将会呈现什么特征？我们眼下还只能猜度。但我想至少应该有两项：其一，技术资本的统治地位得到进一步加强；其二，全球形成一套更合乎技术本质的治理模式。

就第一点而言，全球资本将面临一次残酷的全面清洗，产业链将得到重新安排，有人破产有人发财，但最后依然会是新技术产业胜出。就第二点而言，所谓更合乎技术本质的治理模式，无非是更理性、更规则、更计算化的技术政治机制。国际关系将因此被赋予更多的技术化规则，国际政治将被重新整理；技术对个体生活的介入也会越来越强甚至将成为常态——这在抗疫过程中已经可以见出端倪。

在后疫情时代，各国各族的命运恐怕取决于能否适应上述全球化的新特征。逆势而行者完全有可能脱轨，并被冠以“非文明族群”的帽子。

19世纪的哲人马克思早就揭示了全球化和人类普遍交往的本质与总趋势。新冠肺炎疫情不会改变这个总趋势。然而，我们也不必一味为全球化或新全球化欢呼。因为在后疫情时代，在技术统治的新阶段，如何坚持基本人道将成为一个更艰难的课题。更不用说，到那时候，除了病毒、地震等自然风险之外，恐怕还有更大的技术风险等着人类。

以智慧政府建设推进社会治理现代化

余敏江

2020年新冠肺炎疫情的暴发是社会治理的大考，凸显了推进社会治理现代化的必要性和紧迫性。事实证明，信息技术的有效运用是打赢疫情防控阻击战不可或缺的坚实力量。数字空间、网络社会和智慧政府成为人类活动的重要场景。作为智慧政务、智慧社区、智慧城市、智慧国家、智慧地球等各种“智慧体”建设的重心，具有决策科学化、办公快速化、治理高效化与服务便捷化特征的智慧政府建设已成为社会治理体系和治理能力现代化的重要支撑和关键环节。与数字政府相比，智慧政府不仅体现在办公的无纸化、自动化和标准化，还更多地体现为政府治理的科学化与智慧化。智慧政府强调尊重事实、追求精确、推崇理性和逻辑、注重满足多元化服务，是精细化、智能化、人本化、平等化的深度融合。智慧政府具备“主体”新集聚、动态决策、即时响应和智慧联动等基本特征，显示出在社会治理领域的巨大效能，引领社会治理朝着智慧、理性、动态精细化的方向变革。

智慧政府在社会治理中的重要作用在于，能够以较小成本降低政府、市场、社会组织和公众之间的信息不完全对称，提高社会需求和服务供给之间的匹配度，并对关键的人员流动、物资流动、财富流动等数据信息做到精准监测；能够利用大数据和智能决策系统为科学决策提供动态的数据支撑，在确保决策的客观性、真实性的同时准确把握社会事件的演进规律和发展趋势，避免传统科层制政府在有限理性基础上的模糊决策、主观决策和经验决策等弊端；能够推动物联传感、智能预测、实时数据分析等新兴信息技术在社会治安、防灾减灾、公共卫生管理等社会治理领域的普及应用，实现社会治理的全环节、全过程预警，避免掉入末端治理和反应性治理的窠臼；能够打破原有的组织边界，采用动态组织结构，增强跨领域、跨部门、跨区域协同能力，实现社会冲突协同处置。

推进智慧政府建设，不仅是互联网、物联网、块数据、数据挖掘、云计算、人工智能等各种现代化信息技术持续“再造”的过程，而且还是治理理念、治理结构、

作者：余敏江，同济大学政治与国际关系学院教授。

原文首发于《中国社会科学报》，2020年4月24日，“学习强国”转载。

治理方式与治理能力实现质的飞跃的过程。

一、嵌入“循数”治理理念

推行改革，理念是先导。社会治理以社会需求为导向，智慧政府的建立也要以社会需求为导向。与科层制政府、电子政府、数字政府有所不同，智慧政府建设还要求政府采取智慧的服务方式来实现社会需求与政府服务供给的“无缝对接”，这就需要以数据的有效集成和共享为基础，把“循数”治理理念引入智慧政府建设过程，并将其内化到治理举措中。一是挖掘大数据中有价值、可利用的关联数据，使收集、挖掘、研判、发布、共享大数据成为常态。二是立足“服务群众零距离”的服务理念，让“让数据多跑路，让群众少跑腿或不跑腿”成为常规。三是形成“用数据说话、凭数据决策”的共识，使依靠直觉判断的“经验式决策”转向“智慧式决策”。

二、打造扁平化的政府组织结构

扁平化组织结构是智慧政府本质的集中体现。尤其在块数据时代，信息传播方式的改变打破了权力的集中，每一个社会个体都变成了媒体源，信息呈现出透明、开放、直接交互和分享的趋势，客观上要求政府组织结构朝着扁平化的方向变革。同时，基于块数据处理技术的政府跨部门数据开放、信息共享的业务协同系统及平台的构建，打破了部门之间各自为政、碎片化以及数据壁垒状态，推进业务信息系统的互联互通，在客观上要求政府组织结构扁平化。唯有建立扁平化的政府组织结构，才能大幅减少管理层次，裁减冗余人员，从而建立一种紧凑、干练的组织结构，让处于组织机构中的顶端和底端的沟通变得容易和便捷。

三、建立标准化、一体化政务平台

标准化、一体化政务平台是智慧政府的重要载体。打造标准化、一体化政务平台需要从两方面着力。一是打造一个信息共享、业务协同的综合性、一体化的基本公共服务线上平台和虚拟化的办事大厅，该办事大厅承担政务办理的主要功能。虚拟化政务平台必须涵盖多种政务服务事项，厘清各政府部门职能，实现政府各部门业务的协同和政务流程的再造。同时，坚持以用户体验为依据标准，强化数据赋能，为企业和市民量身打造个性化、精准化、主动式服务。二是打造线下的一窗式自助终端，打破传统政府部门冗杂、职能交织的局面，做到一次告知、一表申请、一口受理、一网办理、统一发证，并通过智能自助服务终端的排号、预约、业务查询以及简单业务办理等功能构建，降低行政成本，提升政府整体效能。

四、提升专业化、复合型治理能力

人才是智慧政府建设的关键。目前，中国政府职能管理部门工作人员大多是管理型人才，而熟练运用大数据技术的专业型人才较少。有关报道显示，到2025年中国大数据人才缺口将达到200万人。培养既懂业务又懂大数据技术的复合型人才已经刻不容缓。智慧政府中的人才队伍建设事关核心行动者、中层管理者、“街头官僚”这三个层级人员的专业能力建设。首先，要让核心行动者接受大数据知识普及和应用技能的相关培训，并将其支持或切身投入作为智慧政府建设的“坚强后盾”。其次，鼓励与高校、企业合作，依托社会化教育资源，开设一些大数据科学方面的中长期课程，打造多层次、复合型的大数据中层管理者人才梯队，并通过绩效考评与奖励来科学规划与推进智慧政府的建设进程。再次，“街头官僚”是推动智慧政府建设的主要力量。这需要招录、培训直接面对“用户”及处理“海量信息”的一线工作人员，他们在熟练掌握政府组织结构的职能、运作方式的同时，还需具备与工作相符的融合应用大数据的能力和数据挖掘能力。

疫情终将过去，世界怎样不同

曲　辰

新冠肺炎疫情的爆发，加快了“百年未有之大变局”的变化速度，正如美国前国务卿基辛格所说：“新冠肺炎大流行将永远改变世界秩序”。近期，不少国内外的专家学者、普通民众都就此问题展开了热烈的讨论，但就未来世界格局、世界秩序将走向何方，存在各种看法。

一、驳悲观论

悲观者认为世界秩序将走向消极重构，霸权主义和民粹主义将日盛一日，逆全球化不可阻挡，中美脱钩无可挽回，其主要依据就是，世界的变化取决于大国之间关系与力量对比的变化，以及多种国际力量之间互动与较量结果的变化，作为消极力量代表的美国是世界第一强国，而作为积极力量代表的中国，在经济力、军事力、国际影响力方面与美国仍有明显的强弱差距。另外，在疫情期间，以美国为首的西方部分国家，在国际舆论上、经济上、科技上对中国进行围堵和围攻。这部分人就此认为，疫情后国际秩序的改变一定会走向消极的一面。

但是，如果我们从矛盾论出发，可以发现世界秩序的发展方向并不是单纯由两种力量的强弱对比决定的，强弱矛盾只是决定世界秩序走向的多个矛盾关系中的一个，决定世界秩序走向的矛盾关系还应包括先进和落后、进步和退步、多助和寡助等矛盾。

（一）先进和落后

以中国为代表的世界上的积极力量正在努力构建人类命运共同体。习近平总书记掷地有声地指出：“只有构建人类命运共同体才是人间正道。”人类命运共同体遵循共商共建共享原则，致力于建设一个持久和平、普遍安全、共同繁荣、开

作者：曲辰，同济大学外国语学院副教授、法语区域研究中心主任、德国研究中心研究员、同济大学文科办公室副主任。

原文首发于“学习强国”，2020 年 5 月 29 日，内容有部分删减。

放包容、清洁美丽的世界，推动全球治理系统朝着更加公正更加合理的方向发展。而以美国为代表的消极力量推崇的却是霸权主义、民粹主义、冷战思维，宣扬“美国优先”“中国威胁”，挥舞贸易摩擦、制裁的大棒，肆意地退出国际组织。两种力量在先进性上的差异不言而喻。

这次新冠肺炎疫情是一面放大镜，让人们可以更清楚地看清两者在先进性上的差别。习近平总书记指出，在这场攸关人类健康福祉、世界发展繁荣的疫情斗争中，团结合作是最有力的武器，世界各国应该以团结取代分歧、以理性消除偏见，凝聚起抗击疫情的强大合力，加强合作，共克时艰，维护人类共同家园。中国自疫情发生以来，始终秉持人类命运共同体理念，本着公开、透明、负责任的态度，及时发布疫情信息，毫无保留地与世卫组织和国际社会分享防控救治经验，加强联合科研攻关，与有关国家建立双边联防联控合作机制，积极推进疫情防控国际交流合作。当中国人民经过卓绝的抗疫斗争初步控制疫情之后，中国开始不遗余力地援助世界各国抗击疫情，这正所谓“出入相友、守望相助”“道不远人，人无异国”。

而美国总统特朗普及多名政客却在疫情期间多次在公开场合抹黑中国、“甩锅”中国，威胁对中国加征关税“惩罚”中国，甚至宣布暂停向世界卫生组织缴纳会费，并声称将对世卫组织在应对新冠肺炎疫情期间的所谓“失职”进行问责，这些消极的力量将新冠病毒政治化，大行双重标准，以邻为壑，甚至浑水摸鱼，其疫情期间的表现充分表现了其落后性。

发展的实质是前进的、上升的，是先进事物的产生和落后事物的灭亡，国际秩序的发展也不例外。人类命运共同体理念符合人类的根本利益和事物发展的客观规律，具有强大的生命力和远大的发展前途，全球化作为历史潮流，就如大江大河奔腾向前，其势头是谁也阻挡不了的。而霸权主义、民粹主义、逆全球化是不符合人类根本利益的，是违背人类历史发展客观规律的。这就是世界秩序向着积极一面发展的根本依据。

（二）进步和退步

进步和退步这对矛盾反映了时代特点。就以美国和中国来说，美国是世界综合实力第一的国家，它的军力、经济力和国际影响力是一等的，但与其在冷战后如日中天时的状态相比较，已不可同日而语。而中国作为发展中国家，在军事力、经济力和国际影响力方面都不如美国。但中国与自己比较起来，却有了比任何一个历史时期更为进步的因素。今天的中国的进步性就在于，中国人民在中国共产党的领导下经过近百年的斗争与建设，积累了丰富的经验，实现了马克思主义的中国化，其最新成果就是习近平新时代中国特色社会主义思想。中华人民共和国成立七十年来，我们党领导人民创造了世所罕见的经济快速发展奇迹和社会长期稳定奇迹，中华民族迎来了从站起来、富起来到强起来的伟大飞跃。中国现在比历史上任何时期都更接近、更有信心和能力实现中华民族伟大复兴的目标。

这次新冠肺炎疫情是一把尺子，全面衡量出了时代特点。疫情在中国爆发以后，中国人民在党和政府的统一领导下，打响了疫情防控阻击战。有几个比较很能说明问题：疫情期间，西方一些国家就中央政府和地方政府的各自责任争论不休，而中国四万余名医务人员从全国各地义无反顾地驰援湖北；西方一些国家在保生命还是保经济的问题上犹豫不决，而中国根本不争论这些，国家一声令下先后按下暂停键和重启键，全国人民就步调一致地做到了。曾预言“历史的终结”的福山也承认，面对疫情，中国的国家能力和民众对于政府的信任已经超越了美国等西方国家。另外，中国也正在对后疫情时代的世界经济产生积极的影响，中国需求和供应链的复苏对于全球制造业是一个积极信号，中国经济和消费服务的加速数字化引领了疫情下的经济模式创新。

发展过程中的每一种矛盾的两个方面，依据一定的条件，各向其相反的方面转换，强的可以变弱，弱的可以变强，强弱对比不能只看到绝对比较，还应看到相对比较。这就是世界秩序向着积极一面发展的时代依据。

（三）多助与寡助

由于中国所倡导的国际新秩序具有先进性、正义性和科学性，自然能唤起中国人民的团结，争取到世界多数国家的认同和参与，正所谓得道多助、失道寡助。但也要承认，现在西方部分媒体发出了很多消极的声音，西方部分民众表现出了对中国以及人类命运共同体理念的质疑，甚至是敌意。究其原因，是因为消极力量仍然暂时把控着世界主要的话语权，也还能利用其超级大国的地位拉拢、裹挟一批国家，很多民众受到了误导，但不能把这样的现象和多助划等号。

世界上已经发生的或正在发生的很多事情是会深刻教育世界人民的，西方世界内部不断扩大的不同声音就很能说明这一点。美国在七国集团外长会上试图推动将“武汉病毒”一词纳入联合声明当中，但被其他国家明确拒绝，法国外长会后指出，不应为了政治目的而消费当前的危机，为有效应对疫情，任何其他考量都应让位于国际团结与合作。美国顶级传染病专家福奇不愿为特朗普的“甩锅”中国背书，明确表示，没有科学证据证明新冠病毒是由中国实验室人为制造的。对于美国政府暂停向世卫组织提供资金支持，欧盟表示遗憾，医学刊物《柳叶刀》杂志主编霍顿则表示，这一决定“简直就是对全人类的犯罪”。澳大利亚诺贝尔生理学或医学奖获得者多尔蒂一针见血地指出，一个依靠仇恨来壮大自己的总统(特朗普)撕裂了自己国家人民,而且还扰乱了全球合作的步伐,而对抗疫情正是需要全球团结的时刻。

二、悲观论是不对的,盲目乐观也是不对的

我们已把推动世界秩序改变的两种力量的强弱、先进落后、进步退步、多助寡助这几个矛盾做了一个比较。从矛盾论来看,悲观者从静止的角度看重了强弱这一个矛盾,把它夸大起来作为全部问题的依据,而忽略了其他矛盾,忽略了矛盾的变化发展。他们只提强弱对比一点,是其片面性;将片面的东西夸大起来看成全体,是其主观性;将静止的状态看成了永远的状态,是其局限性。但是,另一部分人有一种毫无根据的乐观倾向,也是不对的。他们忽略了强弱这个矛盾,而只记得其他矛盾,将最终实现的状态看成了眼前立马能实现的状态。这其实也是片面的、主观的和局限的。

世界秩序是否存在走向消极一面的可能呢?不应否认这种可能性。应该承认世界秩序的改变有两种可能性,一个可能是走向人类命运共同体,一个可能是走向霸权主义和逆全球化,两者必然会有激烈的交锋。习近平总书记对此做出了精准的判断:要坚持底线思维,做好较长时间应对外部环境变化的思想准备和工作准备。我们应该客观且全面地承认积极与消极两个可能的世界秩序发展方向,不能一叶障目,但同时,也要着重指出走向积极的可能是占优势的。

三、该如何办

消极力量的优势可以因积极力量之努力而使之削弱,其缺点亦可因积极力量之努力而使之扩大;积极力量之优势可因自身之努力而加强,缺点则因自身之努力而克服。中国之优势,最根本就在于国家制度和国家治理体系之优势,即十九届四中全会上提出的十三个方面的“显著优势”,我们必须要坚持并完善之。中国之劣势,最主要在于很多领域仍技不如人,我们必须不断地加强自身实力,特别是补上科技、军事上的短板,做好对外之工作,努力于巩固和团结世界进步力量,努力于国际宣传,瓦解和转变更多的消极力量。只有做到这一切,才能真正构建起人类命运共同体,此外没有其他任何取巧图便的法门。

第三部分

公共卫生危机后的经济治理研究

支持中小企业跨越当前的险境是应尽的社会责任

尤建新

疫情防控是当前第一要务，无可置疑。但同时，不能忽视经济社会的健康发展，否则将毁坏疫情防控的经济社会基础。如何确保疫情防控和经济社会发展两不误，这是一个难题。尤其是对于中小企业而言，将面临严峻的挑战。

一、政府必须全力帮助中小企业跨越险境

疫情防控和提振经济两不误，各级政府在紧盯重大项目、重大工程的同时，必须关注中小企业的生存，这是关乎民生的重大和紧急事项。

疫情之下，中小企业目前面临的最大问题是流动性问题。虽然央行等各部门已经共同发声加大对货币信贷的支持力度，确保流动性合理充裕，但市场反应并不积极。因而政府必须紧急启动对中小企业的救济政策，并确保政策实施的透明。为了有助于政策的快速、有效，政策制定者应该深入中小企业，倾听企业的声音，同时要借助公共政策、法律法规、资本市场等方面的专家力量，共谋政策方案，确保紧急出台的政策科学、可操作。

政策往往具有整体性、系统性、滞后性的效果特征，越是危急时刻，越要站得高看得远，切忌拍脑袋决策。为了避免应急中政策匆忙出台可能带来的不协调、难落地、相互冲突的问题，必须对政策的颁布和实施过程进行跟踪和监控，及时纠正因政策的不完善导致的负面性影响。特别是对于中小企业，各行各业千差万别，对于政策的救济需求也不一样，绝不能一纸文件了事。在政策落地的过程中，相关部门如果能够提供积极、细致的网格化服务，强化服务功能，就能有助于政策贴切企业的痛点，提升政策的救助效果。

在互联网、大数据和人工智能快速发展的今天，政府应该摆脱传统的思维模式，通过强化基础设施建设以促进治理体系和治理能力现代化，健全和持续提升

作者：尤建新，同济大学经济与管理学院教授、上海市产业创新生态系统研究中心总顾问。

原文首发于“管理 50 人”公众号，题为《19 位管理学家为中小企业度难关支招》，2020 年 2 月 4 日，内容有部分修改。

服务能力，更好地服务中小企业摆脱困境。比如构建线上政府服务平台，形成交互、共生的中小企业健康成长生态，夯实政府服务设计—资源配置—实施服务—监督改进的良性循环。同时，政府应该基于现代化管理思想，快速建立中小企业图谱，以更精准的服务助力中小企业跨越当下的险境、度过复工险情，促进中小企业实现健康可持续发展。

二、中小企业必须快速应战、全力自救

面临疫情带来的严重危机，中小企业自身的作用更重要，应该立即启动自救，不能有丝毫犹豫和懈怠。

疫情暴露出中小企业自身的众多缺陷，这些缺陷在一路凯歌的时候往往被掩盖，突发困境下却可能是致命的，对此企业管理者必须有清醒的认识，要有壮士断臂的勇气迅速纠正、果断处理、不得纠缠。面临疫情的挑战，唯有快速恢复企业运作机能，才是起死回生的基础。中小企业必须清醒认识到，这次疫情危机带来的巨大影响将会持续一段时间，因此不能有任何侥幸的想法，要积极认真地面对挑战。一个重要举措就是瘦身、健体同时抓。部分中小企业在疫情防控期间，为了降低流动性压力就顺势瘦身，但必须明白瘦身在疫情之下是权宜之计，时间一久，没有健康体魄就没有竞争力，就会全线溃退，顶不住打持久战。所以，强身健体是中小企业自救走出困境的基本，是真正挺得住、活下来的关键。企业要活下去，首先是靠企业自己。

对于外部资源，中小企业一方面要紧密依靠政府和资本市场的支持，不放过一丝一毫有助于缓一口气的机会，同时要积极寻求相关组织（包括行业联合体、中小企业联合体等）的帮助以及供应链相关企业的合作，抱团取暖，降低流动性压力。另一方面，中小企业应该积极借助互联网等平台经济的支持，开拓商业空间，不拘一格拓展商业机会，包括变革经营模式、降低成本，减少疫情带来的损失；重构组织结构和流程，破解疫情导致的资金和人力资源瓶颈；创新产品、服务和营销模式，建立根据地，保持市场占有率。

三、社会力量必须合力援助中小企业摆脱困境

中小企业是经济社会最活跃的细胞，是许许多多供应链上的“螺丝钉”，不起眼却少不得。危急时刻，社会力量必须尽全力伸出援手支持中小企业摆脱困境。帮助中小企业就是帮助自己！

为了帮助中小企业应对流动性压力，除了各级政府纷纷出台相关的金融扶持政策外，社会力量可以敞开大门，提供中小企业借力发展的机会，或协同中小企业融入自己的体系共生发展。比如，2 月 2 日、2 月 3 日就有多地房地产租赁

协会发出了"共度时艰"的减租倡议，万达、华润、万科、龙湖、同济科技园等多家房企纷纷推出租金减免措施，部分外卖平台也已经开启佣金减免举措。互联网企业、法律事务所、会计师事务所、高等院校和科研院所等平台、咨询和培训服务机构可以为中小企业提供量身定做的优质、优惠服务，助力中小企业快速跨越险境。

总之，中小企业是当今经济社会稳定的基础，也是疫情过后唤醒经济社会复苏的主力。因此，面对疫情严酷的挑战，政府、资本市场、高等院校、科研院所、社会组织、企业包括中小企业自身等都必须行动起来，把支持中小企业跨越当前的险境作为应尽的最大社会责任。

加油，中小企业！

抗疫鏖战：聚力员工

罗瑾琏

一场突如其来的新冠肺炎疫情不仅扰乱了国人春节的喜乐团圆，同时也阻挠了企业鼠年开门大吉，更是给所有员工蒙上了挥之不去的忧心与焦虑。

面对企业眼前的经济损失和员工的心理效能损失，人力资源经理（HRM）如何担当如何着手，是在大疫当前搞一些"表格防疫"，让返企员工填写报表核实信息，或是贴张告示管控大门量量体温了事？眼前的排查少不了，但更重要的是以什么形式进行，尤其是如何在这个时期不给员工增加困扰，而是让员工感到组织的温暖、团队的温暖、同事的温暖，同时还能提升组织凝聚力以及员工归属感？

一、温情文化创建

给员工持续推送公司所掌握的相关疫情信息，尤其有无本公司员工受感染，哪些员工受感染，公司为疑似或者确诊员工将提供哪些帮助，包括精神帮助和物质帮助；号召所在团队为这些员工分享工作进程，告知队友已分担其工作内容使整个团队工作不受影响，让其安心休养；动员同事为这些员工多多问候安抚，哪怕就是推送一首好歌一张昔日的照片，给同事以温情排解苦楚。

二、描绘愿景，共塑目标

诚恳地与员工分享公司应对措施计划，讨论各阶段的目标、行动与困难，与员工描绘未来画卷，让员工充分理解并接受公司近期由于疫情造成的开源节流，对公司未来充满信心，更加努力工作努力奉献。

三、学习交流，提升技能

闲时是学习的最佳时机，若公司处于歇业或者工作量不饱和状态，组织员工互联网交互式学习，提升员工的知识储备，汇集公司知识库，为正常开工后的效

作者：罗瑾琏，同济大学经济与管理学院教授、中国管理学会（管理现代化研究会）人力资源管理分委员会副主任委员。

原文首发于"中国管理研究"公众号，题为《12 位人力资源管理学者谈——疫情防控背景下企业的人力资源管理策略》，2020 年 2 月 5 日。

率提升和品质升级奠基。

四、相互信任,共同诺言

坦诚沟通目标是共同信任共同承诺,无论是面对困境的开源措施还是憧憬画卷,都应有相应的正负承诺,只有组织能给出忠诚承诺,方能让员工馈以付出,这些不一定需要合约也不一定双方签字,但一定要以温情的方式让员工真心信任,比如,企业主以“告员工家书”的形式,每阶段向全体员工推送各项决定,包括缘由以及将来的正负两极可能措施,而不是含含糊糊支支吾吾。

总之,要充分利用发达的互联网平台,挖掘各种组织资源,建立坦诚沟通机制,努力促进全员凝心聚力,将这场疫情对企业的影响降到最小,坚决打赢防控阻击战,助企业腾飞。

疫情冲击下的中国经济："危与机"并存的影响与对策

郑　鑫

一、对宏观经济的可能影响

（一）2020年一季度GDP增长受限，第三产业波及最为严重

疫情的影响主要表现在供给与需求两方面，最终的输出结果影响的是GDP的核算。新冠肺炎疫情与2003年的非典疫情极为相似，从非典疫情可观察疫情对经济的影响路径和程度。非典疫情主要影响当年二季度的经济，新冠病毒的影响主要在今年一季度。

如果新冠疫情可以在2020年一季度得以控制（即3月之后新增确诊病例非常少），我们预计其对经济的冲击至少会和2003年非典相当。我们估算非典疫情对2003年二季度GDP同比增速的拖累为200个基点，二季度季调后GDP环比折年增长率从一季度的12%大幅放缓至3.5%。第三季度后，疫情逐渐得到控制，第二产业增长迅速恢复至当年一季度的水平，但第三产业恢复相对较慢，直至四季度才出现明显改善，可见疫情造成的紧张情绪对服务业影响更大。

（二）居民消费需求暂受抑制，疫情解除后需求或会"报复性释放"

通过2003年的数据经验可以发现，非典疫情结束后，社会消费品零售总额迅速回归到疫前水平。本次新冠肺炎疫情，全民"宅家"，消费抑制比2003年非典疫情更为严格，因此可以预见本次疫情后，2020年居民消费需求将在触底后报复性释放。延长的假期结束、未来疫情得到控制之后，部分出行和旅游活动有望回暖，但外出餐饮等领域所损失的需求可能难以完全弥补。此外，企业延迟复工和消费需求下滑可能对很多中小企业造成冲击，这将导致整体失业率上升、居民收入增速下滑。预计2020年整体消费实际增速放缓至5%，其中私人部门消

作者：郑鑫，同济大学经济与管理学院副教授。

原文首发于"众调汽车大数据"公众号，2020年2月4日，内容有部分删减。

费实际增速放缓至仅 4%。

(三) 固定资产投资放缓，进出口贸易遭受冲击

固定资产投资和房地产活动所受冲击可能小于消费，但应大于 2003 年非典时期。2003 年二季度中国的固定资产投资和房地产活动非常强劲，部分由于在非典爆发前整体经济增长动能非常稳健，而且疫情主要集中在个别省市，当时政策也比较宽松。从这次情况来看，本次疫情爆发前全国整体经济增长动能并不强劲，而且疫情已经扩散到了全国所有省级地区，同时有更多的地区"封城"，超过 1/3 的省份将假期延长了 10 天以上。如今全国交通物流和产业分工深度融合，相关限制会给生产活动和供应链造成超越以往的影响。此外，2003 年中国正经历房地产活动高速增长和固定资产投资热潮，而如今房地产市场面临一定的下行压力，而中美贸易相关的不确定性也持续令企业资本开支承压。因此，预计一季度中国整体投资和工业生产活动也会放缓，但随着宽松政策出台和实施、被抑制的需求得以释放，二至四季度投资增速有望反弹。

2003 年第二季度的投资增速与出口增速，与 2003 年第一季度相比并未发生明显回落，同时显著高于 2002 年第二季度的相应增速。但是我们不应过于乐观。一方面，2003 年非典疫情爆发日期出现在当年春节之后，全国范围内并未出现大范围停工现象；另一方面，2003 年中国经济处于上升趋势之中，而当前中国经济处于平缓发展趋势之中。此外，鉴于工作日减少、交通运输和企业复工延迟，我们预计 2 月和一季度贸易数据会大幅走弱，但 2020 年整体进出口可能仅会小幅弱于此前预测，全年商品出口增速预测将可能从 2%下调至 1.3%，预计商品进口增速从 3.6%下调至 3.2%。所以 2020 年预估投资与进口增速在下滑后不会有类似于"触底反弹"回升，需要长时间的休养生息来调整势头。

(四) 企业产能下降，居民消费价格上涨将持续

一方面，新冠肺炎疫情的爆发可能同时影响消费品的供给与需求，但其对消费品供给的影响则可能持续更长时间。这就意味着，在 2020 年春节之后，很多消费品的供给可能会较为滞后，这会导致 CPI 各分项的价格出现一定程度的上升。换言之，肺炎疫情可能导致本次 CPI 同比增速的上涨持续更长时间，或者回落速度更慢。另一方面，考虑到疫情对工业企业的不利冲击，2020 年工业企业的补库存行为可能会延迟，或者变得更加微弱，这就意味着 PPI 增速的回升可能推迟。

二、对微观经济的可能影响

（一）企业生产经营停摆，中小微型企业破产风险显著提升

为防范疫情扩散，全国春节假期均已延长，部分省市复工时间进一步推迟一周，企业正常的经营计划被打乱。生产和营业停摆，收入和现金流中断，但是房租、工资、利息等费用刚性支付，企业将蒙受巨大损失。企业停工可能承担先前合约、订单的违约风险，部分体量较小、抗风险能力较弱的中小微企业可能将直接面临破产。

（二）员工失业率上升，弹性薪酬制工种冲击最大

员工收入与企业经营效益息息相关，随着企业现金流中断，员工的薪资、奖金乃至就业都可能会受到影响，尤其餐饮、娱乐、交通运输等行业表现更为明显。需要特别关注的是弹性薪酬制的员工，例如外卖、快递、滴滴以及部分制造业等计件工资的工种，基础保障低、收入波动大，是受疫情冲击最大的人群。

三、可能的对策

（一）政府层面

有了非典的前车之鉴，中国政府对本次疫情反应十分迅速并且采取了正确的措施，这就意味着，疫情的扩散程度、持续时间都将因为我们正确又快速的反应得到控制，产生的影响也将控制在较低范围内。政府应进一步加大全国总动员力度，切实有效控制疫情的蔓延和发展，最大限度地减缓疫情造成的冲击。

1. 扩大赤字共渡难关

现如今财政政策是关键，加大减税和支出力度，扩大赤字将是重中之重。政府在 2020 年可采用更加扩张的逆周期宏观经济政策进行应对。当下财政收支矛盾较大，且 2020 年以收定支，财政收入下降，疫情防控支出增加，加大疫情相关财政支出，扩大研发、救治、防疫物资、一线医护人员补助都属预计外的支出，为避免挤压其他民生和稳增长支出，有必要扩大赤字率至 3%。面对如此重大的疫情，应该充分发挥财政政策的作用。政府也应适当降低存款准备金和基准利率，增加流动性释放，降低融资成本，帮助中小企业渡过难关。

2. 给予补贴稳定军心

应适当减免一季度受疫情影响严重的行业尤其是交通运输、旅游、餐饮等行业的增值税，亏损金额抵减盈利月份的金额以降低所得税。进一步降低社保缴

费率，养老、医疗缴费率可分别降低 1 和 2 个百分点，降低企业负担。给予部分受疫情影响受损行业企业财政贴息，可暂定一个季度。对参与新冠肺炎防治工作的卫生医务人员提供临时补助。病人治疗相关费用一切减免。补贴并保障低收入人群和前期失业人员的生活水平不因疫情受影响，提前防范可能的失业潮引发的社会稳定。对参与捐赠的企业和个人行为予以所得税、个人所得税抵扣，不受目前企业所得税税前利润 12%限额的约束，鼓励社会捐赠。

3. 加大投入未雨绸缪

在未来，政府在公共医疗卫生、劳动力再就业培训、企业减税降费等领域投入更多财政资源，以缓解中国经济的下行压力。此外，2020 年的地方债发行规模可能超过 3 万亿元，其中更高比例将被规定用于基础设施建设，这也有助于对冲房地产投资与制造业投资的下行压力。在货币政策方面，2020 年央行有望出台更多的降准与降息措施。我们将 2020 年央行降准的次数预测由之前的 2～3 次提高至 3～4 次，这就意味着未来还有 2～3 次的降准。2020 年，中国央行在 SLF-MLF-LPR 层面的降息幅度也将变得更大。不过，考虑到之前提到的疫情的持续可能导致 CPI 增速回落时间推迟，2020 年的货币政策宽松可能更多发生在下半年。这就意味着，财政政策在 2020 年应该恰当前置。

（二）企业层面

各级企业是这次疫情受到最直接冲击的一环，所以面对疫情企业的行动也十分重要，如果企业成为有担当的企业，那么无论是疫情中还是疫情后的经济都不会受很大的影响。

1. 做好防控复工复产

在主要疫区和特大城市的企业应主动探索灵活办公机制、错峰上下班，提倡线上和智能化办公避免人流交叉感染。企业应做好人员安置工作，保障因疫情而停工的员工的合法权益。企业在兼顾自身和员工利益，落实员工带薪休假制度的同时，延长的假期及推迟开工的期间内按一定比例支付基本薪酬而非强制工资，减少企业因负担过重而在复工后加大裁员的现象。

2. 稳定心态降低损失

在疫情爆发期间，企业要稳定心态，明白损失是不可逆的，企业在面对交货延迟、客户丢失、贷款违约、订单撤销等问题时应先冷静分析，根据合同权利和其他相关法律权利与合同相对方有理有据地进行讨论协商，必要时可以申请法律救济。同时受影响的中小型企业也需要根据实际情况及时实施调整生产计划、调整供应链管理、做好现金流安排等措施，并且及早和合同相对方及各利益相关方进行主动沟通，将经济损失及舆论和大众心理带来的潜在负面影响降到最低。

3. 整理思路蓄势待发

企业应根据疫情的具体情况来调整假期安排，在延迟复工的这段时间里，企业可以利用这段时间来提升水平与整理思路。企业可以使内部人员在“空闲期”内做提升培训与培训课件的开发。目前的疫情使得业务无法开展，可以收集和积累客户信息，为复工复产做准备。也可以整理一下企业的发展思路，趁现在打造提升企业文化与企业形象，为以后更好的发展蓄势待发。

4. 转型调整商业模式

如丘吉尔所说：“不要浪费一场好危机。也许这个危机是你脱颖而出、跑赢市场的一个转机。”在疫情面前，如盒马鲜生、叮咚买菜等到家送达类服务企业取得了逆势增长，这对于实体制造业以及服务产业也是一个很好的借鉴，即如何借助自有或外部物流平台，实现产品的即时主动的送达，这次危机给了线上线下整合营销的新零售企业良好的销售机遇，对整合行业有着重要的借鉴意义。

新冠肺炎疫情对我国经济影响分析及政策建议

石建勋

新冠肺炎疫情短期对我国经济影响和冲击比较大。具体而言,交通运输、旅游、住宿餐饮、实体商贸零售、制造业、房地产、线下教育培训、电影院线等实体文娱场所消费相关行业一季度均将受到较大冲击;医疗卫生用品、新零售、线上教育、线上文化娱乐、快递外卖服务等细分领域将呈现逆势增长。从长期来看,如果疫情在 2 月底 3 月初得到基本控制,随着需求的延后释放以及产能的逐渐恢复,大部分行业将稳步复苏或快速反弹;若疫情蔓延态势持续时间较长,则对全年经济增长的影响不容乐观。

当前,政策需要未雨绸缪,在保证防控疫情的前提下,对生产恢复提前做出安排和部署,稳定企业和金融机构的预期,为日后的工作重点从疫情管控转向恢复生产做好准备,以将疫情的冲击降到最低。建议针对相关行业如交通运输、旅游、文化餐饮等,实施税收减免,同时对受疫情影响的相关企业实施财政贴息,以减轻企业各项税负。对一些处于停工、半停工状态,生产经营出现困难的小微企业,通过有针对性的税收、费用、租金等减免、临时性短期融资,给予援助。尤其是对因疫情冲击而陷入困境的民营企业,要帮助它们稳住资金链条,渡过暂时的难关,为日后实现整体复苏与经济逆流而上做好准备。同时,对城乡一些困难家庭,政府和社区要重点帮扶,补贴并保障低收入人群和前期失业人员的生活水平不因疫情受影响,提前防范可能的失业潮,维护社会稳定。

待疫情得到基本控制后,一方面,应加快医疗卫生体制机制改革,实现“政府市场双到位、公立民营双发展、医生患者双满意”。另一方面,应提高政府治理能力。强化信息公开透明,实施政府信息公开清单管理和政府信息定期披露机制。加强舆论监督,充分尊重新闻媒体和社会公众对重大公共事件的知情权,避免公

作者:石建勋,同济大学经济与管理学院教授、国家社科基金决策咨询点首席专家、上海市习近平新时代中国特色社会主义思想研究中心副主任。

原文首发于“同济大学经济与管理学院”公众号,题为《同济经管 7 位教授聚焦疫情下政府治理与企业重生大挑战》,2020 年 2 月 6 日。

权力被滥用；强化社会治理体系和地方政府治理能力建设，实现从管理到服务的转变，推动政府、社会和公众公共参与的协商，畅通信息沟通渠道；改革选人用人机制，并强化官员问责体系；进一步完善相关法律法规，大力提高地方政府的治理能力和水平。

以审慎思维和共生理念应对新冠肺炎疫情危机

张玉臣

一场突如其来的疫情无疑是对中国社会的一次重大考验，考验着宏观层面的国家治理体系及治理能力，也考验着微观层面的企业经营模式和管理水平。很多企业难免遭遇各种各样的困难，小微、餐饮、旅游等企业可能面临更大挑战。值此之际，企业需保持理智和冷静，以审慎思维和共生理念渡过难关。

审慎思维主要适用于自身发展，具体有三重含义：一是发展目标上的生存定位，即特殊时期要以活下来为主要追求，特别是小微及受到冲击较大的企业，要对困难充分估计，精打细算，稳健为上，保持必要的稳定性及流动性；二是业务选择上的专精模式，即通过危机期的大浪淘沙，果断放弃非优势及难盈利业务，适时抉择企业发展的主导业务，通过创新等措施将其做到专精程度；三是经营管理上的问题取向，即借助危机发现日常管理中容易被掩盖或忽视的问题，找出抑制企业发展的瓶颈和短板，做到扬长避短、迭代改进。

共生理念主要适用于相互合作，具体也体现在三方面：一是产业链上相互扶持，即上下游企业之间要抱团取暖，给予合作伙伴力所能及的宽限和包容，有条件的大企业要主动承担社会责任，积极为小微企业、困难企业赋能，危难时的休戚与共一定能换来雨过天晴后的携手共赢。二是与员工相互体谅，企业遭遇困难员工必受殃及，很多员工甚至会面临生计压力，也许危难时刻员工才能更真切地感知到与企业的相互依存，危难时的善待定会激发员工长久的忠诚。三是与社会相向而行，大难之下所有主体都是生命共同体，“皮之不存毛将焉附”？企业家在错综复杂环境下要洞悉大势，对中国人民战胜疫情要充满信心，对中国经济的发展前景要充满信心。面对疫情冲击，政府、银行等机构已推出不少对企业的扶持政策，企业既要善用这些政策，也要以诚信、良心用好这些政策。只要全社会齐心协力，必能共克时艰，转危为机。

作者：张玉臣，同济大学经济与管理学院教授、上海朗阁教育科技股份有限公司独立董事。

原文首发于“同济大学经济与管理学院”公众号，题为《同济经管 7 位教授聚焦疫情下政府治理与企业重生大挑战》，2020 年 2 月 6 日。

“救急”与“就计”

李　垣

面对突如其来的新冠肺炎疫情，各地政府在抓紧防疫抗疫的同时，急企业之所急，纷纷出台各类“救急”政策，纾解企业、特别是中小企业的困难。截至2020年2月6日，已经有超过20个地区出台多项企业扶持政策。我们有充分的理由相信，这些“救急”政策必将不同程度地帮助深受疫情影响的企业渡过难关。

但是，此次防疫抗疫的过程也暴露出一些需要我们在未来一段时间要认真思考和解决的问题。例如：防疫隔离信息的统计处理是一项关键工作。几乎所有中国家庭都有智能手机，武汉也是我国第一批5G试点城市。那么，为什么先进的信息技术和设备在防疫工作部署和人员流动轨迹识别等方面只发挥了非常有限的作用？再如，健康产业受到各方面关注也有十年有余。但即使是在武汉这样的千万人口级别的大城市，医疗体系应对新冠肺炎也捉襟见肘，不仅许多病患不能得到及时地诊治，许多一线的医生也由于缺乏防护装备而饱受病毒威胁。

面对这样的情形，人们不免要问：我们目前的产业规划、科技发展、以及社会治理政策应当如何改进？“救急”之余，我们更应该以此次疫情为改革的契机，关注未来中长期发展的质量，谋划产业结构调整、政策优化、以及产学研协同创新的长久之计。为此，我们提出以下建议。

(1) 认真审视即将出台的各类规划，把支持民营经济，特别是中小企业的创新发展作为主要内容加以考虑，确保民营企业能够在生产恢复过程中轻装上阵，迅速恢复经营，提供足够的就业岗位，助力我国经济尽快实现疫情之后的恢复。

(2) 针对此次疫情防控工作暴露的我国在医疗物资生产储备以及医疗服务能力方面的短板，从国家疫病防控体系建设出发，产学研协同研究，以适当方式形成市场需求，公布本地区的产业发展指南，制定政策和优化环境来引导有创新能力的企业积极参与，同时，要从制度上保证政府引导措施公开透明并形成企业

作者：李垣，同济大学经济与管理学院院长、特聘教授、管理高等研究院院长。

原文首发于“管理学季刊”公众号，题为《管理名家圆桌谈(一)：突发疫情下企业如何“危”中掘“机”?》，2020年2月11日。

家的稳定预期。

(3) 在“救急”的同时,更要关注如何通过制定有效政策引导企业有效转型和创新发展来促进产业结构调整升级,特别是要积极设计政策框架,引导、鼓励企业能够围绕我国人民安全、健康、科学、高质量的生活创新开展经营活动。

(4) 在支持帮助企业发展的同时,也要防止企业滋生有问题找政府的习惯思维,鼓励它们在市场机制之下,以公平竞争实现发展和成长,让“权”于“市”,真正发挥市场在资源配置中的决定作用,将疫后企业的恢复扎实地建立在自身的竞争能力和战略韧性之上。

产业园区在两手抓中应做到“四个统筹”

任 浩

当前正是战疫的关键时刻。考虑到各类产业园区是区域经济发展的主要阵地，承担着促进国家产业经济发展的重要使命，尤其今年是我国全面建成小康社会的关键年，也是“十四五”经济社会发展规划编制完成的重要一年，在全面战疫的同时，应允许甚至督促各类园区“两手抓”，即一手战疫情，一手促发展。实现园区有效利用时机、系统安排工作、调配各种力量，处理好当前与长远等重要紧急工作的统筹。为此，建议产业园区在“两手抓”中应该也可以做到四个统筹。

一、战疫与复工的统筹

战疫是当前重中之重，这是特定时间特定地点所决定的特定任务，不容松懈。但产业园区作为园区经济发展的组织者，也应承担起园区生产经营领导的职责，在条件保障的情况下，一方面应鼓励与防控疫情相关的园区企业尽快尽量优先复工生产，如医用设施和民用防护产品的生产。目前，根据我院刚完成的全国 40 家重点产业园区的调研和 10 位园区负责人的访谈情况，不少园区已做了大量的工作来保障全国防控疫情的产品供给；另一方面应做好园区企业复工的准备，仔细了解园区企业复工中的困难和建议，不仅要了解园区单个企业的复工准备，还要积极掌握和协调产业链企业间的复工情况，对产业链企业复工准备良好的企业，优先创造条件并提供可能的帮助。

二、应急处置与长远谋略的统筹

管理工作根据任务的紧急性和重要性，可分成不紧急不重要、紧急不重要、重要不紧急和又紧急又重要 4 类任务。当前产业园区的领导者在处理紧急任务的同时，应不忘放松全年重要任务的推进，尤其是当前一线人员的任务受限情况下，应组织力量开展“十四五”重要规划的启动工作。我们调研中，高兴地看到国

作者：任浩，同济大学经济与管理学院教授、同济大学发展研究院院长、中国产业园区持续发展联盟执行主席。

原文首发于《上观新闻》，题为《既要战疫情，又要促发展，产业园区如何统筹好“两手抓”?》，2020 年 2 月 13 日。

家级临沂经开区和库尔勒经开区等园区领导，在战疫同时都已实质性启动了“十四五”规划工作。从某种意义上来说，现在也是组织部分人力来静静谋划园区长远发展的有利时机。

三、刚性工作方式与柔性工作方式的统筹

在防疫吃紧时期，为尽量减少人与人之间的接触，园区日常管理的工作方式应做些调整，除了必须的刚性工作方式外，可更多地采用柔性工作的方式，如允许先后有序复工、错峰上班、居家办公等，尤其是积极利用外部压力，从主观上积极利用互联网信息化设施，加快推进和推广远程办公等柔性工作方式。当然，园区在发展远程办公等柔性工作过程中，要避免出现工作松懈的漏洞。为此应考虑规范园区远程办公的管理方法。一要善于利用手机视频会议系统，进行信息沟通和决策，据了解“云之家 V9”系统，可同时与 600 个人手机端点进行视频会议，完全能满足会议功能需要；二要优化 OA 系统的远程处理能力，通过 OA 系统帮助建立和优化工作流程管理；三要制定日常，必要的话建立每天可复查的简化的工作量表，以便及时了解每名员工的工作进程，掌握决策的执行情况。

四、园区管理者主体和其他相关主体的统筹

园区的发展有赖于园区管理体系和治理能力的建设，在当前全面战疫的情况下，尤其要处理好园区多元治理主体共治的关系。园区管理机构（管委会或总公司）是园区治理主体，但不是唯一治理主体，园区的治理主体还有地方政府和园区企业。面对突发事件要如何治理？如何处理好园区的稳定发展与改革的关系？不能仅仅依靠园区管理机构单打独斗、大包大揽。这种单一主体的资源和能力都是有限的。因此，建议园区在“两手抓”时，一方面要明确园区面临的困难，树立园区、企业甚至地方政府共同应对的理念，建立调动多元主体共同治理的体制机制；另一方面应甄别园区企业的实际解困需求，根据园区自身能力给予企业积极帮助，帮助企业真正发挥市场主体的角色直面市场环境。只有园区治理主体共担共治，才能真正走出战疫的困境，走上园区持续发展的未来。

重大疫情下中小企业的经营应对策略

陈守明

这次突如其来的新冠肺炎疫情，给中小企业的正常经营带来了重大冲击，众多中小企业老板和管理者夜不成寐。突发事件面前，需要我们保持冷静，深入思考企业战略与策略，理性应对。企业战略的核心是适者生存。这次疫情是企业经营环境的短期剧烈变化。由于企业经营的中长期环境没有根本变化，企业还是要保持其战略定力。当下我们需要考虑的是如何渡过难关，即短期的应对策略。

人们常用大船和小船来类比大企业和小企业的经营特点。我们可以借用众船航行中遭遇短时期大风大浪这样的场景来分析讨论当前疫情下中小企业的应对策略。很显然，确保不翻船是船长最重要的目标。为此，船长要有必胜的信念和全局意识。企业管理者有信心，员工也会受到感染和鼓舞；同时，管理者对疫情带来的冲击和影响时间长度要有充分的估计，不能轻敌；做好情景规划，从容应对将来可能出现的不同情况。

适度“随波逐流”。中小企业船小好掉头，在大风浪前顺势而为是明智的选择。但要牢记这是非正常的时期，非典型的经营环境。例如现在高端餐饮企业做外卖是权宜之计。去除负担，“轻舟”前进。中小企业要不等不靠，积极自救，果断舍弃一些非必需的资源，留下核心人员、核心业务，现金为王，开源节流。

全体船员同舟共济。中小企业的一大优势就是命运共同体意识强，此时企业管理者要加强与员工沟通，透明基本收支，采取员工降薪换股等措施，与员工齐心协力共担风险，共渡难关。

与有利益关联的其他船只合作。企业主动与利益相关者沟通，争取上下游企业和金融单位、房东等的支持。此外要研究国家和地方陆续出台的一些支持中小企业的政策，用好政策。借助大船的力量。大船抗风浪的性能比小船好得多，中小企业要争取大企业帮助，探索共赢的合作方式。前些日子，电商企业向

作者：陈守明，同济大学经济与管理学院教授、同济大学发展规划部副部长。
原文首发于《经济观察报》，2020 年 2 月 11 日。

餐饮企业“租借”员工就是一种探索。

中小企业所处的市场如同一个千帆竞渡百舸争流的场景。“沉舟侧畔千帆过”，企业如能挺过这次疫情的冲击，就会迎来消费和投资的反弹的好环境，加上经过大风大浪锤炼的组织和队伍，定能直挂云帆济沧海，在未来的竞争中脱颖而出。

在宏观经济和企业个体层面对冲疫情冲击的几点建议

钟宁桦

疫情在短期内对我国宏观经济会造成一定的冲击。虽然疫情结束后，可能会有一些“补偿性”的消费，但春节期间所损失的消费的大部分可能没法弥补，因此会对今年一二季度的经济增速带来压力。为了对冲这一冲击，建议加大公共医疗体系的投入，尤其是着力于弥补这次疫情期间暴露出来的短板，着力于在“看病难、看病贵”问题特别突出的地区。公共医疗领域的投入需要大量资金，但去年以来各地政府财政压力显著增大。建议使用已经下拨的专项债额度，将部分专项债的使用方向从基建投资调整到该方向。

疫情对承担着大量就业的餐饮、文旅等行业的冲击特别大。帮助这些企业渡过难关、尽量不裁员是实现“稳就业”的关键。为此建议在疫情期间，允许受冲击企业采取灵活的工资调整政策、延迟社保金等费用的缴付等。在确保卫生安全的情况下，也可允许困难家庭的闲置员工以临时工的方式承担物流等工作，弥补人口流动限制所导致的物流快递等人员的短缺。此外，建议以返税等方式更多补贴受冲击企业。从而实现“政府—企业—员工”分摊损失，共同抱团取暖、共度时艰。

对于个体企业而言，应努力将这次疫情危机转化成发展的机遇。尤其是，疫情期间网上“获客”的成本较低，部分消费类企业可以借此时机加速线下销售向线上销售的转型、扩大线上客户的规模，为疫情结束后的加速发展奠定基础。

作者：钟宁桦，同济大学经济与管理学院教授、上海市经济学会副秘书长。

原为首发于“同济大学经济与管理学院”公众号，题为《冲击与反思——同济经管教授聚焦疫情下经济运行和应急管理》，2020 年 2 月 11 日。

疫情影响下技术环境和消费者行为变化带来的政企思考

梁晓蓓

突如其来的新冠肺炎疫情，对零售、旅游等人群集聚性行业带来了不可避免的冲击，人员流动明显的共享住宿、出行等细分领域尤甚。在过去的十年里，这些不断发展的经济业态，大多是以互联网为技术保障，以中高收入家庭及“候鸟”群体需求为前提，联合政企、供需者等多元力量并不断培育出新商业模式。

然而，受2020年初的疫情冲击，技术环境和消费者需求、行为随之发生了明显变化。对于技术环境，主要表现为社会环境更加互联网化，大数据和人工智能技术被广泛应用于疫情数据管理、在线诊疗管理、基层管理，无人机巡查、机器人配送等以往较为“高端”的服务更是出现在大众视野。对于消费者需求和行为，则主要表现为家庭整体消费意识凸显、风险防护意识提高和体验消费需求多维化等方面。生鲜配送、在线教育、在线诊疗这类尚未大范围普及的家庭型消费服务被提到大众视野。相应地，家庭居民在享受这类服务时，对产品安全、信息泄露等风险的防控意识可能会有所提高。受隔离环境的限制，他们在相对封闭的环境内，也可能会更加关注产品的社交性和娱乐性体验。

有了这些因素的影响，加之固有的经济、社会发展和环境的压力，政府和企业或许应更加重视技术和消费观对互联网环境下经济业态的支撑和前提作用，以促进疫情过后这些经济业态的快速复苏和可持续发展。

在企业市场竞争方面，竞争策略、可持续发展策略和产品服务设计必须要充分考虑消费者行为的心理机制，尤其是近期疫情影响下的家庭消费心理机制。例如，在产品和服务设计中，重视使用App、小程序等方式维护和拓展客户，重视无接触配送模式，以及发展依托区块链技术的产品溯源追踪业务。又如在生鲜配送领域，可积极考虑原生态农产品的协同生产，餐饮后厨的半成品协同加工和餐饮业员工协同配送的协同消费模式升级。而在教育和医疗行业，也可借鉴共

作者：梁晓蓓，同济大学经济与管理学院教授、中国信息经济学会信息管理专业委员会常务理事。

原文首发于“同济大学经济与管理学院”公众号，题为《理性与突围——同济经管教授聚焦疫情下应对策略与创新探索》，2020年2月12日。

享经济企业和平台的成功经验与失败教训，依托学校和医院的优势资源，通过在线平台为家庭和个人提供更丰富、更细致和更专业的服务。

在政府规制设计方面，科学制定规制必须充分了解利益相关者的行为和经济、社会系统状态及性能。一方面，疫情影响环境下，政府对不同企业及利益相关者施行减负或激励政策时，需要协调好经济、社会系统的各种复杂条件。另一方面，政府更要审视疫情等应急环境下的居民心态，在规制设计时充分考虑不同状态下的人民需求。例如，对于2020年将制定的《个人信息保护法》和《数据安全法》，此次疫情防控的先进经验和不足之处，或许能对法典制定的完善性提供事实基础。而对于行业热门的区块链技术相关规制来说，此次疫情中的诸多物资协调问题或许也能引发一些积极思考。此外，对于基层管理来说，视频会议、一网通办、“莫要一刀切”、简化流程、高效决策、高效执行等基层管理者和群众诉求，也能为政府的规制设计带来相应启发。而基于这些诉求的政府规制，也定能为企业和大众带来诸多便利和福利。

疫情虽为我们带来了不安和焦虑，但我们仍有理由相信，在全国齐心协力下，疫情总能战胜；我们有理由相信，在企业的冷静思考和沉着应对下，2020年的经济春天总会到来；我们更有理由相信，不管面对多大的艰险，中国的经济主战场及互联网环境催生出的不同经济业态，终将稳定和蓬勃发展！

疫情防控与生产恢复过程中的企业家保护与激励

谢　恩

当前，新冠肺炎疫情防控已经到了关键阶段，除了继续加强人员隔离、增加收治能力、加快诊治方案研发等方面措施以外，我们还要认真考虑如何有序恢复企业的生产活动，减轻疫情对于我国经济的影响。目前，多地政府已经密集出台了多项措施，从融资贷款，税费减免，人员减负以及防疫物资供应等方面为企业提供支持，相信这些措施将在下一阶段有力推动企业恢复正常的生产和经营活动。

除此之外，我们还建议政府为企业家提供更多的制度性保护，激励他们以更强的创业热情和使命担当带领员工抗击疫情。自一月中旬以来，新冠肺炎疫情发展的速度大大加快，各地政府采取了许多强有力的措施试图阻断病毒传染。尽管这些措施非常必要，但在落实过程中也使得许多企业家承担了一些本不该由他们承担的风险和责任。例如，近期各地政府纷纷发布企业复工通知，其中明确规定了“法人负责”以及“谁用工，谁管理，谁负责”的原则。从控制疫情的角度看，这些规定很有必要；但是在实际操作的过程中，确实存在不恰当的责任转嫁的情况。有企业家反映，个别地方政府规定一旦企业复工，如果有一个员工感染，就要对企业法人采取强制措施。这些政策和规定大大增加了企业家对于恢复企业生产的顾虑，甚至影响到了防疫物资企业的产能恢复，这对抗击疫情工作尽快取得胜利是不利的。

当前，全国人民正在以极大的勇气和信心抗击疫情。但客观来说，疫情也对民众的心理产生了较大影响。许多人士在感叹生命无常之余，更多地产生回归家庭和平静生活的愿望。相比于普通民众，企业家群体往往已经完成了财务积累，许多人已经实现了财务自由，拥有更加优越的生活条件。如果此时我们将一些本不该由企业承担的责任强行转加到他们身上，同时以高额经济惩罚甚至强

作者：谢恩，同济大学经济与管理学院副院长、教授、管理高等研究院副院长。

原文首发于“管理学季刊”公众号，题为《管理名家圆桌谈（一）：突发疫情下企业如何“危”中掘机”?》，2020 年 2 月 11 日。

制措施要求企业家承担这些责任，那么我们就很难在防疫形势依然严峻的当下，激发企业家们积极恢复生产经营活动的热情。

为此，我们提出如下建议，希望从制度上保护和激励我们的企业家，让他们在抗击疫情以及后续生产恢复的过程中能够轻装上阵，在政府有效支持和指导下，以高度的使命感和责任感抓好疫情防控、实现企业正常经营。

第一，明确政府和企业在防疫工作中的责任和义务，避免部分地方政府将防疫责任过度转嫁给企业。在抗击疫情的过程中，各地普遍面临人力，物资，诊疗技术等方面的短缺和不足。缺乏资源和能力培训的地方面对压力，自然产生传导压力的冲动。由于企业既拥有财务资源，又能对雇用的员工实施一定的纪律约束，自然成为官员落实防控责任的理想对象。然而，企业是一个经济组织，抗疫防疫并不是它们在社会分工体系中的主要任务。相反，政府应当承担更多的社会治理功能，使得企业家能够聚焦于抗击疫情的需要提供产品和服务。我们建议，对于企业的防疫工作，政府应当建立明确的标准和要求，派出防疫专家监督指导企业防治病毒传播的环境和措施，确保企业能够安全、专注地开展生产经营活动。

第二，优化防护物资配置，优先保障提供较多就业岗位的企业复产；允许企业与员工协商，灵活处理劳动关系当中的各类问题，慎对企业家采用强制措施；随着假期时间延长，无法正常经营的企业支付员工工资的压力越来越大。未来，中低收入人群要求恢复工作获得收入的愿望将愈发强烈。从目前的各地公布的复工通知来看，基本上是优先保障地方重点建设工程复工。实际上，我们建议更多考虑消纳劳动力容量大的民营企业尽快复工。政府应在群众生计和大众防疫之间寻求平衡。对于批准复工的企业，要保障它们对于防护物资的供应。还应该客观看待疫情发展规律，可以采用企业负责人驻场等方式强化他们对于防疫工作的重视。对于达到防护标准，仍然因为不可控因素产生传染个例的，对企业负责人慎用强制措施。

第三，遵循市场在资源配置中的决定性作用，尊重企业作为经济主体按照市场规律开展经营的权利，政府通过恰当措施引导企业围绕抗击疫情开展业务。突发的疫情打破了市场平衡，使得许多产品出现了供不应求的局面。在此情况下，多地政府提出了要严厉打击哄抬物价和发国难财的行为。这些要求在当前物资供应紧张的情况下无疑是必要的。但是也要思考这样的一个问题，在用工困难、原材料紧缺，防护要求大大提升企业成本的条件下，如果企业家在承担极高风险的同时不能获得合理的回报，他们迅速恢复并扩大企业产能的动力从何而来？实际上，价格上涨反映了市场短缺，是吸引更多企业进入相关领域的基本机制。面对防护物资短缺，除了采取必要的行政手段确保医疗一线供应之外，其他可以通过政府以符合市场规律的价格进行大规模采购，简化紧缺领域企业设立手续，推动供给增长，同时可以明确疫情结束后政府将收储过剩产能，使得相关的投资主体形成稳定预期。

第四，形成传递正能量的舆论环境，强调当下依法合规的恢复生产，就是当代企业家抗击疫情的实际行动、为国创业的使命担当；新冠肺炎疫情已经对国人的生命健康和安全造成了巨大威胁，其对于经济发展的负面影响已经开始显现。在这样的条件下，我们特别需要培育、保护、和激励企业家精神，使得我国经济能够克服当前的困难。实际上，我国的企业家作为一个群体，已经在包括医院建设和物资筹供等方面显现出了高度的责任感和使命担当。应当形成这样的舆论环境，激励企业家为国再创业，积极投身于抗击疫情的战斗当中。对于在抗击疫情恢复生产中做出突出成绩的企业家，特别是民营企业家要加以鼓励和褒奖，在全社会形成爱护尊重企业家精神的氛围。

疫情是对企业软实力的最大考验

魏　峰

随着疫情的进一步扩散，很多企业由于无法正常营业，面临着巨大的生存考验。多项调查显示，大多中小企业的现金流只能维持三个月左右。为此，中央和各级地方政府陆续推出了"减免缓退"等各种金融信贷和财税支持，以最大限度地降低企业的资金压力。但是，对于多数中小企业来说，仅减税降费仍远远不够。在经营活动基本停止、无法有效开源的情况下，就算极限降低成本，也很难坚持半年。说到底，在危机面前最终考验的是企业的软实力。

盒马鲜生跨界共享员工计划被誉为餐饮企业的救命稻草，这种双赢的用工方式就是企业软实力的一种体现。它体现了在危机面前，同行和员工愿意与企业共同承担风险的一种良好协同关系，更体现了企业爱护员工、支持同行的价值观念和管理文化。在企业业务停滞期间，最大的成本来自员工工资支出。在减税降费的情况下，员工开支甚至高达中小企业总成本的80%以上。在这种极端情况下，如果员工真心支持企业，愿意接受基本收入水平，甚至不拿薪水与企业休戚与共、共克时艰，企业就有了辗转腾挪的资本和时间。同样，如果创业网络中的合作伙伴，能够利用产业差异和业务的互补性同舟共济、互相扶持，企业就获得了宝贵的调整机会，最终有望走出危机。

除了以上共享员工（或员工租赁）的灵活用工方式，与员工协商基础上的合法方式还有：无薪假期、底薪休假、轮岗轮休、缩短工时、延期薪酬等用工调整方案。在疫情危机下，企业可以据实选择使用。

因此，如果企业软实力过硬，平时真诚关爱员工，大可不必过于焦虑，"得道多助"，良好的员工关系必能助企业渡过难关。如果以往已经形成了苛刻、冷漠的管理方式，与员工建立的仅仅是用工资交换其劳动的交易关系，那么这次的疫情，也许正是转变管理理念的最佳时机。从提供口罩、错峰上下班、尽可能减少线下聚集避免交叉传染开始，临危思变、转"危"为"机"、善待员工、同舟共济，打造属于企业的软实力，谋求更为长远持续的发展！

作者：魏峰，同济大学经济与管理学院教授、中国管理现代化研究会技术与创新管理专业委员会副秘书长。
原文首发于"同济大学经济与管理学院"公众号，题为《冲击与反思——同济经管教授聚焦疫情下经济运行和应急管理》，2020年2月11日。

保险业要借“防疫”促转型升级助“六稳”

周延礼

新冠肺炎疫情肆虐，不少行业面临前所未有的挑战，保险业也不例外——线下业务也遭受了不小的打击。要切实采取防控措施，调整工作方式、工作计划和考核要求，同时，也要拓展线上营销方式，支持保险业务收入增长。

一是减少与客户接触，可与网络互助携手，力争保险线上营销。网络互助正在成为一股为普通用户提供保障的新力量。根据2019年末的数据，网络互助已累计覆盖1.8亿人。《2019中国网络互助发展专题研究报告》显示，网络互助低参与门槛、低成本的特点，推动其逐渐成为老百姓在社保、医保之外的第三份基础保障，未来3年增长空间巨大。

二是保险公司业务线上化。要引导营销队伍通过线上平台办理业务，保障疫情期间各项业务正常开展。借助线上平台完成在线投保、接收电子保单即时获得保障、借助在线回执完成保单签收。还可以进一步简化理赔程序，增加线上理赔，通过客服电话、保险App、微信服务号等全天候提供各种保险服务。

三是推动农险全流程线上化投保，支持客户通过农险移动承保理赔App或微信小程序等线上化工具，提交投保信息及对应证件资料，线上办理电子签名、承保公示、电子保单确认等环节，实现农户线上自助投保，解决现场收集投保资料难题。

四是充分利用互联网保险机遇。疫情的发展也必定极大地刺激了一直以线上经营为主的互联网保险的发展。产品销售高增长主要源于用户保险意识显著提升加上用户户外活动受限，导致其更青睐线上购买产品。在传统渠道受阻的情况下，互联网渠道刚好可以弥补传统渠道获客和成本问题。相信随着金融业务的逐步走向线上化，提供技术支持的金融科技以及线上工具等也迎来新发展。

五是疫情防控倒逼保险行业服务加快转型升级。经历疫情，公众忧患意识增加，投保意向增加。长期来看，有利于健康险和责任险发展。这次疫情将推进

作者：周延礼，同济大学城市风险管理研究院专家委员会主任、全国政协委员、国务院参事室金融中心研究员，曾任中国保监会副主席、党委副书记。

原文首发于《人民政协报》，2020年2月18日。

行业的转型升级，疫情对保险业务直接造成的扰动甚至冲击，应该是短暂的。疫情不会改变保险行业整体持续增长的趋势，但也必须看到中国经济正处于深刻转型调整之中，疫情将会促使转型调整的步伐加快。

在疫情的考验下，保险公司愈加体会到保险消费的不足，愈加认识到保险转型的必要，愈加感觉到保险科技的重要。建议如下：一要加快调整业务结构，强化产品保障属性；二要积极推进业务转型，加速线上线下服务融合；三要提升信息化支撑能力，加深管理精细化程度；四要全面宣传保险知识，改善国民保险意识。

美再降对华关税可达至疫境双赢

阮青松

一、中美经济相依互补，一损俱损

中美经济目前并未脱钩，中美两国并非完全是此消彼长的零和博弈。中国是美国第三大商品出口国和第一大商品进口国，中美两国经济贸易关系遵循全球产业链分工和资源配置原则，是互利共赢、紧密互补的关系。中国经济承压也将影响美国经济与就业。中国低价优质、门类齐全的基础制造业产品，如家电、纺织等商品，提高了美国消费者的实际购买力，解决了美国高消费低储蓄带来的经济结构缺陷；美国农产品和高端制造业产品，例如大豆、飞机、芯片、集成电路等出口，依赖于中国不断提高的市场需求。如中国经济疲软、需求大幅度下降，必然会影响美国低成本消费品的进口以及高端制造业、服务业、农业等行业的出口，这将造成美国经济下行压力。

作为美国旅游市场重要客源地的中国游客的减少，将会影响美国旅游业及其相关服务业的发展。初步估算，中国游客减少及美国对华出口受打击，有可能令美国第一季 GDP 减少 0.4%。

同时，中美贸易摩擦并未完全逆转全球价值链的加强与深化。中美在全球价值链上紧密互补。美国主要以资本投入和创新研发为主，中国则主要以制造业为主，中国企业作为美国企业供应链的重要环节，如受到疫情重大冲击，将严重影响美国跨国公司产能的扩张以及全球供应链的稳定。

此外，中国也一直是美国最大的债权融资国，中国经济的低迷将导致其大幅度减少对美国联邦政府债券的投资，有可能引发美国市场利率上浮，不利政府和企业融资，伤害美国经济，也不利于特朗普连任。

二、华经济贡献冠全球，美难独善其身

中国作为世界第二大经济体，其经济增速的下降将对世界经济产生消极影

作者：阮青松，同济大学经济与管理学院副院长、教授。

原文首发于《文汇报》(香港)，2020 年 2 月 19 日，内容有部分删减。

响，并进而影响到世界第一大经济体的发展和繁荣。中国作为新兴经济体代表，在全球产业链上的作用日益凸显，对世界经济增长贡献率超过 30%，而美国和欧盟仅为 20%。中国经济下行必将伤害世界经济，目前研判，韩国、德国、美国、澳大利亚都将是受到较大影响的经济体。世界经济产业链盘根错节，互相影响，作为世界第一大经济体的美国很难独善其身。

三、华社会经济稳定有利于推动次轮谈判

疫情期间美国暂停或大幅下调对华加征之关税，将有利于中美第一阶段经贸协议的履行和第二阶段谈判的推进。中美经贸摩擦发生以来，双方已进行过多次洽谈，几经波折，终于在 2020 年 1 月达成互利共赢的第一阶段协议。应该指出的是，上述协议的履行有赖于中国具有健康稳定发展的社会经济条件。如疫情爆发致中方巨大损失，中方或可援引不可抗力条款。因此，在疫情爆发之特殊时期，如果美国能暂停或者大幅度下调对华加征之关税，将有利于中国社会和经济的稳定，为中美第一阶段协议履行及第二阶段谈判推进，创造良好的条件。

迄今为止，中美双方签订的第一阶段经贸协议，在知识产权、技术转让、金融服务、贸易关税等方面达成共识。美方承诺取消部分对华产品加征关税，包括暂停原定 2019 年 12 月 15 日要加征的关税，并将 2019 年 9 月 1 日生效的 1 200 亿美元中国出口产品加征的税率从 15%降至 7.5%。但值得注意的是，美方仍然保留着此前另外 2 500 亿美元商品的 25%税率不变。在中国遭遇特大疫情冲击的时刻，若美国能主动调整对华加征的关税，在中国经济遭遇内部突发因素冲击的情况下，降低外部冲击的影响，不仅有助于中国经济软着陆，也将有利于美方利益。

此举也会有利于中美第一阶段协议的履行，并助力第二阶段谈判。当然从道义上说，这也是美方在特殊时期对中国人民的一个切实支持，不失为促进中美双方合作共赢的明智举措，有利于 21 世纪最重要的双边关系的稳定与发展，也有利于世界经济的持续繁荣。

新冠肺炎疫情对我国企业复工和经营的影响

任声策　胡　迟　苏涛永

一场突如其来的新冠肺炎疫情肆虐全国，企业停工停产、复工延长、经营管理遭遇巨大挑战。与此同时，国家层面积极推动各项复工复产政策，帮助企业共渡难关，地方政府根据当地情况纷纷出台财政支持、金融扶持和创新支持等各项支持政策，切实为各类企业减轻负担。目前抗击疫情已到决战决胜的关键时刻，尽管 2 月 10 日起已有不少企业有序复工复产，但疫情对企业整体影响深远，需要认真思考疫情对企业带来的压力。为了解疫情对企业带来的影响，以期发现企业生产经营面临的困难和政策诉求，本研究针对新冠肺炎疫情对我国企业生产经营的影响进行了问卷调查和数据分析。

一、调研情况

本次调研以疫情阶段中所有企业为研究对象，向基层、中层和高层的企业工作人员线上发放问卷，线上调研自 2 月 7 日开始，2 月 13 日结束，通过人工检验剔除信息缺失等无效问卷 149 份，共搜集有效问卷 939 份，涉及生产运营、产品开发、营销、经营管理等多类企业从业人员，其中有 8.52%的调研者为企业经理级以上管理层。

1. 以民营企业为主，1 000 人以上规模企业占比最高

本次问卷调查的企业对象以民营企业为主，占比 56.34%，其次是国有企业，占比 19.17%，外资企业占比 16.19%。在企业规模上分布均匀，中小微型企业和大型企业都有涉及，1 000 人以上规模企业占比最高，为 23.86%。

2. 行业、地域分布广泛

从行业分布来看，调查样本超过 10 个行业，占比前六的行业分别是加工制造业（37.91%）、高科技行业（17.89%）、零售与服务业（9.37%）、建筑业（5.54%）、金融业（5.32%）和以餐饮住宿娱乐文化旅游为主的消费者服务业

作者：任声策，同济大学上海国际知识产权学院教授、上海市产业创新生态系统研究中心研究员；胡迟，上海海事大学经济管理学院研究生；苏涛永，同济大学经济与管理学院教授。

原文首发于《经济观察报》，题为《调查报告：新冠肺炎疫情对我国企业复工和经营的影响》，2020 年 2 月 21 日，内容有部分删减。

(5.22%)。从地域分布来看，样本广泛分布于28个省、自治区和直辖市，其中超过67%的企业位于上海市(21.3%)、江苏省(19.06%)、广东省(12.57%)、北京市(8.52%)和疫情严重的湖北省(5.75%)，在湖北省样本中，位于疫情最为严重的武汉市的企业超过57%，为调研疫情严重地区对企业生产经营影响提供了有力证据。

3. 受访者工作部门多样化

根据调查结果显示，受访者样本中，生产运营部门占比最高，为19.7%，其次是营销部门(12.46%)和经营管理部门(10.97%)，负责企业生产经营的受访者人数占比符合预期。另外亦搜集到8.52%的高管样本和10.65%的研发人员样本，可有针对性地分析疫情对企业战略和研发方面的影响。

二、主要影响

1. 您预计自己所在部门工作所受的影响大小。(请按由低到高的1～7的分值进行选择)

聚焦于受访者各自所在部门，采用1～7分打分制测量，平均分为4.96分，有30.78%的受访者选择5分，25.35%选择6分，总体来看，疫情对企业部门的影响较为严重。

2. 您认为公司业绩会受多大影响？

观察疫情对企业业绩的影响，主要指2020年企业营收情况。23.75%的调研对象认为此次疫情会造成公司业绩下降10%～20%，21.41%的调研对象认为公司业绩下降在10%以内，17.78%的调研对象认为公司业绩会下降20%～30%，而也有8.84%的调研对象认为疫情的发生反而会提升公司业绩，另外仅有0.75%的调研对象认为企业因为此次疫情可能会倒闭。

三、复工

1. 您所在公司会(已)按时复工吗？

由于此次调研自2月7日开始，2月13日结束，期间包含企业复工时间2月10日，故有超过半数的企业会在2月10日按时复工，但之后部分省市的复工政策有所调整，特别是湖北省，企业复工时间已推迟到2月20日后。

2. 您所在公司的复工部署令你感到周全吗？

面对疫情，不少企业迅速制定疫情防控方案，为开展复工工作启动了一系列疫情防控措施，如审查员工复工条件、对工作场所全面消毒和为员工配备防护口罩等。数据显示，52.61%的被调研对象对所在企业复工部署感到较为周全，25.56%的企业员工认为企业复工部署一般，有待改善，仅有1.92%的企业没有进行复工专门部署。

3. 在复工期间，您对下列场合的疫情防控工作（措施）担忧程度如何？（请按由低到高的1～7的分值进行选择）

在复工阶段，工作场合消毒是企业做好疫情防控工作的重点，这关系到企业员工健康安全，也是企业员工最为关心的话题。数据显示，在交通方面，选择7分的受访者占33.65%，说明受访者对于上班途中的交通场合最为担忧，其次是工作餐和办公大楼的疫情防控工作，对会议场所的担忧程度最小。

4. 您认为复工过程中面临的下述困难大小程度：（请按由低到高的1～7的分值进行选择）

疫情对企业复工的具体影响体现在防控疫情、生产运营难度增大、供应商供应中断、现金流压力等多个方面。从调查结果来看，不少企业认为在防控疫情（6分、7分合计占54.63%）和员工按时返岗（6分、7分合计占53.89%）方面困难程度最高，在现金流压力（1～4分合计占42.6%）和供应商方面（1～4分合计占33.23%）困难程度相对较低。

四、应对和政策诉求

1. 您预计公司开展线上办公或弹性工作制的可能性有多大？

为保证员工健康，不少企业可能会采取“云复工”的方式。本题借用NPS量表打分，从结果来看，开展线上办公（极有可能21.09%）和实施弹性工作制度（可能性高于7超过57%）的可能性很高，这也是目前企业解决限制开工和人工成本负担过重等问题较为不错的方法，但企业选择线上办公（平均分6.57）的可能性比弹性工作制（平均分6.49）稍大一些。

2. 您预计公司裁员/公司降薪/公司业务收缩（业务种类、业务区域缩减）/研发创新投入降低/压缩研发人员数量/营销推广费降低/增加营销人员数量的可能性有多大？

本题借用NPS量表打分，根据调查结果，在疫情对企业的后续影响评估中，受访者普遍认为企业降薪的可能性（平均值4.55）高于裁员的可能性（平均值3.89），企业业务种类和区域收缩的可能性较高（平均值5.16）。在创投和营销方面，降低创投（平均值4.87）和营销费用（5.28）的可能性较高，压缩研发人员数量（平均值4.2）也有一定的可能性，增加营销人员数量（平均值3.86）的可能性最低。

3. 在疫情持续期间，您认为以下政府政策支持企业的重要度如何？（请按由低到高的1～7的分值进行选择）

目前国家和地方政府陆续出台了企业经济扶持政策，数据显示，列出的降低/减免税费、减免利息、成本补贴、延长贷款偿还期限、提供资金流动性支持5项支持政策中，选择5分及以上的企业占比均较高，分别为86.37%、79.23%、80.19%、82.22%、76.67%，说明企业在这5个方面有强烈诉求。在政策重要程度方面，企业希望优先降低/减免税费(7分占35.89%)。

4. 为应对疫情，您认为公司还需要哪些政府或其他部门支持?

通过词频分析，在复工期间，企业最希望得到卫生部门(26次)、财政部门(23次)和交通部门(14次)的支持。在疫情持续期间，最需要关注的是员工的健康安全，因此企业希望卫生部门能提供相应的防控装备，如口罩和消毒水，保障工作的物理环境。在疫情好转恢复复工之后，中小企业面临的现金流不足的问题需要得到财务部门的支持，大型企业则诉求在税收优惠、利息减免、金融支持等方面。最后为保证制造加工类企业恢复生产，希望交通部门不阻断原材料进口采购的途径，保障物流运输通畅。

五、进一步讨论(交叉分析)

从以上调查结果可以发现，此次疫情对整体经济、不同行业、不同企业都造成了重大影响。为进一步探究疫情对企业生产经营活动的影响，将样本企业基本特征(不同类型、不同行业、不同规模)作为可变因素，将疫情所造成的影响作为结果，进行多组交叉分析和方差分析，深入研究了不同条件下各种问题。

1. 疫情对不同类型、行业、规模企业的业绩影响差异

(1) 疫情对不同类型企业的业绩影响差异

根据交叉分析结果来看，总体上各类型企业业绩都会出现一定程度的下滑，民营企业在下降10%～50%的比例为61.83%，比例最大，甚至还出现了可能倒闭的状况，国有企业业绩下降10%以下的比例最大，受到的影响相对小一些，合资企业受到的影响同民营企业几近相似，但其不受疫情影响的比例最高，另外外资企业业绩受疫情影响出现增长但增幅下降的比例最高是10.53%。国有企业多为大中型企业，现金流更为充足，抗风险能力较强，业绩上受到疫情影响的程度较小;而民营企业以小微型企业居多，面对疫情首先考虑“活下来”。

(2) 疫情对不同行业企业的业绩影响差异

此次疫情对我国整体经济和各个行业都造成了一定程度的负面影响，但同时也会带来一些难得的商业机会。医药类企业业绩整体增长但增幅下滑的比例最高为20.69%，疫情过后国家和地方政府对医药类企业更加重视，其部分企业可能会是疫情结束后的受益者，而餐饮住宿娱乐文化旅游类的消费者服务业则业绩损失惨重，下降50%以上的比例最高为22.45%，这主要是消费者服务类行业特性造成，疫情使得消费者服务类企业顾客大幅度减少甚至几近为0。

(3) 疫情对不同规模企业的业绩影响差异

从交叉分析结果可以明显看出，企业规模在 1 000 人以上的业绩受疫情影响相对最小，而规模在 50 人以下和 51～100 人的企业业绩下降 50%以上或可能倒闭的比例最高，下降幅度相比较更大，小微企业可能是疫情导致损害最为严重的“受害者”，由此可见，中小微企业由于企业规模较小易遭受更大的冲击，值得关注。

2. 不同类型、行业、规模企业复工困难程度分析

(1) 不同类型企业复工困难程度分析

利用方差分析去研究不同类型企业复工困难程度，由于不同类型企业对于员工按时返岗困难这项没有表现出显著性（$P=0.262>0.05$），故仅比较其余 5 项的差异性。民营企业复工困难程度均高于国有企业（平均值比较），合资企业同民营企业一样面临复工困难较大。

(2) 不同行业企业复工困难程度分析

利用方差分析去研究不同行业企业复工困难程度，由于不同行业企业对于员工按时返岗困难（$P=0.169>0.05$）和防控疫情（$P=0.195>0.05$）这 2 项没有表现出显著性，故仅比较其余 4 项的差异性。餐饮住宿娱乐文化旅游业等消费者服务业企业面临复工困难程度最高，且客户需求减少使得其复工难度增大，金融业企业复工困难程度相对最小（平均值比较）。

(3) 不同规模企业复工困难程度分析

利用方差分析去研究不同规模企业复工困难程度，不同规模企业对于现金流压力这项呈现出显著性差异。规模越大的企业，现金流压力造成的困难程度最小，相应地，企业规模越小，现金流压力造成的困难越大。

六、主要建议

从调查分析结果中发现，此次新冠肺炎疫情对不同类型、不同行业和不同规模的企业都造成了较为严重的影响。在疫情期间复工，企业主要面临两大挑战：一是短期内原有业务受到巨大冲击，需要进行一系列调整应对；二是疫情防控工作形势严峻，大部分公司缺乏疫情防控经验，对于如何保障员工安全健康、如何在疫情期间运营缺乏准备，焦虑和压力巨大。

政府部门可为企业复工提供全面且全力的支持，对于政府部门而言，第一要重视我国企业在疫情复工期间遇到的困难，制定出台针对性政策。如小微企业面临的主要是现金流问题，其抗风险能力弱，需要政府部门优先提供经济上的支持，支撑它们“活下去”；大中型企业更担忧的是疫情结束后长远发展，在企业营商环境方面应作出调整，可降低税费、减息降息等。第二是协助具备复工条件的

企业，支持其复工，最大程度帮助恢复产能。在企业自身加强防疫保障条件基础上，卫生防疫部门为防疫装备不足的企业提供支持和指导，交通管制部门应尽可能保障物流运输通畅。第三是一方面鼓励和刺激消费，一方面支持企业在消费场景和消费形态上加以创新，疫情会带来新的创新机遇，如线上线下销售可能会更加便捷。第四是发挥企业家作用，鼓励员工树立信心，在疫情过后，消费很大可能会迎来大幅反弹，在疫情防控期间，尽全力“活下去”。

打赢经济战"疫"后，还要重视解决"后遗症"

周　华　张晓东

一、重视"并发症"更要警惕"后遗症"

在密切关注本次疫情对人民的生命健康威胁之外，其在经济领域的影响也需要我们加以重视。在疫情发生期间，由于疫情本身和必要的防控措施的影响，社会经济必然会承受"并发症"式的阵痛。延迟复工给许多中小企业带来了生产经营压力，尤其是对餐饮、娱乐、电影行业企业影响较大。企业复工延期，生产和经营暂停，收入和现金流中断，但仍要支付房租、工资、利息等刚性支出。同时，经营中断可能导致企业订单合同违约、资金周转困难。在影响供给端的同时，疫情也打击了需求端的消费热情。疫情同时影响了我国的对外商贸往来。

在中央政府的统筹领导、社会各界的密切合作、全国人民的勠力同心之下，疫情终将被战胜。但正像纪录片《非典十年祭》所展示的，疫情过后的经济"后遗症"一样值得我们重视。

首先，在抗击疫情的过程中，政府公共事业支出和转移支付等支出增加，而减税降费等一系列减负政策减少了国家财政收入，由此可预见财政赤字的压力。财政赤字压力与经济下行压力该如何权衡？在未来一段经济下行周期内，这一问题还将长期困扰着我们。

其次，疫情将导致一批企业经营困难，这一方面打击了市场活力，另一方面也增加了疫情过后的就业压力。

最后，疫情或将导致一批中国供应商失去订单，甚至可能出现外商投资的缩减。虽然近年来我国的外贸依存度不断下降，但仍在30%以上，国际贸易对我国经济仍有着举足轻重的影响。此次疫情导致的订单流失将直接影响很多外贸企业的生存，而这又将和上述两点影响一起产生"链式反应"，对我国经济抗压能力提出严峻挑战。

作者：周华，同济大学经济与管理学院副教授、同济大学德国研究中心研究员；张晓东，同济大学经济与管理学院2020级硕士研究生。

原文首发于"第一财经"公众号，2020年2月18日，内容有部分删减。

要打赢这场经济战“疫”，首先要做的还是打赢医疗战“疫”。只有尽快将疫情控制住，才能最小化它对社会民生的种种影响。

对于上述“并发症”，我国已采取了有针对性的措施。宏观上，为对冲疫情对宏观经济的潜在影响，稳定市场信心，“一行两会”、财政部等部委相继出台系列举措，重点加大货币信贷支持力度，保持流动性合理充裕，强化对重点医用物品和生活物资生产企业的金融支持，维护金融市场尤其是资本市场的平稳运行。在企业层面上，各地政府纷纷出台措施，加大金融支持、稳定职工队伍、减轻企业负担。受疫情影响的企业在授信额度、贷款利率、缴纳税费等方面都将享受到种种优惠条件。

二、完善国家价值链，应对经济“后遗症”

“并发症”已有良策，“后遗症”尚缺药方。在解决疫情过后的经济“后遗症”问题时，国家价值链或将起到重要作用。

在过去的数十年里，我国积极参与全球价值链分工，加工贸易的蓬勃发展助力了我国的经济发展。但我国长期处于全球价值链中游，所创造的增加值十分有限。随着我国经济的发展和国际局势的变化，原有的全球价值链融入方式已成为我国发展的掣肘。比照全球价值链，国家价值链理论顺势而生。

国家价值链的基本逻辑与全球价值链类似，只是将生产网络分布从全球缩小到一国之内。相应地，国家之间的分工也缩小为一国内部各地区的分工，各国基于比较优势参与全球价值链的行为也缩小为各地区基于比较优势参与国家价值链的行为。我国幅员辽阔，各地区之间的比较优势也各有不同。我国可以利用这一优势，将产业链向上下游拓展，完善我国的国家价值链。

完善国家价值链是经济后遗症的“处方药”。上文所述“后遗症”中的大部分都可以通过完善国家价值链来解决。完善国家价值链意味着各地区高效赋能分工，一批新企业将由此得到发展，一批新的就业也将由此创造；完善国家价值链意味着我国将由价值链中游向价值链上下游拓展，并由此占据增多的产业增加值，在缓解经济下行压力和财政压力上将起到重要作用；完善国家价值链还意味着一个更有活力的内需市场的形成，我国的外贸依存度也将因此进一步下降，对外贸易订单转移的影响也将由此弱化。

完善国家价值链是经济后遗症的“预防针”。此次疫情作为突发性事件终有结束的一天，但它对我国经济韧性提出的挑战也值得反思。在当今世界贸易保护主义抬头的趋势下，我国的加工外贸型经济面临巨大挑战。无论是内部的应急事件还是外部局势变动都可能使我国经济遭受严峻考验。完善国家价值链将有效增强我国经济的韧性，提高其抗风险能力，使我国再遇到此类问题时更有底气。除此之外，我国在全球价值链中长期扮演“加工者”的角色，从事低附加值活动，而全球价值链中的壁垒又使得在全球价值链内向上升级困难重重。在此背景下，完善国家价值链更成为我国实现产业升级、开拓内需市场、盘活全国经济的必由之路。

疫情防控正处在最吃劲的关键阶段，为何中央要强调有序复工复产

石建勋

2月23日，习近平总书记在统筹推进新冠肺炎疫情防控和经济社会发展工作部署会议上，提出了加强党的领导、统筹推进疫情防控和经济社会发展工作的重点任务和重大举措，强调要落实分区分级精准复工复产。习近平总书记的重要讲话，对一手抓疫情防控、一手抓复工复产作出部署安排，为打赢这场疫情防控的人民战争、总体战、阻击战，确保实现今年经济社会发展目标任务，提供了思想和行动指南。

一、以过硬的手段继续抓实抓好疫情防控

当前疫情形势依然严峻复杂，防控正处在最吃劲的关键阶段，要以过硬的手段继续抓实抓好疫情防控。当前疫情蔓延势头得到初步遏制，防控工作取得阶段性成效。其背后，集中体现了在党中央集中统一领导和部署下，全国人民特别是身处防控一线的广大医务工作者、公安干警、社区工作人员和志愿者的艰辛努力和奉献精神，是我们每一个人的战"疫"努力所换来的成果。但在充分肯定成绩的同时，我们也必须清醒认识到，湖北省的疫情防控工作任务仍然十分严峻，全国的疫情防控工作进展还非常不平衡。要彻底战胜疫情，还有许多艰苦工作需要完成。必须高度警惕麻痹思想、厌战情绪、侥幸心理、松劲心态，否则将带来严重后果，甚至前功尽弃。这更需要我们坚定信心、同舟共济、科学防治、精准施策、咬紧牙关，继续毫不放松抓紧抓实抓细各项防控工作。

各级党委和党组织要压实政治责任，统一思想认识，认真贯彻落实习近平总书记一系列重要指示精神和中央一系列重大决策部署，从根本上尽快扭转全国疫情蔓延局面。特别是要进一步完善和加强防控，集中精力把各项防控措施落实落细，采取更加科学有效办法解决突出问题，坚决遏制疫情蔓延。要全力以赴

作者：石建勋，同济大学经济与管理学院教授、国家社科基金决策咨询点首席专家、上海市习近平新时代中国特色社会主义思想研究中心副主任。

原文首发于《上观新闻》，2020年2月25日。

救治患者，保障医疗防护物资供应，努力提高收治率和治愈率、降低感染率和死亡率。要加强物资调配和市场供应，确保蔬菜、肉蛋奶、粮食等居民生活必需品供应，严厉打击哄抬物价、制售假劣药品、囤积居奇等违法犯罪行为，为疫情防控工作提供有力保障。对疫情缓解的地方，不可盲目乐观，仍然要继续做好群众的宣传教育和组织工作，切实做到人人参与、严防死守、联防联控、防患未然，构筑起打赢疫情防控阻击战的铜墙铁壁。

二、复工就是稳就业，复产就是稳经济

在确保疫情防控到位的前提下，要抓好复工复产。复工复产既是经济社会正常运行和发展的必须，也是打赢疫情防控总体战和阻击战之必须，要精准施策，以过硬的手段抓实抓好复工复产。复工就是稳就业，复产就是稳经济。14 亿人口不可能都长期“宅”在家里，坐吃山空。打赢疫情防控总体战、阻击战，离不开强有力的物资支撑。疫情防控、人民生活和社会正常运转需要大量、稳定和持续的物资保障，复工复产首先要保障疫情防控物资需要、保障人民生活必需品供应、保障社会正常运转的配套需要，因此，在新冠肺炎疫情防控和经济社会稳定发展之间，要找到最佳平衡点，要做到全面统筹协调。

疫情之初，我们之所以能够快速实现全民动员，采取非常隔离措施，封城停航停运停工停产，有效阻止了疫情蔓延，就在于国家有丰富的物质基础和积累。但再多的储备也有消耗殆尽的时候，一段时间以来的停航停运停工停产，已使得许多物资供应捉襟见肘，必须马上复工复产，保障供应。从这个意义上说，抗击疫情是为了人民生命健康，尽快复工复产恢复经济社会常态也是为了人民美好生活。

当前加大有序复工复产力度事关经济社会稳定和发展大局。对于有序复工复产，习近平总书记在 23 日会议上提出 8 点要求，包括落实分区分级精准复工复产、加大宏观政策调节力度、全面强化稳就业举措、坚决完成脱贫攻坚任务、推动企业复工复产、不失时机抓好春季农业生产、切实保障基本民生、稳住外贸外资基本盘。首要的就是要打通人流、物流堵点，放开货运物流限制，推动产业链各环节协同复工复产。同时，按照不同风险等级，落实分区分级精准复工复产。低风险地区要尽快将防控策略调整到外防输入上来，全面恢复生产生活秩序；中风险地区要依据防控形势有序复工复产；高风险地区要继续集中精力抓好疫情防控工作。这样的政策既实事求是，又有的放矢，体现了对于辩证法的有效运用。

三、确保疫情防控与复工复产“两手抓”“两手硬”“两不误”

坚持疫情防控和复工复产“两手抓”“两手都要硬”，必须聚焦重点问题、精准

发力。企业是复工复产主体，也是疫情防控主体，非常时期当有非常之策。各地各部门在做好疫情防控前提下，更应强化服务意识、主动做好工作，千方百计解决企业面临的用工紧张、资金不足、原材料短缺等难题，进一步优化营商环境，全力支持和组织推动各类生产企业复工复产。既打赢疫情防控总体战、阻击战，又应对好复工复产大考，在复工中防疫，在防疫中复工。

要加大金融支持力度，加大企业复产用工保障力度，用好用足援企稳岗政策，加大新投资项目开工力度，积极推进在建项目，千方百计帮助企业渡过难关。在积极保障企业复工复产的同时，进一步压实企业与工地在疫情防控和安全生产中的主体责任，确保疫情防控与复工复产两手抓、两手硬、两不误。

面对错综复杂的国内外形势和疫情防控艰巨任务，我们要坚定信心、保持定力、科学应对。要看到中国经济长期向好发展的趋势不会改变，坚定不移办好自己的事情。要密切监测经济运行状况，聚焦疫情对经济运行带来的冲击和影响，围绕做好“六稳”工作，做好应对各种复杂困难局面的准备。要调整优化投资结构，将中央预算内投资优先向疫情重灾区应急医疗救治设施、隔离设施等传染病防治急需的项目倾斜。聚焦攻克脱贫攻坚战最后堡垒，结合推进乡村振兴战略，以疫情防治为切入点，加强乡村人居环境整治和公共卫生体系建设。要着力稳定居民消费，更好满足居民健康生活消费需求，加快释放新兴消费潜力，激发经济内生动力，为打赢疫情防控阻击战和经济社会平稳发展，打下更加坚实的基础。统筹抓好改革发展稳定各项工作，特别是要抓好涉及决胜全面建成小康社会、决胜脱贫攻坚的重点任务，为实现 2020 年经济社会发展目标任务而奋斗。相信在以习近平同志为核心的党中央坚强领导下，我们一定能够取得疫情防控的最后胜利！

抗疫期间的修炼

——建构"工作—家庭增益"

罗瑾琏

抗击疫情以来，经常会看到朋友圈的段子或调侃，疫情防控期间宅家的成果：练就了厨艺，学会了玩抖音，迷上了诗词大会，用起了钉钉，下载了ZOOM。各种原来没时间接触的都学起来了干起来了嗨起来了……突然间发现，亲子关系更亲了，夫妻感情更浓了，对老人更牵挂了，对家更依恋了，对工作更期盼了。

有网友言："这次疫情让我懂得这辈子什么最好？祖国强大稳定最好！人民安居乐业最好！亲人平安身体健康最好！有人关心惦记最好！"祖国强大稳定人民安居乐业需要奋斗者，亲人平安健康有人关心惦记需要追梦者。诚然，这涉及兼顾工作投入和家庭投入并协同推进的命题。

以往，大多从消极的视角看待工作—家庭角色，认为资源（如时间、精力等）有限，个体面临工作与家庭两种角色的竞争性需求，他们在某一角色上投入资源必将降低另一角色的可用资源，所以两种角色之间常常存在冲突，即"工作—家庭冲突"。而如果从积极的视角看待两种角色的相互协同，即某一角色活动能为自身带来有意义的资源，从而促进在另一角色领域的表现，亦即"工作—家庭增益"。工作—家庭冲突将引发个体在工作和家庭两个领域的不满意，从而导致他们感知压力上升甚至情绪耗竭；相反，工作—家庭增益有助于个体将某一领域的经验、心理和物质资源、社会资源等溢出至另一领域，从而促使个体在两个领域都表现良好。这次疫情防控，宅家掌勺、带娃、陪孩子做游戏、辅导孩子学习等体验，体会到了家政的学问，家政的胜任素质，重拾自我、理解他人、冷静理性；照顾父母、陪伴独处老人，磨炼了更温和更包容的性情。这些变化或许能给赋工作行为和工作方式的变化，比如，作为领导者，威权型领导风格变得更仁慈，集权型领导关注授权；作为员工，习得了耐心宽厚，协作意愿更高，工作使命感更强。整体效能而言，修得了性情，开阔了思维，涌现了idea，有利于发展创造力，

作者： 罗瑾琏，同济大学经济与管理学院教授、中国管理学会（管理现代化研究会）人力资源管理分委员会副主任委员。

原文首发于"人力资源教授荟"公众号，2020年2月22日。

有利于创建组织归属感和团队文化，有利于激发家国情怀。

“从‘新冠肺炎’疫情中挖掘宝贵的课程资源”，湖南湘潭县一中齐学军校长等发文，将这些素材资源总结归纳为五类课程：发人深省的思政课、触手可及的哲学课、生动可感的科学课、自我成长的心理课、一以贯之的卫生课，认为“触动心灵的教育才是最成功的教育”。而我想这课程素材并非限于中小学课程，也是社会课程。这些抗击疫情素材不仅仅可用于学习，已是经历了；不仅仅是感悟，或许已经渗透到行为。也可以说，触动心灵的经历终将带来最深切的改变。

疫情终将战胜，事业必将走入正轨。当一切恢复正常，人们努力工作的同时必将更加珍惜家庭，更加理解关爱，更愿意付出，这些又将给赋到家庭。谁说“自古忠孝不能两全”，相信经历了这次重大疫情的人们，将迎来积极的工作—家庭观，从本质上实现工作—家庭增益。在全国各地逐渐复工的当下，企业管理者们尤其是人力资源管理者，应着重关注员工工作价值的认知变化，关注员工组织归属感的变化，关注员工工作投入和家庭投入需求的变化，推动员工将工作（家庭）领域的经验、心理资本、物质和社会资源等溢出至家庭（工作）领域，从而帮助员工在工作—家庭两个领域都表现卓越，建构工作—家庭增益。

产业园区如何应对疫情

冯　荣　韩宇航　杨诗郁　李梦祺　唐瑞哲　李军强

受新冠肺炎疫情影响，全国企业复工难问题突出，不少地区产业发展陷入缓慢运转甚至停滞状态。产业园区作为我国产业发展的重要载体，在当前形势下，如何做好疫情防控与实现稳定发展，至关重要。

在此背景下，同济大学发展研究院成立应急研究课题组，对全国 40 多家园区疫情应对措施进行梳理，并第一时间与苏州工业园区、广州开发区、天津开发区等 5 家研究基地单位取得联系，建立了园区疫情防控信息共享平台，同时组织力量对武汉东湖高新区、武汉经开区、长沙高新区、临沂经开区、南京经开区等 7 家全国头部园区的 10 位负责人进行了电话访谈，在此基础上，于日前形成一份调研报告。

本报告旨在通过梳理重点园区疫情防控的典型工作，为全国 2 500 多家园区提供具体的经验借鉴，在做好疫情防护的同时，探索推动园区产业稳定发展的可行举措，继续发挥好园区对全国经济的支撑作用。

一、复工：分领域、分阶段有序进行

1. 疫情防控与群众生活保障类企业优先复工

面对即将到来的企业复工潮，园区针对不同类型企业严格落实复工中疫情防控的主体责任。

以西安高新区为例，将园区内企业单位分为三类：一是涉及疫情防控必需、保障城市运行必需、群众生活必需及其他涉及重要国计民生的应急保障类企事业单位，疫情防控工作实行报备制，具备疫情防控条件的可以复工；二是连续生产/开工类企事业单位，同样实行报备制，具备疫情防控条件的可以继续生产；三是占据多数的放假后复工（复产）企事业单位，按照要求，经高新区疫情防控指挥部审批后符合条件的可以复工。

作者：冯荣、韩宇航、杨诗郁、李梦祺和唐瑞哲均为同济大学发展研究院研究员；李军强，同济大学发展研究院园区研究中心副主任。

原文首发于“第 1 财经”公众号，题为《产业园区如何应对疫情？同济大学调研了其中 40 家》，2020 年 2 月 27 日。

此外，天津经开区的相关负责人也表示，目前园区同样按照三类情形进行企业复工的有序部署，其中对涉及国计民生的如食品类、医疗器械、能源保障类的企业，具备疫情防控条件的都是复工的状态；其他生产一般性产品的企业都是暂时没有复工，需要非常严格的复工报备程序。

2. 设置前提条件，从严审批复工复产条件

对于防控组织不到位、防控物资准备不充分的企业，绝不开“口子”、亮“绿灯”。临沂经开区明确规定，要求企业制定复工复产工作方案，严格企业复工工作程序，做好现场核实，并对员工返厂情况进行逐一摸排，对不按疫情防控规定要求的复工企业予以从严从重处置。南京经开区采取条件审查与实际检查相结合，对申请复工的企业逐一审核，紧急叫停 5 家未经请示擅自提前复工的企业，退回了 30 多家企业的复工申请。

避免“一刀切”，分阶段引导企业复工。长春高新区组织千名驻企干部指导企业进行开复工前的各项疫情防控准备工作，每个企业复工当天，都有一名驻企干部到现场，不仅监督企业按照管理制度执行防疫工作，同时也为企业解决防疫物资以及生产过程中的一些需求或遇到的困难。天津经开区依托微信通讯平台建立企业信息调查系统，面向区内企业广泛采集数据，整合多渠道信息，实时、动态掌握企业防疫期间申请复工情况，汇总整理当前已复工、申请复工和计划复工企业情况，形成信息动态流转台账。

3. 园区企业一盘棋，最大限度推动产业链完整复工

在调研中，园区企业开复工普遍存在以下三个难题：

(1) 企业外地员工复工难，无论是返城方式还是居家隔离时长都会导致开复工难以如期进行；

(2) 工业企业上下游产业链完整开工难，如果上游原料供应商或下游需求商无法复工，即便工厂如期运营也将面临“进退两难”的境地；

(3) 复工后园区防疫物资紧张，即便全面恢复生产后，工作人员如果没有防护措施也无法进行作业。

访谈了解到，北京经开区目前园区内开复工比例仅在 20%左右，临沂经开区、天津经开区等也表示园区内开复工比例较低，基本都是与疫情防控和国计民生息息相关的企业，即便是后期也不会是全面的开复工。难题之下，长沙高新区和北京经开区等园区的做法值得借鉴。

长沙高新区开通了复工直通车，为每一个重点企业搭建了保驾护航的专业服务团队，第一时间收集、解决企业复工遇到的困难问题，例如园区内一家环卫设备制造企业因为涉及 20 多家上下游企业，复工难度较大，长沙高新区积极与该企业配套企业所在当地政府、主管部门进行协调，目前该企业已完成复工。

北京经开区除了开通各类的审批绿色通道让企业能够尽快正常生产，还为重点企业提供“一对一”服务，通过政府的渠道协助企业打通了原材料供应、生产物资运输、下游销售环节，还通过资金奖励、补助等方式，帮助企业开拓市场，鼓励企业开、复工，加大研发投入，支持企业出口。值得特别关注的是，北京经开区在短短7天内完成口罩生产企业联合康力医疗器械公司的厂房确定、流程审批、试生产全部过程，这条口罩生产线现已投入试生产阶段，按计划，每天可生产2万只N95口罩、20万只三层医用外科口罩，未来产能在满负荷运转后可达到月产千万只，确保防疫物资基本满足园区需求。

二、扶持："奖补租税贷"多管齐下

部分园区在上级政府扶持政策的基础上提出了园区内企业扶植政策，例如广州开发区的“暖企八条”，北京经开区的“控疫情稳增长十条”等。针对园区的扶持政策主要集中在奖、补、租、税、贷五个方面。

1. 区内采购与疫情生产研发类企业给予重奖

疫情期间，为减少疫情防控对企业生产带来的压力，部分园区出台了相关奖励政策以提高企业的生产动力。

苏州工业园区鼓励园区非财政全额拨款单位采购区内非关联企业产品，按产品首次实现区内销售当年，给予采购方区内销售总额30%上限200万元的一次性奖励；鼓励园区行政机关和事业单位试用区内企业创新产品，对企业免费将产品赠予相关单位使用的，按产品市场评估价值50%给予产品研制企业一次性试用奖励，每个单位年度奖励金额最高200万元，以上创新性举措不仅提高了关联企业的研发热情和信心，更保证了非关联企业在疫情期的稳定发展。

广州经开区“暖企八条”同样涉及一系列投产奖励、攻关奖励、创新奖励等，对防疫急需的医疗器械类企业，给予20万元一次性奖励；对防疫药物有突出贡献的企业，给予1 000万元一次性奖励；对产值达相应规模和2020年第一季度产值增速10%以上的企业，分别给予500万元、200万元、50万元一次性奖励；鼓励孵化器减免企业租金，对疫情期间累计减免企业租金超过100万元的，给予50万元一次性奖励。

2. 围绕稳就业，补贴落实到人

烟台开发区实施企业“特别护航行动”，规定企业根据总体防疫要求对职工实行集中隔离产生的相关费用，给予每人每天50元补助，疫情期间区内企业吸纳就业，属首次在开发区签订一年以上劳动合同、缴纳1个月以上社会保险的，给予200元/人补贴；北京经开区针对企业复工面临的员工住宿困难问题，提前开展人才公租房配租工作，提供1 000间蓝领公寓作为周转用房，给予因复工需要租住酒店的企业50%的住宿补贴；大连经开区划拨333万元党费用以支持防疫工作，支持保障全区各单位疫情防控工作。

3. 区属国有经营性用房租金率先减免

苏州园区国有企业新建元控股集团经过首轮调研摸排，预计租金减免覆盖2 000多家中小企业，预计租金减免4亿元左右。天津经开区对已承租开发区管委会所属国有经营用房的旅游、住宿、餐饮、零售等受影响较大的行业企业，第1个月房租免收，第2、3个月房租减半。

4. 税收减免与企业信贷向中小企业倾斜

税收减免政策主要从政府帮扶中小企业的税收减免和园区内政策性税收减免两方面进行。中关村国家自主创新示范区落实北京市政府相关规定，进一步降低资金困难的中小微企业贷款利率，力争2020年科创类企业贷款同比增长不低于15%，有贷款余额的户数同比增长不低于15%。广州经开区鼓励银行机构压降成本费率，加大对企业特别是新一代信息技术、人工智能、生物医药、新能源、新材料企业的支持力度，适当下浮贷款利率，力争2020年企业融资成本不高于2019年同期融资成本。

三、园区：发挥优势，内外攻坚

1. 发挥园区产业集聚的特色，转“危”为“机”

本次疫情中，以生物医药、电子信息等为主导产业的园区开始主动尝试诸多创新性举措，为全国打赢疫情防控攻坚战注入产业力量。

西安高新区设立疫情防控资金，征集攻关项目。西安高新区充分发挥区内优势，预安排1亿元的疫情防控资金并建立科技攻关组，紧急征集新型冠状病毒感染的肺炎科技攻关项目，围绕免疫、消毒、器械（检验检测）、救治（防治）四个领域，采取特殊政策发动企业满负荷生产，帮助有生产能力的企业转型生产，支持相关科技研发。目前，已有陕西脉元生物科技、陕西巨子生物技术有限公司、西安艾凯尔医疗科技有限公司等企业的80个项目申报。

成都高新区充分发挥电子信息、生物医药、新经济三大主导产业优势，向社会各界提供疫情防控新经济科技产品及能力供给清单，让新经济企业的高新科技产品助力疫情抗击。目前发布的首批城市机会清单中，重点聚焦“查、测、防、治”四大关键环节，包含核酸检测试剂盒、多体征智能监测服、红外热像仪、居家隔离服务包、远程问诊等由26家企业提供的49种产品和服务。

2. 园区支持与企业突破双管齐下，寻找疫情下的产品市场

例如苏州工业园区人工智能领军企业——思必驰研发的疫情防控机器人，可为政府部门、医疗机构等提供人工智能呼叫排查、追踪免费服务；合肥高新区

先进制造企业——东超科技研发的“无接触自助机”首次在国际提出并投入使用，可在空中完成预约挂号等操作而不需要和物体表面接触，有效隔绝了因人体与物体表面接触时产生的细菌和病毒感染；成都高新区互联网医疗企业——企鹅杏仁集团为居家隔离监测管理工作打造的“家庭医生居家智能监测平台”，医疗服务团队全天候远程监测，对居民逐一跟踪采集，可同时兼容管理数百万人健康情况，即时预警干预。

发挥园区外向型经济“窗口”优势，加强疫情下的国际沟通。此次疫情下，园区部分外资企业或中外合资企业产线的外国专家，在收到 WHO 通报或者本国使馆的通报后，在此特殊时期都已返回母国，造成相关企业停工，投资信心受挫。苏州工业园区为了坚定投资者信心，给区内的跨国企业发送了包括英、日、韩文翻译版本的公开信，加强疫情下的国际沟通。如苏州工业园、天津开发区等都是发展外向型经济的典型园区，园区应第一时间向跨国企业、国际专家、国际投资者等说明国内疫情防控情况与具体工作部署，为外商投资树立信心，稳定园区外资发展，助推园区外向型经济不断发展壮大。

四、治理：经济发展与治理水平“两手抓”

此次疫情危机中，国内园区在应对速度、力度、创新性等方面呈现出较大差距，总的来说，东部园区的疫情防控效率和成效更为突出。苏州工业园区在疫情初期便建立了企业情况摸排通道，对区内 114 家重点企业的营业收入、销售额等数据进行了及时掌握，推测其对园区 GDP 等经济指标数据可能造成的影响，并提前做好应对措施。

临沂经开区在 1 月 27 日即对开发区内 240 家重点企业疫情防控情况逐一排摸。

北京经开区仅用 7 天时间帮助联合康力医疗器械公司确定生产车间，为其开通“绿色审批通道”并投入口罩试生产。

广州开发区用不到 24 小时的时间，在全国国家级开发区中率先制定了“暖企八条”。

这种园区“速度”和“力度”得益于开发区充分授权型体制和较高的园区治理水平。因此，在今后一段时间内，尤其是中西部园区，提升园区的治理能力与水平应当纳入园区发展的框架。

落实分区分级精准复工复产

石建勋

习近平总书记 2 月 23 日在统筹推进新冠肺炎疫情防控和经济社会发展工作部署会议上的讲话中，提出要落实分区分级精准复工复产，为各地统筹推进疫情防控和有序推进复工复产提供了思想指引和重要遵循。经过全国上下共同努力，疫情防控形势积极向好的态势不断拓展，防控工作取得了阶段性成效。接下来，应在确保疫情防控到位的前提下，推动非疫情防控重点地区企事业单位复工复产，逐渐恢复生产生活秩序。

一、落实分区分级精准防控策略

习近平总书记指出："当前疫情形势依然严峻复杂，防控正处在最吃劲的关键阶段。这个时候，必须高度警惕麻痹思想、厌战情绪、侥幸心理、松劲心态，否则将带来严重后果，甚至前功尽弃。各级党委和政府要坚定必胜信念，咬紧牙关，继续毫不放松抓紧抓实抓细各项防控工作，不获全胜决不轻言成功。"面对国内外复杂的疫情形势，我们需要坚定信心、同舟共济、科学防治、精准施策，分区分级切实抓实抓细各项疫情防控工作。

当前，武汉和湖北的疫情防控仍然是重中之重。武汉胜则湖北胜，湖北胜则全国胜。应抓紧抓好湖北省和武汉市疫情防控和患者救治两个关键环节，切实提高收治率和治愈率、降低感染率和病亡率。毫不放松外防输出，继续实行严格的离汉、离鄂通道管控措施。首都北京是又一个重点防控区域，全力做好北京疫情防控工作事关党和国家工作大局，必须加强重点防控，坚决抓好外防输入、内防扩散两大环节，保证北京疫情防控尽快取得显著成效。

与此同时，全国其他地区万不可盲目乐观，掉以轻心。各级党委和政府要认真贯彻落实习近平总书记 2 月 23 日在统筹推进新冠肺炎疫情防控和经济社会发展工作部署会议上的讲话精神和中央一系列重大决策部署，结合本地区疫情

作者： 石建勋，同济大学经济与管理学院教授、国家社科基金决策咨询点首席专家、上海市习近平新时代中国特色社会主义思想研究中心副主任。

原文首发于《光明日报》，2020 年 2 月 28 日。

形势,创造性地领导和开展疫情防控工作。要以县(市、区)为单位,科学划分疫情风险等级,明确分级分类防控策略,实施差异化县域防控和经济社会秩序恢复措施。切实加强社区防控,织密织牢社区防控网,实行严格的网格化管理,坚持关口前移、力量下沉,做到网格管理到位、人员跟踪随访到位、密切接触者管控到位、环境卫生整治到位、防病知识普及到位。加强对县乡防疫工作的指导,防止出现"带病下乡"和"带病回城"的风险。扎实做好农村疫情防控,实行"一村一策",统筹组织村民有序出行、外出务工,积极开展春耕生产。严格落实企业防控责任,健全工业园区、社区和企业联防联控机制,做好通风消毒、体温检测、环境清理、普及防病知识等工作。加强重点场所疫情防控,落实卫生健康部门的监督责任、医疗机构的主体责任和医务人员的个人责任,坚决阻断疫情传播途径。

二、有序推进复工复产事关经济社会稳定和国家发展大局

习近平总书记指出:"在确保疫情防控到位的前提下,推动非疫情防控重点地区企事业单位复工复产,恢复生产生活秩序,关系到为疫情防控提供有力物质保障,关系到民生保障和社会稳定,关系到实现全年经济社会发展目标任务,关系到全面建成小康社会和完成'十三五'规划,关系到我国对外开放和世界经济稳定。"打赢疫情防控人民战争、总体战、阻击战,离不开强有力的物资支撑。疫情防控、人民生活和社会正常运转需要大量、稳定和持续的物资供应保障。必须尽快复工复产,保障供应,稳定经济运行。因此,在疫情防控和经济社会稳定发展之间,需要做到全面统筹协调。需要认识到,抗击疫情是为了人民生命健康和美好生活,尽快复工复产恢复经济社会常态也是为了人民的更好生活。

从世界经济发展和全球供应链来看,中国加快推进复工复产,不仅对中国而且对全球意义重大。中国制造业已经成为全球价值链重要的组成部分,研发投入全球第二,全球制造业领域的创新大都离不开中国。作为全球工业品最大的市场之一和全球第一制造业大国,中国的工业产业链源源不断地生产出各类产品输送至全球各个角落。加快推进复工复产不仅是中国经济发展所需,也是稳定全球供应链和世界经济发展的共同目标,是中国作为负责任大国对世界的贡献。

三、精准稳妥推进企业复工复产

落实分区分级精准复工复产,首先要保障生产供应疫情防控物资需要、保障人民生活必需品供应、保障社会正常运转需要的企业尽可能复工复产。把疫情防控物资保障作为当前工作的重中之重,重点开展医疗救治急需的呼吸机、心电监护仪等医疗设备和治疗药品的组织生产和及时供应,全面提升医用防护服、口

罩等防护物资的生产保供能力，统筹协调医用物资全产业链企业同步复工复产，增强企业生产柔性，科学谋划产能，确保产品质量，强化物资保障协调机制，为打赢湖北和武汉保卫战，以及全国疫情防控全面胜利提供坚强有力的物资保障。加快化肥、农膜、农机装备整机及零部件等涉农企业复工复产，做好春耕备耕物资供应，确保农业生产不误农时。推动食品、日用品等生活必需品企业复工复产，保障民生物资供给稳定。充分利用电商、信息服务等平台，促进产业链供需线上对接，鼓励开展农机等设备的在线维护。

有序推进分区分级复工复产，必须聚焦重点问题、精准发力，在复工中防疫，在防疫中复工。企业是复工复产的主体，非常时期当有非常之策。各地方各部门在做好疫情防控的前提下，更应强化服务意识，加强分类指导：对低风险地区，落实好相关防控措施，简化程序，指导企业复工复产，全面恢复正常生产生活秩序；对中风险地区，在做好疫情防控前提下，合理安排企业复工复产，有序恢复正常生产生活秩序；对高风险地区，继续集中精力抓好疫情防控工作。落实好分区分级精准防控策略，保障人员有序流动和物流畅通，推动产业链各环节协同复工复产。指导企业用好用足援企稳岗政策，发挥信息化手段优势，积极开展精准对接，协调打通企业员工返岗通道，提高员工返岗率。搭建跨区域人员、物资对接平台，保障运输畅通，统筹解决园区、产业集群内企业人员返岗、生产物资运输等问题，推动企业抱团恢复生产。

有序推进企业复工复产，迫切需要政府做好跟踪服务。突如其来的疫情给企业造成了很多困难，一些企业很难独立消化疫情带来的巨大冲击。在疫情防控任务仍然严峻的形势下，一些企业复工复产面临诸多困难，迫切需要政府“帮一下”“拉一把”。各地方党委和政府部门要想企业之所想、急企业之所急，积极为企业提供各种帮助。在保障企业复工复产的同时，进一步压实企业与工地在疫情防控和安全生产的主体责任，确保疫情防控与复工复产两手抓、两手硬、两不误。选派优秀干部下沉一线，对重点企业跟踪服务，指导企业复工复产，扎实做好企业复工复产中的疫情防控工作，实行“一企一策”，落实好生产企业员工疫情防控措施。解决企业面临的用工紧张、资金不足、原材料短缺等难题，进一步优化营商环境，全力支持和组织推动各类生产企业复工复产。加大金融支持力度，加大企业复产用工保障力度，加大新投资项目开工力度，积极推进在建项目，千方百计帮助企业渡过难关。

四、在复工复产的基础上全力做好“六稳”工作

面对错综复杂的国内外形势和疫情防控艰巨任务，我们要坚定信心、保持定力、科学应对。作为全球第二大经济体，疫情对中国经济的冲击是暂时的、短期

的，总体上是可控的，中国经济长期向好发展的趋势不会改变，必须坚定不移办好自己的事情，综合施策，在精准有序复工复产的同时，全力做好“六稳”工作。近期国家各部委和各地方政府围绕做好“六稳”工作，加快推动企业复工复产，陆续出台了一系列政策支持，其中包括减税降费、金融服务、租金减免和稳岗补贴等政策措施，这些举措正在产生积极作用。

全力做好“六稳”工作，短期来看，要加大宏观政策调节力度，对冲疫情影响，防止经济运行滑出合理区间，防止短期冲击演变成趋势性变化。积极的财政政策要更加积极有为，已经出台的财政贴息、大规模降费、缓缴税款等政策要尽快落实到企业。在此基础上，继续研究出台阶段性、有针对性的减税降费政策，加大对一些行业复工复产的支持力度，帮助中小微企业渡过难关。调整优化投资结构，将中央预算内投资优先向疫情重灾区应急医疗救治设施、隔离设施等传染病防治急需的项目倾斜。聚焦攻克脱贫攻坚战最后的堡垒，结合推进乡村振兴战略，以疫情防治为切入点，加强乡村人居环境整治和公共卫生体系建设。着力稳定居民消费，更好满足居民健康生活消费需求，加快释放新兴消费潜力，激发经济内生动力，为打赢疫情防控阻击战和经济社会平稳发展打下更加坚实的基础。统筹抓好改革发展稳定各项工作，特别是要抓好涉及决胜全面建成小康社会、决胜脱贫攻坚的重点任务，为实现今年经济社会发展目标任务而奋斗。

疫情下的服务业自救

吴泗宗

突如其来的新冠肺炎疫情扰乱了人们生活的秩序，对于服务业来说，历来黄金周中的黄金——春节霎时被恐惧和担忧所替代，在没有特效药对付疫情的情况下，切断病毒蔓延的路径，宅在家里便成为当下最佳选择。一时间，繁华的大街空荡无人，整个经济仿佛突然静止运作，特别是依赖与顾客密切接触的服务业，如商店、电影院、餐饮、旅游、交通等都处在停摆状态。

这场疫情对中国经济的影响是巨大的，但其中最甚者，莫过于服务业。服务业的基本特征便是依靠服务人员的劳动，作用于顾客。春节对于服务业非常重要，然而"宅经济"的出现，使服务业遭到灭顶之灾。相较于服务业，制造业由于不需与顾客接触，现都陆续复工，但服务业由于其工作之特征，全面恢复生产尚有待时日。通过对此次新冠疫情的分析，其对服务业的影响可以分为两个阶段：一为疫情期，估计要到三月底四月初方能结束；二为疫情消化期，指的是疫情结束后，还需一段时间人们的生活才会恢复常态，才会去逛商店、看电影、旅游等，这段时间估计要一个半月至两个月。也就是说，服务业要从这场打击中走出，还需三个多月。显然不能坐以待毙，自救方是正道。

服务业自救的基本思路便是从接触式经营转向非接触式经营。服务的种类包罗万象，自救的方式有多种，但基本的思路便是转向非接触经营，特别是当下疫情还在肆虐期。在服务业一片哀鸿遍野之时，同为服务业的盒马鲜生、叮咚、顺丰等，正是这种非接触的经营模式，使其业务爆发式增长。疫情肆虐期，人们宅在家里，闭门不出，但正常的衣食等生活必需品并未受到影响，原因何在？这要归功于互联网支撑的电商和快递小哥。如果说在疫前，利用电商仅仅是购物的一种补充的话，那么当前便成为一种最主要的购物方式。人们宅在家里，切断了购物前与待购商品的物理接触，但通过互联网在虚拟世界又把商品拉回到我们身边，琳琅满目的商品任人选购。聪明的快递小哥一个"微创"——把商品由"门对门"变成了"门对院"，送至住宅小区的院里，从而巧妙地避开与顾客的

作者：吴泗宗，同济大学经济与管理学院教授、中国市场营销学会常务理事。

原文首发于"冠宗投资"公众号，2020 年 2 月 21 日。

接触。

疫情的出现是一场灾难，但它又形成一种倒逼机制，倒逼企业特别是服务业思考，如何利用互联网对其业务进行改造，使之成为非接触式经营模式。利用互联网自救的服务业还有在线培训、在线办公、抖音直播、动漫游戏等。

企业自救还应改变现有的商业模式。例如，制造业的已经复工，有的复工在即，原有的企业食堂不能适应疫期安全的要求，这对于陷入困境的餐饮业来说应该是个求生的契机。主动与制造业合作，成为制造企业的食堂，与他们一起渡过难关。

作为价值链中的一环，服务业与上游、下游企业是命运共同体，所谓一荣俱荣，一损俱损，在此非常时期，服务业应主动联系上下游企业，共克时艰，用价值链来抵御疫情，而不是靠服务企业的单枪匹马。

“守得云开见月明”，熬过了疫情恐慌期和疫后消化期，服务业将会迎来报复性消费的繁荣期。而眼下必须挺住，正如毛主席所说：“有利的情况和主动的恢复，往往产生于再坚持一下的努力之中。”武汉挺住、湖北挺住、服务业挺住！

抗击疫情，企业除了生产经营，还有这件重要的事要做

郝凤霞

一、企业已经成为灾害治理的重要主体

长期以来，政府部门一直是灾害治理的唯一主体。但从国际实践来看，企业已经成为灾害治理的重要主体之一。问题在于，企业应该发挥什么样的作用？如何通过建立有效的公私合作促进这些目标的实现？

2005年美国"卡特里娜"飓风之后，美国联邦应急管理署成立了私营部门分部，专门负责应急管理中的公私合作。日本则在国家防灾组织中设有中小企业厅，专司企业的灾害应对和参与工作。我国国务院办公厅2016年印发《国家综合防灾减灾规划（2016—2020年）》指出，积极引入市场力量参与灾害治理，培育和提高市场主体参与灾害治理的能力。

对企业来讲，参与灾害治理是履行企业社会责任的一种方式。普华永道最近与世界经济论坛联合进行的一项全球调查发现，在接受调查的1 100名CEO中，超过2/3的被调查者认为，恰当地履行企业社会责任，对企业盈利能力至关重要，可以防止客户、股东甚至员工流失。如惠普公司将核心使命定为"为了人类进步、人类福祉做出技术贡献"，索尼公司将核心使命定为"感受为公众利益推进、应用技术的快乐"，沃尔玛的核心使命为"让普通人有机会买到富人才买得起的东西"等。这些真正意义上实现了"基业长青"的企业，其核心价值观、核心使命都超越了单纯的赚钱这一目标。这些企业核心价值观与现在所倡导的企业社会责任等理念高度吻合，这些公司给股东带来的长期财务回报远超绝大多数同行业竞争对手。

因此，企业社会责任逐渐成为政策界、工商界以及公众广泛关注和讨论的议题。为了推动中国上市公司的社会责任体系建设，监管机构和第三方评级机构不断推出指导企业社会责任实践的相关标准和报告规范。可以说，企业社会责

作者：郝凤霞，同济大学经济与管理学院副教授。
原文首发于《上观新闻》，2020年3月6日，内容有部分删减。

任不是一个清单，也不是一套准则，更不是要求企业做自我牺牲的事，而是用企业的核心能力去解决社会问题，创造社会价值。

二、履行企业社会责任的动力机制

1. *履行企业社会责任体现社会价值*

英国学者约翰·埃尔金顿提出企业社会责任"三重底线"理论，认为除了经济责任和环境责任之外，企业社会责任是不可或缺的。企业的社会责任与社会价值相对应，主要体现为对国家发展的价值、对社会和谐的价值和对员工成长的价值。这些以社会价值为导向的行为，可以是道德驱动、经济驱动或社会驱动的。在这个过程中，社会期望是企业社会责任管理动力合成的"导航器"，它决定着企业社会责任行为的方向。

随着企业与社区之间的关系从回馈型转变为与社会合作型，企业更积极主动地回应社会议题，履责的动机从声誉驱动变为绩效驱动。在企业实践的微观层面上，企业社会责任不再表现为奢侈的产品和服务，而是给那些最需要改善生活质量的人们提供解决方案，从而使企业社会责任更具有创造性和回应性。

2. *履行社会责任是企业高质量可持续发展的保障*

近年来迅速出现的颠覆式科技创新及应用、商业模式的演进，正促使我们的行业、企业发生根本性变革。在这场变革中，可持续商业—社会的新型生态正在形成，企业的立足点正在从单纯的经济效益、股东利益至上，转变到创造多重利益相关方价值的轨道上来。与此同时，企业固有的边界正在打开，开放、融合、协同、合作式的创新，正给企业的可持续商业带来新的活力。

全球最大资产管理公司贝莱德的首席执行官 Larry Fink 在 2019 年《致首席执行官们的信》中，呼吁全球企业领导人重视企业的社会责任，并强调企业宗旨与企业长期发展密不可分。2019 年 8 月，代表苹果、百事可乐、摩根大通与沃尔玛等上市大企业的美国工商团体发表了宣言《公司的目的》，强调企业将更重视履行对社会的责任，不再仅仅关注股东利益。这项宣言已获得美国 180 多位顶尖企业 CEO 的联合签署，旨在引导更多的企业不要单纯拘泥于短期的企业股东利益，而应更着眼于企业利益相关方利益甚至更高的社会责任，以实现企业和社会的可持续发展。

3. *兼顾企业社会责任与利润最大化*

企业社会责任与其生产经营紧密联系，如果能够灵活驾驭，可以成为增强企业竞争力的有效手段。诸多成功履行社会责任的公司经验证明，适度的企业社会责任能够给公司带来广告效应、提高公司声誉、增加产品知名度、削减广告成本等，这些收益能够抵消甚至超过企业履行社会责任所花费的成本。现代企业制度保证了企业在正常生产经营以实现股东利益的同时，合理地参与社会活动，企业社会责任与利润极大化目标并不相悖。

三、如何更好地履行企业社会责任

对我国企业来讲，新冠肺炎疫情当前，积极投身抗疫工作是履行社会责任的重要形式，也是展示企业形象的重要机会。对于企业决策者来讲，选择恰当的抗疫方式是企业决策的重要内容。那么面对当前疫情，企业如何科学选择恰当的抗疫方式?

1. 在复工复产的同时，做好疫情防控工作

当下，按照党中央的部署，各类企业正在有序复工复产。但是鉴于疫情还没有结束，做好相关防控工作仍是首要之事。这不仅关系到企业正常生产经营活动的持续，同时也是社会防控的重要组成部分，是企业社会责任的集中体现。

2. 找寻与企业业务高度相关的社会议题

企业担当社会责任，重心在找到商业和社会及环境的交集。在这场战“疫”中，有的企业出钱出力，驰援武汉；有的企业加班加点，保障人民群众基本生活需要；还有小微企业克服重重困难，顽强坚守。企业应该从这些相关议题中找出优先级，优先选取与公司商业逻辑相关、对业务增长有帮助的议题。在确定议题后，还需要做到精准化提炼，即清楚意识到企业究竟在这个项目中承担了什么角色，企业的社会价值是什么、体现在哪里，这对业务会有哪些影响等。最后，要分析评估如何实施。另外，也可以从业务相关的外部消费者入手，找到消费者关注的、与企业自身联系紧密的议题，从这些社会问题中发现商业机遇，再通过商业机遇连接到品牌，最后实现品牌形象提升与业务增长。

3. 识别并满足社会的需要，将社会影响引入公司的价值主张

管理学家波特 2011 年提出“共享价值”的思想，认为人们总是狭隘地看待企业社会责任，将企业所创造的价值局限于短期财务绩效，把社会议题视为边缘而非核心的，解决这一问题的方案是要遵循共享价值的原则。这不仅意味着企业要成为良好“公民”、减少消极影响，而且意味着创新和实现共享价值，使企业成功与社会进步相辅相成。因此，他们提出以“企业社会整合”的概念来取代“企业社会责任”。疫情当前，各种社会需要越来越多，而企业是解决紧迫疫情议题的最重要力量。对企业而言，最重要的是识别这些社会需要，通过提供新技术、新方法和创新管理方式来解决社会议题，同时提升自身生产力并扩大市场，为企业和社会创造共享价值。

当然，面对重大公共事件，社会治理的多元主体应发挥协同效应。政府是经济社会中最具权威的组织者，可以通过制定政策并采取各种措施来影响、推动企

业社会责任战略的推行和社会责任管理行动的实践，从而有效改善企业的社会责任管理水平。包括，通过购买服务的方式加大对公共服务的投入；促进行业信用建设和行业守信自律，进一步完善企业信用数据库，形成有效的市场约束和行业约束；鼓励企业对员工参与志愿者活动进行制度性支持等。此次疫情防控中，不少企业员工参与了志愿服务，一些企业还规划了自发的志愿项目。政府应该以此为契机，呼吁企业进一步制定志愿者休假制度，根据所从事业务派遣志愿者参与活动，只要涉及社会福利、灾害支援、国际协作、环境保护等方面，都可以提交休假申请，去进行相关的志愿活动。

疫情过后，在线教育还能获得接受吗

钟之阳

疫情突袭，各培训机构停止线下教学，教育部宣布2020年春季开学延期，并鼓励学校和培训机构将教育教学转移至线上场景。为了满足各年龄段学生的需求，全网各大科技公司、视频平台、直播平台、教育企业迅速跟进，纷纷针对这次“在家学习”的大潮做出了针对性举措。

其实从在线教育的发展来看，这种形式从有网络开始就已经存在。特别是2010年后随着移动互联网的发展，各种在线工具和平台开始出现，在线教育才开始真正爆发。但从使用者的规模和频率来讲，哪怕几年前MOOC横空出世，一时风头无两，还是比不上当前疫情期间在线教育的火爆场面。相关报告显示，今年春节后，教育学习类App的日均活跃用户规模比平日增长了46%，教育学习微信小程序的日均活跃用户规模比平日增长了218.1%，“腾讯课堂”在线学习的师生人数更是整体增长了近128倍。

大量的学生和家长在疫情期间体会到了在线教育的便捷，特别是在二三线城市的用户也能足不出户享受到优质课程资源，这对于促进教育普惠起到了一定作用。同时，此次大规模的使用场景也间接地培养了学生和老师接受在线教育的习惯，推动在线教育的普及。而面对突如其来的学习方式的改变，不少人也对在线教育模式产生了诸多质疑，诸如居家学习对学生自觉性的挑战，不同条件家庭的现实情况，学生用眼问题等。

那么，在线教育在这次疫情间之后，究竟是“昙花一现”还是“柳暗花明”呢？老师和学生是否真正接受此次新技术变革？在线教育企业该怎么做才能真正将获取的流量转化为客户？教育管理部门如何才能趁此次机会实现教学模式的改革？不妨从理论角度试着分析学生在此次被动或主动经历在线教育后呈现了什么的行为特征，又有哪些因素会影响他们的使用意愿。

技术接受模型（Technology Acceptance Model，TAM）是Davis基于理性行为理论发展而来，最早是用来研究用户对计算机技术使用行为提出的一个分析

作者：钟之阳，同济大学高等教育研究所讲师、上海市产业创新生态系统研究中心研究员。

原文首发于“爱科创”公众号，2020年3月10日，内容有部分删减。

模型，理论模型如图1所示。

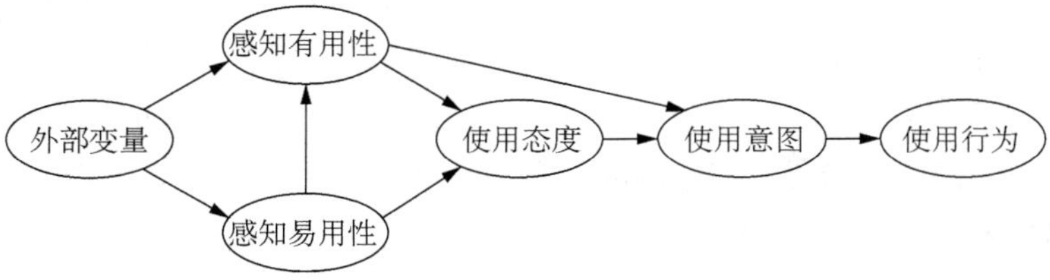

图1　技术接受模型示意

TAM理论认为用户最终的使用行为由其他所有的因素影响，其中有两个主要的决定因素，感知有用性(perceived usefulness, PU)，反映用户认为使用一个具体的系统对其工作业绩提高的程度；感知易用性(perceived ease of use, PEOU)，反映用户认为容易使用一个具体的系统的程度。这两个因素水平越高，用户对新技术的态度就越积极，从而会促进用户对技术的使用态度和接受意愿，进而产生更多的使用行为。

TAM模型由于模型结构简单和各种实证研究对其价值的证实，目前被广泛地用于研究用户对新技术的接受和采纳，解释新技术被使用接受的影响因素、预测技术使用行为。近年来随着MOOC、翻转课堂、混合式教学等利用新技术的教育教学模式兴起，已有不少研究从TAM理论模型角度讨论学生和教师对于教学模式中采用新技术的接受行为、使用意愿及满意度，并利用问卷调查和严格的统计推断验证了该理论模型在教育技术领域的研究价值，其可靠性和解释能力得到了广泛的肯定。基于TAM理论模型或许可以尝试总结出一些关于使用者的行为特征。

一、在线教育最主要的不是技术问题，而是学到了什么

学生对在线教育的感知有用性中介作用于感知易用性和使用态度，即感知易用性要想发挥作用，需要让学生感受到学习的价值所在。这说明能够转化为学生最终对在线教育的使用行为关键还是在于感知有用性，比如高质量的学习内容，良好的学习效果，获得有价值的知识和启发，或是实现学习效率和兴趣的提升等。

这个观点与教育技术研究领域的“以学习者为中心”的取向不谋而合，该取向不是迫使学习者去适应这些新技术的要求，相反，其主张的是以理解人类大脑如何工作为出发点，并基于此来考虑如何利用技术帮助人们更有效地学习，即让技术适应学习者的需要，从而实现“技术有用”。

此外，值得注意的是，TAM理论模型中“感知有用性”和“感知易用性”是主

观概念，因此抛开用户仅仅从技术产品本身去探讨这两个概念也是没有实际意义的。其强调的是用户对技术产品本身的态度和使用行为，而非聚焦于技术产品的市场竞争问题。因此对于在线教育企业来说，在经历此次疫情大流量并发的技术大考之后，更多的挑战还是在于如何充分利用 AI 等技术优势，通过对用户学习行为、学习效果等数据的采集，打造更精细的教学体系，采取更有针对性的在线教学和个性化学习内容推荐。

二、在线课程不在于内容多寡，而应"投其所好"

学生对在线课程的使用态度，即学生预期使用在线课程时主观上的正面或是负面的判断，直接影响使用意图，从而影响使用行为。也就是说，学生对于在线课程的预期对使用行为有着较为直接的影响。学生对在线课程内容和服务的认同，认可其在提升知识水平、丰富兴趣视野上的作用，出于对课程的兴趣、爱好而增强学习动机，那么对新的学习模式的参与意愿就会增强。

在线课程的呈现形式是吸引学生的重要因素，可以通过新技术进一步提升教育资源的展示空间，从课程的审美、情感和服务等维度激发学生的兴趣，同时利用前期调研、多样化的宣传手段对学生的预期感知进行铺垫，让他们预先感受到在线课程所带来积极效应。

此外，在在线教学设计过程中需要更多关注学生的内在情绪感受，了解学生多样化的学习预期。特别是随着网络成长起来的 95 后这一代人开始成为教育主流人群，将线下课堂直接搬到线上的学习课程较难激起他们的学习兴趣，学习的获得感反倒显得比内容容量更重要。"这届年轻人钟爱在 B 站学习"这样的热搜自然是用脚投票的结果了。B 站的实时弹幕讨论给学习者带来了不一样的学习体验，不单能够利用碎片化时间学得知识，还可以从弹幕评论里找到学习的陪伴感，其社交化学习属性让更多年轻人爱上学习。根据数据显示，B 站 2019 年泛知识学习类内容的用户数突破 5 000 万，学习类 UP 主数量增长 151%，学习视频播放量同比增长 274%。从这个角度来看，不同类型的在线课程的供给端基于其教学目的并结合自身特色提供差异化的学习内容和有效的学习模式则显得尤为重要。

三、引导自主学习，或将成为学习效果成败分水岭

此外，在 TAM 经典理论模型基础上也有不少研究发现学生的主动性在其中扮演着重要的角色：学生主动性变量能够有效调节感知易用性和感知有用性之间的关系，强化二者之间的正向联系，即当学生主动性越高时，感知易用性与感知有用性之间的正向关系越强。体验式学习理论认为，个人的主动参与可以

加速知识的建构和领悟的过程。说明了在在线教育的设计中我们需要特别考虑学生主体的作用，让学生更加积极地参与到在线教育的学习中，而非成为知识的被动接受者。

这也印证了部分疫情期间社交媒体上关于“停课不停学”在线学习的各种吐槽。不少学生，特别低龄学生，自制力差、缺乏自觉性，居家学习容易受到的干扰比较多，包括环境的噪声和其他娱乐活动的诱惑，很难做到专注，学习效率低下。甚至有人认为，在线教育仅仅是为部分好学的学生提供了更多样的选择。因此在当下，老师和家长或许应当想办法充分调动学生自主意识，培养自主学习的能力，养成自律自主的学习习惯。但另一方面也让我们反思，在线教育是否是一种具有普世性的教育模式，这种教育模式是否存在一定的应用范围和适用人群。

在线教育在2020年初突发公共卫生事件的催化下迎来了发展机遇，同时也面临着课程质量、服务效果、用户体验、科技水平、学习效果等方面严苛的考验。但技术进步带给教育的好处是远远超出其副作用的，线上的体验和认知是不可逆的，离开技术和网络的教育也不能成为现实。

疫情中房地产企业的他救与自救

吴泗宗

已持续一月有余的新冠肺炎疫情冲击了中国的经济，直觉告诉我们服务业受冲击最甚，事实也确实如此。疫情对服务业的影响可分为三个阶段：疫情恐慌期、疫后恢复期和报复性消费期。服务业只要挺过疫情恐慌期便能获得生存和发展。

不同于服务业的房地产企业，疫情对其冲击很难有明确的阶段性。

在疫情没有爆发之前的很长一段时间，控制房地产企业快速增长成为中国经济宏观调控的主旋律，而需大量金融支撑的房地产企业，除几家大型的，普遍处在资金链紧绷，经营窘迫的境地。

屋漏偏逢连夜雨，一场突如其来的疫情让房地产企业雪上加霜。

一方面，疫情将改变人们的消费观念。全社会普遍重视健康消费，人们认识到，健康和高免疫力，才是一个人最大的竞争力。这种消费观念将会有一段时间影响房地产的销售。过去那种疯狂的购房将一去不返。而且人们的购房理念也发生改变，很多人会选择观望，只有真正的刚需才会出手。市场需求缩减。

另一方面，已经停摆了一个多月的房地产行业，损失惨重，而在复工复产中举步维艰，行动缓慢，原因在于以农民工为主体的建筑队伍分散在全国各地，疫情中召集困难，且召集后的隔离和防护支出高昂等，都使得企业复工步履蹒跚。

房地产行业作为一国的经济支柱，在任何国家的经济中都有举足轻重的地位，它不仅为国家创造巨大的财富，更重要的是带动上下游数百个行业，解决了成千万人的就业，决不能让这场疫情瘫痪了这个重要的产业，更何况当下房地产企业的窘境不是由于企业自身经营决策失误所致，而是遭遇了不可抗力的疫情所导致的系统性风险。要摆脱这系统性风险，仅靠企业自身力量是难以奏效的，因此，他救是当务之急。

犹如给一个失血过多的病人治疗，输血是最为有效的方式。担当这个责任的非政府莫属。政府应尽量减少企业的税收和社保，同时放松信贷、补息贴息，

作者：吴泗宗，同济大学经济与管理学院教授、中国市场营销学会常务理事。

原文首发于“富昌金融集团”公众号，2020 年 2 月 28 日，内容有部分删减。

为房地产企业提供用于纾困的流动性。只要这些血液输入房地产企业，便能使其恢复生机，在政府有关部门的协调、协助下顺利复工。

除了输血的他救之外，更为重要的是自救，即强身健体，增强企业的免疫力。

房地产企业的强体当务之急便是调动一切资源尽早复产复工，不能坐以待毙，只有复产复工才能创造财富，才能具有造血的机能。房地产企业应即刻与施工企业合作，争取有关部门的帮助，安排车辆将工人从各地接往工地，让工地重新热腾起来。

其次，企业必须改变经营模式。长期以来房地产企业“野蛮”增长的方式、获得“暴利”的方式，现在到了寿终正寝的时候了，企业应该从改变经济模式，提高管理水平上获得效益。企业发展必须留有余地，要适当地“减肥”，特别是在资金方面，不能将资金链置于岌岌可危的境地，否则企业将“弱不禁风”。

疫情的出现将倒逼企业迅速互联网化、人工智能化。传统的经营模式，特别是房地产销售在疫情期间根本无法作为，然而一旦利用现代科技，则犹如神助。当众多房地产开发企业疫情期销售额为零时，恒大地产借助 VR 技术和互联网，在三天时间销售了五万套住房，获 580 亿元的销售额。但愿恒大不是“一骑绝尘”。只有科技才能使企业体魄强壮。

与制造业一样，房地产业也是中国经济不可或缺的支柱，保住了制造业和房地产业便保住了中国经济的基本盘。

市场多元化

——外向型企业生存的必由之路

吴泗宗

四十余年的改革开放，中国诞生了大量的外向型企业，这些企业有的是“两头在外”，有的是“三来一补”，有的则成为国际供应链的一环，而有的则是直接拿国外订单生产出口……各种形式，不一而足。外向型的企业早期集中在东南沿海，后遍布于全国。外向型企业的发展对中国经济的繁荣昌盛功不可没。

既为外向型企业，其市场则为国外，特别是经济发达的欧美国家。这种市场单一的战略在“太平年代”可旱涝保收，经营无恙，然而一遇风浪则危机重重，极易陷入樯倾楫摧的境地。

一场突如其来的新冠肺炎疫情直接冲击了这种经营模式，特别是作为这种模式主要市场的欧美国家，已成为现时新冠疫情的“震中”之地，一半以上的人居家隔离，经济停摆，学校停课，市场迅速萎缩……这直接殃及我们的外向型企业。

据报，外向型企业密集的广东东莞，上周始出现许多企业的倒闭，很多以欧美国家作为市场的玩具厂、家具厂、服装厂、电子厂关门歇业。这些企业停工了近两个月，在 2 月底 3 月初抓紧复工复产，以赶完出口订单，殊不知，风云突变，欧美国家由于种种原因，浪费了中国阻击病毒近两个月的有利时机，使得这种烈性的病毒在这些国家猖獗蔓延，其原来大量的订单取消，由此与其配套的我国供应商、上下游企业少则上百万元、多则上千万元投资和贷款打了水漂。这些以欧美国家作为市场的外向型企业，一下从复工复产的热情中突然跌入停工破产的冰窟里，角色瞬间完成 180 度转换。

目前，疫情在我国已基本被遏止，但在境外却狼烟四起，且有愈演愈烈的态势。这种态势直接摧毁经济的发展，特别是作为疫情“震中”的欧美国家，都把其定为自“二战”以来最大的危机。据世界货币基金组织和世界银行分析，在新冠肺炎疫情的冲击下，现在全球经济已进入“衰退期”，而经济的“复苏期”最快也要到 2021 年。

作者：吴泗宗，同济大学经济与管理学院教授、中国市场营销学会常务理事。

原文首发于“壹企管”公众号，2020 年 3 月 27 日。

国际市场的不确定性和萎缩,逼迫我国大量的外向型企业必须通权达变,迅速改变以往单一的国外目标市场的经营模式,转入到多元化市场战略中来,以寻求生存与发展的新契机。

市场多元化战略林林总总,五花八门,但纵有多项,归结起来无非是以下三种。

1. 市场拓展

利用企业现有的产品去开拓新的市场。当欧美市场没有订单了,企业不能吊死在一棵树上,应努力寻找新的市场。新市场既包括非欧美的国外市场,又包括国内市场。所谓“西方不亮东方亮,黑了北方有南方”。

2. 产品拓展

在现有的市场中,销售企业开发出的新产品。受新冠肺炎疫情的影响,欧美市场对现有产品的需求萎缩,但抗击疫情的产品、线上产品以及衣食产品的需要不降反升,此时,服装企业、电子企业以及食品加工企业可迅速转向生产欧美市场中急需的抗疫产品等。

3. 多元化

用新产品开拓新市场。外向型企业应不断创新,瞄准两个市场,不仅瞄准国外市场,而且要瞄准国内市场,并不断推出新的产品。在全球经济处在衰退期的今天,企业应更多地把目光聚焦在国内市场。可以肯定,走出疫情的中国经济将会按下“加速键”,据报道,2019—2029 年中国的基建投资将达到 30 多万亿元,这是一个天文数字,它能保证未来中国的经济在快车道上迅跑,同样也蕴藏着无限的商机,为外向型企业的多元化战略提供了契机。

同时,企业应把更多的精力放在国内市场的开拓上,特别是在国际市场风云变幻、波诡云谲充满不确定性的当下,中国庞大的市场本身就是一个世界,平均每个省的市场规模都超过欧洲的中等国家,其中有足够的市场容量、有广阔的天地任企业驰骋,更何况中国政局稳定,经济向好,人心思进,正所谓:“世界”指看中国,更加郁郁葱葱!

拉动消费要兼顾短刺激和远谋划

张　鑫

中共中央政治局3月27日会议强调，要加快释放国内市场需求，扩大居民消费，合理增加公共消费，启动实体商店消费，保持线上新型消费热度不减。我们知道，中国是全球最大的单一市场和全球增长最快、潜力巨大的市场。无论是从短期还是长远看，即使在出口受到重大影响的情况下，只要充分激发国内消费市场，也可以通过经济的内循环，使之得到恢复和发展。对此要充满信心。

加快释放国内市场需求，需要政府、企业和居民共同发力，激发公共消费和个人消费。政府在促进消费的作用主要体现在两个方面。一是制定消费政策，通过政策导向鼓励和支持个人消费。二是实施积极的财政政策，通过财政支出扩大公共消费，完善社会保障，保障居民基本生活消费。不同之处在于，前者注重的是短期需求刺激。例如，有的地方推出一周休2.5天工作制和弹性工作制，以促进旅游业的恢复与发展；通过降息、扩大消费信贷（免息贷款、分期付款）刺激消费需求等。后者具有兼顾短期刺激和长远发展的效果，注重保障民生。例如，加大旧城改造、城市更新、智慧城市和5G基站建设、大数据中心、人工智能、工业互联网等领域的新基础设施建设。这些措施既能迅速扩大投资需求，也能改善消费设施和条件，提升交通和信息交流、商务协作等效率，为未来社会经济发展打下更好的物质技术基础。又如，通过减税、财政补贴提高企业和个人收入，通过向低收入和失业人群发放现金或消费券保障基本生活消费等。需要注意的是，财政政策因实施的主体不同而影响可操作性和实际效果。例如，给居民发放消费券是推动消费者消费，其操作难度和成本都比较大，持续效果差。而降低商品消费税率和营业税率有利于调动商业实体的积极性和创造性，实现市场的持续繁荣。又如，继续给与购车补贴、增加私家车牌照投放力度，对刺激汽车消费效果比较好，操作也比较简单。同时，随着经济发展水平的不断提高，个人消费的比例会逐步下降，公共消费的比例逐步上升。因此，我们应该加快由重视

作者：张鑫，同济大学经济与管理学院副教授、同济大学财经研究所、可持续发展与新型城镇化智库研究员。

原文首发于《文汇报》，2020年4月2日。内容有部分删减。

个人消费向重视公共消费转变，而且，无论是拉动公共消费还是居民消费，都要汲取过去的经验和教训，属于将短期刺激和长远谋划结合起来。

居民消费除受收入影响外，还受消费心理、消费意愿、消费场景、消费便利性等因素影响。要从供给侧方面发力，促使实体商店创新商业模式，尽快实现从坐商向云商、从自荐自卖向带货销售、从单打独斗向共享平台转变、从户内销售向户外销售转变。

从坐商向云商转变，就是要由线下销售为主转变到线上线下相结合。例如，通过网上销售、电视销售、网上打折促销、周周网购节等刺激消费；通过博物馆、艺术馆、游乐园等直播传递相关信息，吸引游客；通过直播食品加工烹饪过程吸引食客购买等。还有外贸企业采取直播方式转内销，也取得了很好的效果。

从自荐自卖向带货销售、粉丝销售转变，就是要利用非销售人员和商品带动消费，包括线上渠道网红带货等销售模式、线下推出少量折扣大的名品和畅销产品吸引顾客，带动其他产品销售的模式，以及线上线下政府官员、名人、普通老百姓消费示范模式等。

从单打独斗向共享平台转变，是指原先独立生产经营的企业，尤其是中小企业和个体生产经营者，主动融入共享平台生态体系之中，向消费者提供独到、便利的产品和服务。各种电商、餐饮企业“共享员工”，中石化卖菜和咖啡等，就是这种模式的典型。

这三种模式都要求政府加强物流技术、设施和人员，以及各种平台的建设和补贴，解决物流不通畅、速度慢、人手不够和平台技术落后、管理不规范、恶性竞争等问题。

从户内销售向户外销售转变，就是要改善和扩大商品和服务消费的场所，规范发展摊贩经济、路边餐饮、露天娱乐、夜间经济等。这些商业形式在不发生大规模群体性集聚性消费行为的情况下，能够恢复市场人气，增加就业，刺激消费。我们有必要在总结已恢复的“夜经济”经验基础上，研究如何放开、规范这些“非正规经济”商业形式。

从个人消费发展趋势看，商业模式的创新与运用不仅具有短期刺激消费的效应，还可以探索形成促进消费增长的长效机制。对上海来说，则有利于打造综合性国际消费、旅游中心城市，使其成为引领消费、促进产业结构升级、拉动经济增长的新载体和新引擎。

疫情防控为上海营商环境做出新注解

陈 强

疫情防控是对上海这座超大城市的一次“大考”，每一位市民都是“答卷人”。上海的腔调、智慧、精细和温度，在展现应对重大危机能力的同时，也在为这座城市不断优化的营商环境做出新的注解。

一、上海是有腔调的

在武汉告急，湖北告急的紧要关头，尽管也要面对同样严峻的疫情防控形势，上海还是在“第一时间”集结医疗系统的“精兵强将”，除夕之夜，就派出首批医疗队驰援火线。上海前后共派出 1 600 多名医护人员，携带大批防护物资，奔赴武汉 17 家医院，在 ICU、重症病区、方舱医院，随处可见上海医护人员的忙碌身影。中山医院心内科主任、中国科学院院士葛均波教授在前方吃紧之时，郑重向院方递交请战书，表示“作为医生，国家有难，我有责任有义务挺身而出”。韩国疫情加重后，上海继向大邱市、庆尚北道地区捐赠 50 万只口罩之后，又给釜山市运去 7 万只口罩，表达了上海与其共克时艰的良好愿望。截至 4 月初，上海已向全球 20 多个友好城市援助防疫物资，包括医用民用口罩、防护服、呼吸机、检测试剂等，彰显了上海“山川异域，风月同天”的全球合作战“疫”意识。

二、上海是有智慧的

习近平总书记强调，战胜疫病离不开科技支撑，必须加快科技研发攻关。疫情初起，上海市科委就迅速行动，围绕疫情防控中的“急难险重”问题，启动科技攻关应急专项，尝试“悬赏揭榜”“首功奖励”等举措，并在人才计划、资源开放共享、“零接触”科研服务、科技奖励等方面予以制度保障，努力为疫情防控贡献“上海智慧”。提炼自 300 多例临床救治案例，并汲取国内外同行经验的《上海市 2019 冠状病毒病综合救治专家共识》适时公布，为全球临床救治提供了“上海方

作者：陈强，同济大学经济与管理学院教授、上海市习近平新时代中国特色社会主义思想研究中心研究员。

原文首发于“爱科创”公众号，2020 年 4 月 5 日。

案”。疫情期间，病人、家属及医护人员心理问题凸显，同济大学赵旭东、刘中民教授急人所急，组织编写《抗疫·安心——大疫心理自助救援全民读本》，为特殊时期的心理救援和心理重建提供行动指南。

三、上海是精细的

迄今为止，上海新冠肺炎本土累计确诊病例和死亡人数均保持在较低水平，绝大部分确诊病例已治愈出院，疫情发展总体处于可控状态。近来，在输入型病例持续增加的巨大压力下，上海的疫情防控体系依旧整体有效。疫情之初，14 家市级行业主管部门就联动起来，按照职责要求和行业特点，制订防控举措，形成 136 项疫情防控行业规范。面对疫情，“一网通办”“一网统管”进一步提升网上效率，推出更多“无接触服务”。上海两家企业合作利用新型纳米材料，开发出高透气、不透水、便于消毒、可循环使用的防护口罩，并能够快速形成较大产能。上海市经信委闻讯后立刻行动起来，紧盯企业产品研发、设计、技术改造、原材料采购、产能组织、市场衔接的全过程，全力做好“店小二”，助力企业以最快速度完成设计，投入生产，实现上市。

四、上海从来不缺“温度”

上海有超过 100 万家的中小企业，占全市企业总数的 99.5%，已成为经济发展的重要力量。在疫情防控的巨大压力下，众多企业遭受严重冲击，部分行业陷入“停顿”。上海及时出台抗疫惠企“28 条”，全方位为企业纾困解难，缓解企业由于“人流、物流、资金流”阻断造成的经营困难，对于企业而言，“锦上添花”固然好，但更需要的其实是危难中的“雪中送炭”。在全社会共同帮助企业渡过难关的同时，上海街头还频现暖心一幕，八大知名商圈联动开启“无人值守爱心站”，在料峭春寒中为快递小哥送上阵阵暖意。港汇广场门前的无人值守爱心餐车上，装满了周边商户和居民主动送来的食品等物，免费供外卖员、快递员、环卫工人等取用。

“海纳百川、追求卓越、开明睿智、大气谦和”是上海的城市精神，需要透过每一个人，每一件事，每一个细节，点点滴滴凝聚而成。优化营商环境所需要的开放城市胸怀、精准城市治理、高效政府服务、友善社会氛围，在疫情中不断得到淬炼和升华，正成为上海营商环境再上新台阶的强劲动力。

“后疫情时代”的文化创意产业发展方略

解学芳

新冠肺炎疫情让文化创意产业发展遭遇“冰火两重天”局面：手游、直播、短视频等线上内容逆势增长，而电影、演出、会展、旅游等线下业务则停滞不前。在我国进入“后疫情时代”的新时期，文化创意产业如何发展成为亟需思考的战略性命题。

一、文创企业：加持新技术与新知识实现发展模式蜕变

新冠肺炎疫情给文创企业发展带来巨大挑战，大量文化企业面临现金流压力，甚至部分文化企业资金链断裂乃至有破产风险。同时，疫情也客观上带来文化企业发展模式的反思，乃至成为转型发展的外在推力。在此背景下，一方面，文化企业亟需加快夯实技术积累、推动知识更新，利用多元终端积极开展内外部经验交流与学习，为后疫情时代的模式创新与转型发展夯实基础，真正建构起线上线下无缝切换的发展模式，以便应对各种不同场景。例如，2020 年春节档电影受疫情影响全部撤档，电影《囧妈》《肥龙过江》等则陆续在网络平台首映，挑战与重塑着传统的电影院线模式，也开启了观影模式的未来。另一方面，针对文化、创意与技术的高度融合趋势，开展 AR、VR、AI、区块链、5G 等新技术与新知识培训，应对整个文化创意行业的数字化、信息化与智能化大变革。例如，疫情期间，钟书阁、志达书店、麦家理想谷等 200 多家知名书店集体变身为淘宝直播间，店长化身主播，开启了“云打卡”“云阅读”，成为文化企业开启蜕变模式的典范。此外，建立特殊时期的弹性管理制度，设定复工发展的弹性区间。对于影院、剧院、娱乐场所、会展场所和旅游等聚焦线下物理空间运营的文化企业而言，新冠肺炎疫情的影响在全球大扩散背景下还将持续，例如，被誉为“世界第一马戏团”的加拿大太阳马戏团裁员 4 679 人（95%），濒临破产，这给我国演艺企业发展带来巨大影响。由此，对于文化企业而言，特别是受疫情影响大且抗风险能力低的中小微文化企业，亟需加快发展模式蜕变，积极推进“云复工”；与此同时，应加快管理方式与管理内容创新，建立特殊时期的企业运营与企业管理制度，呼

作者：解学芳，同济大学人文学院教授。

吁员工与企业齐心协力、群策群力、共渡难关。

二、政府部门：加快政策落地助推文化创意产业走出困境

新冠肺炎疫情爆发以来，国家先后实施了支持疫情防控和复工复产税费优惠的政策。据不完全统计，截至4月初，中央和地方政府陆续出台了500余项政策助力企业复工复产；另据国务院新闻办公开数据显示，2020年2月新出台支持疫情防控和经济社会发展的税费优惠政策新增减税降费1 589亿元……这些阶段性减免政策取得了积极成效，增加了企业发展的信心。在文创领域，上海、北京、杭州、大连等多个地方政府出台了扶持文化产业、旅游产业的扶持政策，如上海出台的《全力支持服务本市文化企业疫情防控平稳健康发展的若干政策措施》，提到“对因疫情影响停业的电影院、受疫情影响较大的重点文化企业和重点文化项目、影视拍摄基地给予适当的补贴和支持，加大文创企业支持力度”；北京出台的《关于应对新冠肺炎疫情影响促进文化企业健康发展的若干措施》，提出“延迟缴纳文化企业社会保险费，对符合条件的通过‘房租通’政策给予补贴”……总的来看，目前的政策多为“生存型政策”，对于文化创意产业走出疫情困境具有重要作用。但对于后疫情时代的文化创意产业可持续发展与创新而言，政策设计还需立足两大维度：一是继续面向文化企业开展大规模减税降费，减轻文化企业的运营成本与经营负担，为实现完全复工复产提供保障，助力其加快走出困局；二是政策导向应以提升文化创意产业创新力与竞争力为目标，通过提高企业研发费用加计扣除比例、加大科技创新券的使用额度与使用范围等制度设计，鼓励文化企业加大研发投入，优化和完善文化创意产业的创新生态，不断提高整个文化创意行业的创新能力以及应对多元场景的能力。

三、未来发展：以战略眼光制定“后疫情时代”三大方略

疫情终会过去，文化创意行业将面临重新洗牌，文化企业应学会未雨绸缪，为行业“大洗牌”做好充分准备，积极探索“后疫情时代”企业发展定位与业务转型，抓住“后疫情时代”新发展机遇以期重新崛起。其一，实现数字化、网络化、智能化转型。在新技术层出不穷的新经济时代，文化创意产业发展要积极利用移动互联网、5G、4K/8K、VR/AR等新技术，一方面创新文化产品，加大在线阅读、在线观影、网络直播、网络动漫、短视频和移动游戏等数字内容服务的开发；另一方面，发展文化新业态与新模式，如“云观展”“云直播”“云阅读”等，打造全新的高清化、体验化、虚拟化的应用场景与“零接触”的智能服务，迎合未来不同突发状况带来的运营模式的无缝切换。其二，搭建文化创意产业全产业链发展战略。随着新冠肺炎疫情在全球的蔓延，打造区域内文化创意产业全产业链条

是应对全球疫情影响的有效手段。一方面，在有限参与全球文化创意产业链的同时，要积极发挥文化产业园区、国家级文化与科技融合示范基地、文创类众创空间的平台作用，搭建国内文化创意产业上下游企业间的合作网络；另一方面，强化文化创意产业链的黏合度，建构行业“命运共同体”，推动云计算、物联网、AI、边缘计算、区块链等新技术与文化创意产业发展深度融合，优化全产业链各环节之间的衔接机制，危中寻机，向全球文化创意产业价值链的上端游走。其三，实施更加多元且灵活的文化金融扶持战略。文化企业多为轻资产企业，在新冠疫情下深受重创，特殊时期要赢得“重投资”则需打破资本歧视，鼓励国有大型银行带头加强知识产权质押融资的力度，推出更加灵活和更多元化的文化金融产品，畅通文化企业资金来源渠道，为“后疫情时代”的文化创意产业发展赋能加力。

确保“消费”这驾马车的马力

吴泗宗

拉动一国经济发展的有三驾马车，它们分别是：投资、出口和消费。20 世纪末中国所创造的快速发展经济奇迹，得益于这三驾马车的协调发展，共同用力。

一入庚子，新冠病毒先是肆虐神州，而后反袭欧美，“搅得周天寒彻”，全球的经济蓦然跌入衰退期。为抗击疫情，应对衰退，各国纷纷采取对策，或无限制的“量化宽松”，或慷慨解囊，大把撒钱……全球的经济衰退，毫无疑问会影响中国的经济，对拉动中国经济发展的三驾马车产生强大的后坐力。

与以往的建立在“绝对优势”和“比较优势”基础上的以货易货、商品交换的国际贸易不同，现时经济全球化的推行则是将一种产品的生产分散于全球各地，众多国家的众多企业围绕该产品形成一条联系紧密的产业链，每个企业便是链条中的一环，彼此之间密切联系，相互依存，虽然做不到一荣俱荣，但可达到一损俱损。而这场突如其来的新冠肺炎疫情便把全球经济一体化所构建的产业链折断了。

目前的欧美诸国，乃为此次疫情的震中，几十亿人被“禁足”于家中，工厂停工，经济停摆，这种状况还将持续一段时间，也就是说，全球供应链的恢复还有待时日。受其影响，拉动中国经济发展的三驾马车之一的“出口”，一时马失前蹄，导致中国大量的与全球产业链相连的企业生产与经济一下陷入困境，这些企业大部分已无单可接，或是上游原材料、零配件断供。企业岌岌可危，出口堪忧。

以往应对危机我们轻车熟路的办法便是加强、加大基建规模，这种方法往往能立竿见影。为应对此次危机，政府提出的“新基建”，就包括 5G、云计算、人工智能等专案，同时也包括常规的基础设施，高铁、城市间轨道交通网、特高压送配电等，相信政府的这些刺激政策和措施会使“基建”这架马车有充足的马力。

在经济衰退浪潮的冲击下，担负就业重任的大量中小微企业和出口导向企业将遭受重创，虽说政府会推出一大批基建项目刺激经济，但获得者绝大部分为国有大型企业，中小微企业鲜见能从中得到一杯羹。市场的恶化将使许多企业

作者：吴泗宗，同济大学经济与管理学院教授、中国市场营销学会常务理事。

原文首发于“信远瑞和”公众号，2020 年 4 月 9 日。

经营难以为继，导致失业者剧增，“消费”这架马车将会失去马力。

在短期内出口受阻的态势下，企业必须把目标由出口转为内需，扩大内需是企业消化产能的唯一途径。鉴于目前大量中小企业经营不畅，失业剧增的情况，消费这驾马车也呈现出马力不足的疲态。因此此次应对危机的工作重点，应该与过往放在基建上不同，而应聚焦在保民生、保就业、保消费上，千方百计确保消费这架马车马力不减。

首先要采取一切可以采取的措施，让中小微企业能够活下来，除税收、信贷、社保等之外，帮助企业开拓新市场、开发新产品。在当前的形势下，甚至可以通过财政政策保住企业活下去、不关门。这样便保住了就业，保住了民生。

其次，与国外许多国家向老百姓发钱不同，我们应该向老百姓发消费券，特别是弱势群体应成为重点发放的对象，而且消费券应有明确的有效期，这样，既解决了弱势群体的民生问题，又增加了消费，弥补了内需的不足。

唐朝骆宾王有诗云：“夜将寒色去，年共晓光新。”新冠肺炎疫情搅乱了世界，但熬过寒夜，定会迎接温暖的春天。

疫情持续中企业经营创新的九字真经

任声策

新冠肺炎疫情已经持续三个月，虽然我国疫情形势得到明显控制，但全球疫情仍处于持续扩散之中，我国仍然存在疫情再次爆发的风险。越来越多的公共卫生专家预测疫情有很大可能会持续较长时间，甚至可能会成为一种周期性现象。当前，我国企业在国家分区分级精准复工复产指导思想下陆续恢复运营，但是在遭遇国内疫情带来的第一波冲击之后，现在又面临着全球疫情带来的第二波冲击，而且仍然面临极大的不确定性。总体上，在疫情大背景带来的更大不确定下，除少数行业外，大多数企业经营形势严峻，需要企业做好充分的思想准备，在做好疫情防控前提下，以九"YI"战一"疫"的九字真经，在经营理念、领导方式、经营举措中积极应对。

一、经营理念上的"YI"："易""毅""弈"

首先，企业需要在经营理念上倡导"易"，即需要更多强调"变革""创新"精神。企业既要更高频次评估经营环境的"易"，也要加强自身的"易"动力、"易"能力和"易"成效，即：面对更加不确定的经营环境，管理者需要增强环境感知敏锐度，洞悉环境变化，积极做出应对决策；面对更多的经营调整需要，企业应摒弃常见的变革和创新阻力，形成坚持积极调整应变理念，以变求生。

其次，企业需要在经营理念上倡导"毅"，即需要企业坚定、果断，当机立断，果断决策，坚定执行，保持信心。越是在不确定之际，越需要"毅"，需要企业有"已无退路"的断腕决心，果断作出决策，坚持执行决策，也需要企业能果断纠正错误决策。

再次，企业需要在经营理念上倡导"弈"，即需要企业保持动态调整，如同对弈，强调因谁而变，因而不同于"易"。疫情中企业的"弈"，既要企业保持全局认知又要走好当下一步，需要根据环境、用户、竞争者、合作伙伴的变化及时采取

作者：任声策，同济大学上海国际知识产权学院教授、上海市产业创新生态系统研究中心研究员。

原文首发于"爱科创"公众号，2020 年 4 月 10 日，题为《九"YI"战一"疫"：疫情持续中企业经营创新的九字真经》。

举措。

二、领导方式上的“YI”：“义”“议”“一”

首先，管理者需要在领导方式上发扬“义”，即管理者需要在领导员工中更多从价值观角度强调仁义、正义和道义，倡导公正合宜、合乎正义的举动，晓之以理、动之以情。让员工了解企业所处形势，调动员工产生与企业同舟共济的决心。

其次，管理者需要在领导方式上发扬“议”，即管理者在应对疫情这一高度不确定环境工程时，需要在决策中集思广益、听取多方意见，既培养员工的主人翁意识，也能够提升决策的敏捷性、正确性。

最后，管理者需要在领导方式上发扬“一”，即专一、全力、统一。管理者在当下更需要调动员工在工作中能够更加协同、步调一致、拧成一股绳，共克时艰；需要调动员工在工作上一心一意，更加高效；需要调动员工在工作中更加全力以赴。

三、经营举措中的“YI”：“抑”“移”“依”

首先，企业需要在经营举措上贯彻“抑”，即抑制、压制，企业需要在此时抑止一些欲望，抑制一些行动，抑制一些业务，抑制一些支出，尤其是要抑制资源低效消耗，抑制资金低效支出。

其次，企业需要在经营举措上贯彻“移”，即转移，企业需要考虑原经营举措的转移。在业务上，企业需要考虑业务重点的转移，也需要考虑业务区域的转移；在资源配置上，企业需要考虑人员安排、资金配置的转移，如全员营销、开源节流；在办公方式上，企业需要考虑办公地点、业务流程的转移，如网上办公、线上办事。

最后，企业需要在经营举措上贯彻“依”，即相互依赖，企业需要注重与各利益相关方强化互相依靠、共度难关，与生态共生。在外部与合作伙伴加强相互依赖，与金融机构、股东、客户、供应商甚至竞争对手加强沟通商讨，共同解决困难；在内部加强跟员工的相互依赖，发挥员工主人翁意识和积极主动性，共同应对挑战；最后是跟政府加强相互依赖关系，跟政府相关部门积极沟通，及时掌握政府政策信息，寻求政府纾困助业支持。

总之，疫情形势持续，企业持续面临高不确定性挑战，需要在经营理念上倡导“易”“毅”“弈”，在领导方式上发扬“议”“义”“一”，在经营举措中贯彻“抑”“移”“依”，实则是要求将企业家精神淋漓发挥，以此九字真经，九“YI”战一“疫”，举一反三，方能一帆风顺。

请个人尽力增加消费吧！增加消费就是联合抗疫

钟宁桦

随着新冠肺炎疫情在国际上的蔓延，世界上几乎所有主要国家的经济同时收缩，这在过去数百年的经济史中实属罕见。而回顾改革开放以来的四十多年，我国几乎从未碰到过类似局面。

在疫情严峻的考验下，上海在危中求机，大力发展数字经济、推进科技创新。一季度，上海信息传输、软件和信息技术服务业增加值比去年同期增长 13.1%，网上商店零售额占社会消费品零售总额的比重达 17.7%，同比提高 4.9 个百分点。在这些新产业新业态的带动下，一季度上海 GDP 的增速基本与全国保持一致，应该说，这已经非常不易了。

展望未来，着眼于疫情在发达国家的不确定性，以及短期内可能遭受到的更大的外需冲击，4 月 17 日召开的中共中央政治局会议强调，要积极扩大国内需求。而扩大国内需求的第一任务，是要释放消费潜力，扩大居民消费。此次会议同时强调，要支持企业出口转内销。由于上海服务业和出口占比高，能否实现这两点是稳住经济基本盘的关键所在。我们需要采取一些措施，以强而有力的行动，促进消费回补以及出口企业尽快融入内部经济循环中。

近日，上海推出《关于提振消费信心强力释放消费需求的若干措施》，以一系列"组合拳"提振消费信心、释放消费潜力、促进消费提质扩容。通过举办"五五购物节，全城打折季"活动，做到本地平台、商家、终端产品全覆盖，全市消费人群全覆盖，最大限度激发市场主体和平台企业积极性，最大限度放大政策和资金的杠杆作用。

就在 4 月初，笔者作为牵头人之一的中国青年经济学家联谊会（YES）也曾发出呼吁：在此特殊时期，个人与政府应一起出力拉动消费。YES 是由上海交通大学、复旦大学、同济大学、上海财经大学以及中央财经大学、中山大学等高校的青年经济学家组成，旨在基于严谨的经济分析为国家的经济发展提出建议。

作者： 钟宁桦，同济大学经济与管理学院教授、上海市经济学会副秘书长。

原文首发于文汇网，2020 年 4 月 27 日。

我们在充分讨论后发出呼吁：请个人尽力增加消费，增加消费就是联合抗疫。

疫情对中国经济的冲击，将特别影响到低收入群体，尤其是餐饮住宿、交通运输、批发零售以及纺织等劳动密集型出口行业的就业群体。此时，每一个个体如果不让自己的消费下降，而是增加消费，就是为对抗疫情冲击做贡献。对一般民众而言，如果有一些东西准备添置，如果有一些家庭设备（比如电器）准备置换，购物车里有准备要买的物品，不要再等待，不妨快点下单。买东西的时候，对一些可以在家里储藏的商品，不妨多买一点。特别是对中国出口比较多的纺织类产品等日用品，这时候，多花点钱有利于帮助企业转向国内市场，帮助它们渡过难关。经济负面冲击到来的时候，正是物价低的时候。同时，随着货币政策的放松，未来价格可能会上涨。此时消费，对个体来说不会有太大损失。

现在的经济是一个非常复杂的系统，供给和需求互相影响、不同的行业互相交织。在这样的一个系统中，没有一个人可以独善其身。通俗地讲：如果没有国内需求或海外订单，一些企业就会被迫裁员或倒闭，这些员工就会收入下降，被迫缩减开支，从而导致对于其他行业的需求减少。如此循环，会将危机的波及面不断放大。因此，无论是个体还是政府，都应积极作为。从这点上说，扩大消费，保住企业等市场主体，既是助人，也是自助。

单月五百多亿元，外资回流凸显中国经济大海般的气质

石建勋

中国经济是一片大海。面向世界，面向未来，中国对外资的吸引力将永远在这儿。

资本市场的反应最直接最敏感。4 月份以来，北上资金持续大举流入 A 股市场，4 月净买入资金已经超过 532 亿元，并且呈现出加速流入的态势。当前，众多外资投行对中国资产持“超配”观点，海外投资者近期在加码中国市场时也更加果断、力度更大。有理由相信，随着中国疫情防控和复工复产复市取得进一步成效，新《证券法》实施和中国资本市场制度不断改革完善，以及中国精准有效、有节制的刺激政策、新老基建有机结合的基建投入等组合拳发挥作用，中国经济有望在二季度实现全面复苏，将为资本市场注入新的活力和强劲动力，外资净流入将持续。

与此同时，外资对实体经济的投入未有明显减少，新的投资不断增加。中国目前是世界上最大的外商直接投资接收国之一，几天前，中国北京、惠州，以及美国达拉斯三地举行的“云开工”仪式，宣布总投资 100 亿美元的埃克森美孚惠州乙烯项目正式动工。零售巨头开市客将在上海开设其位于中国内地的第二家门店，星巴克、山姆会员商店、罗森等纷纷将加大在华投资。近日，霍尼韦尔新兴市场中国总部项目正式落户武汉光谷，全资子公司霍盛工业科技有限公司已注册成立。这是今年以来，首家在光谷设立独立法人公司的世界 500 强企业。

上海是外商投资的热土和高地，也是全国吸引外资的风向标，今年一季度上海利用外资逆势上扬，吸引实到外资 46.69 亿美元，同比增长 4.5%。其中，3 月实到外资 18.72 亿美元，同比增长 20.8%。近期，落户上海的项目和企业普遍具有项目开放力度大、投资额大的项目多、产业先进性强、项目能级水平高四个特

作者： 石建勋，同济大学经济与管理学院教授、同济大学财经研究所所长、上海金融学会副会长、上海市习近平新时代中国特色社会主义思想研究中心副主任。
原文首发于文汇网，2020 年 4 月 30 日。

征。比如香港怡和集团新设徐汇滨江综合体项目总投资45亿美元、日产与东风合资的汽车金融项目总投资8亿美元、西班牙海斯坦普投资性总部的增资项目总投资7.2亿美元等。

这些外资大项目的快速推进，显示了外资对中国发展前景的强劲信心。近期，中国美国商会的一项调查报告显示，受访企业未来三年在华再投资意愿依然强烈，近七成企业计划2020年在华再投资。

企业是经济动物，都是逐利的，需要市场、需要降低成本、需要盈利才能生存和发展，但无论从理论还是现实来看，外资企业的跨境投资是市场经济规律决定的一种长期资本活动。中国有世界上最大规模的市场，最完整的产业链配套体系，相对较低的综合生产成本，不断优化的营商环境。我们有理由相信，随着中国改革开放的不断深化，对外资的吸引力会越来越大。

从世界经济发展和全球供应链来看，中国在全球产业链的地位和作用难以替代也难以复制。中国制造业已经成为全球价值链重要组成部分，研发投入全球第二，全球制造业领域的创新大都离不开中国。2019年麦肯锡全球研究院报告得出一个重要结论：中国对世界经济的依存度在相对下降，而世界对中国经济的依存度在相对上升。事实和数据也证明，作为全球唯一一个拥有全部工业门类的国家，中国供应链优势明显，特别是像家居用品、高科技零部件、纺织服装等行业的全球产业链，高度依赖中国。中国是33个国家的第一大出口目的地，65个国家的第一大进口来源地。作为全球工业品最大的市场之一，中国的工业产业链不断汲取着来自世界巨头们的先进技术和产品，然后又源源不断生产各类产品输送至全球各个角落。

有人担心，疫情会导致中国的产业链转移到东南亚一些国家。这种担心其实没必要，因为这些国家不具备中国的重化工业基础产业链。重化工业相当于工业经济中的基础设施产业，没有重化工业，就没有现代工业经济所必需的原材料生产能力和机器生产能力。中国作为后发国家，历经几十年建立起自身的重化工业，有其特殊的历史背景和条件，某些新兴市场经济国家并不能在短期内建立起完整的重化工基础产业链，目前没有取代中国的基础条件。

不过，受疫情冲击，全球产业链也面临着分散化、就近化和多元化布局的挑战。跨国公司过去极为讲究供应链的高效和成本低廉，未来可能会更看重供应链的安全性。有的企业可能会在全球开设多处工厂以更接近终端客户，同时企业也会提升对冗余库存的容忍度，以避免如此次疫情导致供应链终端的短期冲击。这些，都需要中国企业有所准备，未雨绸缪。

关键是做好自己。中国将以更大的改革开放力度，建设高水平高层次开放的现代化经济体系，不断优化营商环境，为投资者提供更有力的保护、更高效的服务、更公平的市场，为外资企业也为本土企业创造更为开放、公平、透明、安全、有效的国际化、市场化、法制化的投资、经营和发展环境，努力推进中国新一轮对外开放取得积极进展，实现经济高质量发展，为世界经济发展和全球产业链、供应链的稳定做出积极贡献。

后　　记

新冠肺炎疫情是新中国成立以来发生的传播速度最快、感染范围最广、防控难度最大的一次重大突发公共卫生事件，对中国是一次危机，也是一次大考。从更大的范围来看，新冠肺炎是近百年来人类遭遇的影响范围最广的全球性大流行病，对全世界是一次严重危机和严峻考验，对人类生命安全和健康构成了重大威胁。

面对新冠肺炎疫情，在中国共产党领导下，全国打响了抗击疫情的人民战争、总体战、阻击战。这场抗疫战争有两个主战场：一个是“疫情防控”战场，另一个是“经济社会发展”战场。两个主战场之间相辅相成、密不可分，构成了有机统一的整体，“疫情防控”战场的胜利是前提、基础和根本，“经济社会发展”战场的胜利是方向、目标和关键。

在“疫情防控”战场上，第一个战役阶段是以湖北保卫战、武汉保卫战为核心的疫情防控阻击战。疫情发生后，习近平总书记作出重要指示，指出要把人民生命安全和身体健康放在第一位，坚决遏制疫情蔓延势头。1 月 23 日，党和政府采取阻断病毒传播的关键一招，坚决果断关闭离汉通道。全国集中资源和力量驰援湖北省和武汉市。各地启动重大突发公共卫生事件应急响应。至 3 月 11—17 日，全国每日新增本土确诊病例数终于降至个位数以内，总体上，全国此轮疫情流行高峰已经过去。4 月 8 日，武汉市正式“解封”。习近平总书记在 4 月 29 日的中共中央政治局常务委员会会议上明确指出，湖北保卫战、武汉保卫战取得了决定性成果，全国疫情防控阻击战取得重大战略成果。

在“疫情防控”战场上，第二个战役阶段是以“外防输入、内防反弹”为核心的疫情防控常态战。3 月 27 日，习近平总书记主持召开中共中央政治局会议，指出要因应国内外疫情防控新形势，及时完善疫情防控策略和应对举措，把重点放在“外防输入、内防反弹”上来，保持疫情防控形势持续向好态势。5 月 7 日，国务院联防联控机制印发《关于做好新冠肺炎疫情常态化防控工作的指导意见》。截至目前，境外疫情暴发增长态势仍在持续，4 月 3 日，全球新冠肺炎累计确诊病例突破 100 万例，6 月 28 日突破 1 000 万例，8 月 11 日突破 2 000 万例，从 100 万例升至 1 000 万例用时 86 天，从 1 000 万例升至 2 000 万例用时 44 天。

我国外防输入压力仍然很大，国内防止疫情反弹的复杂性也在增加。6月以来，北京市、大连市、乌鲁木齐市都发生了一定程度的疫情反弹，但都得到了有效的控制，7月20日，北京市中高风险地区全部清零，8月15日，大连市中高风险地区全部清零，8月14日，乌鲁木齐市新报告确诊病例和无症状感染者总数回落到个位数。

在"经济社会发展"战场上，第一个战役阶段的主要任务是复工复产。2月23日，习近平总书记在统筹推进新冠肺炎疫情防控和经济社会发展工作部署会议上，强调要变压力为动力、善于化危为机，有序恢复生产生活秩序，强化"六稳"举措，加大政策调节力度，把发展巨大潜力和强大动能充分释放出来，努力实现今年经济社会发展目标任务。4月7日，中央应对疫情工作领导小组印发《关于在有效防控疫情的同时 积极有序推进复工复产的指导意见》，国务院联防联控机制印发《全国不同风险地区企事业单位复工复产疫情防控措施指南》。全国各地复工复产取得重要进展，经济社会运行秩序加快恢复。

在"经济社会发展"战场上，第二个战役阶段的主要任务是应对世界经济下行风险加剧，不稳定不确定因素显著增多的局面。4月8日，习近平总书记在中共中央政治局常务委员会会议上强调，要坚持底线思维，做好较长时间应对外部环境变化的思想准备和工作准备。7月30日，习近平总书记在中共中央政治局会议上指出，当前经济形势仍然复杂严峻，不稳定性、不确定性较大，我们遇到的很多问题是中长期的，必须从持久战的角度加以认识，加快形成以国内大循环为主体、国内国际双循环相互促进的新发展格局，建立疫情防控和经济社会发展工作中长期协调机制，实现稳增长和防风险长期均衡。虽然面临各种困难，但经过努力，今年上半年我国经济得到了稳步恢复，复工复产逐月好转，二季度经济增长明显好于预期，三大攻坚战扎实推进，经济结构持续优化，产业数字化、智能化转型明显加快，改革开放继续深化，人民生活得到有力保障。

我国疫情防控和经济社会发展工作取得的重大成果充分表明，党中央的决策部署是正确的，党的领导是坚强有力的，我国经济韧性是强劲的，中国人民是拥有伟大创造力的，中国特色社会主义制度是具有强大生命力的。疫情防控斗争实践再次证明，我国国家制度和治理体系具有多方面的显著优势，即坚持中国共产党的集中统一领导，坚持紧紧依靠人民群众，坚持全国一盘棋，坚持共同的理想信念、价值理念、道德观念，坚持以人民为中心，坚持为构建人类命运共同体不断作出贡献的显著优势。

加快实现应对公共卫生危机的治理体系与能力现代化，具备极强的政治性、紧迫性、社会性和全球性，党和国家一直高度重视。2003年，我国爆发了非典型肺炎的公共卫生事件，同年成立了国务院安全生产委员会。2007年11月1日起实施《中华人民共和国突发事件应对法》。2019 年 10 月，第十九届中央委员会第四次全体会议通过《中共中央关于坚持和完善中国特色社会主义制度推进国家治理体系和治理能力现代化若干重大问题的决定》，提出要“构建统一指挥、专常兼备、反应灵敏、上下联动的应急管理体制，优化国家应急管理能力体系建设，提高防灾减灾救灾能力”。应对重大公共卫生危机的治理体系和治理能力所涉及的内容非常广泛，从环节上看，有预防与准备、监测与预警、处置与救援、恢复与重建；从具体应对上看，有事前预防、事中应对，事后管理，等等。

此次应对新冠肺炎疫情的过程中，我们既有一些成功的经验需要总结，也有一些暴露出的问题需要进一步研究。在公共卫生危机下的应急治理举措方面，应进一步“固根基、强弱项”，让应急工作“底数清、情况明”，进而“干得好”。例如，进一步完善疫情信息化防控平台，包括个人健康状况查询、追踪与认证平台、远程医疗问诊平台、应急物资调配平台和保障复工复产的信息化平台，完善一体化的疫情联防联控机制，提升实施应急举措的工作效率；进一步落实应急管理无死角网络，改善城市菜场卫生环境，多举措完善医疗废物处置体系，消除医疗废物处置上的安全隐患；完善社区在应对重大突发卫生事件中实施的封闭式管理模式，建立具有应急保障服务的社区生活圈分级体系，筑牢疫情防控的最基层防线。

在应对公共卫生危机的长效治理机制方面，应进一步实现平战结合，处理好“防”与“救”、“统”与“分”等一系列关键关系，优化体系、顺畅机制、提升治理的整体性、系统性能力。例如，完善应急管理体系，完善和强化预警机制；继续加强医疗设施与队伍建设；强化应急物资储备调配体系和功能，建立健全应急物资运输保障机制，构建应急物资运输服务网络；加强风险治理，完善重要农产品供给保障体系，抓紧研究制定我国农产品供给保障中长期战略；进一步解决社区在突发事件防范与应对中角色模糊，治理水平不足，功能发挥不足的问题，提高社区工作人员的专业化程度；依法完善信息披露机制，依法规范舆论宣传；加快构建人类卫生健康共同体。

在公共卫生危机后的经济治理方面，应进一步研究应对疫情对中国经济的直接冲击以及叠加其他因素后给中国经济带来的负面影响等问题。例如，采取更加积极的措施应对全球疫情蔓延对产业链和企业配套的影响，协调组织科研联合攻关和产业链协同创新、供应链的自主配套；加速关键技术的科研攻关和生产落地；重点关注受疫情影响较为严重行业的复工复产，关注抗风险能力较弱的中小微企业；通过税费减免或缓征、贷款贴息等手段降低企业成本，提升企业活力；积极发展线上经济；在稳金融防风险的同时，加快推进人民币国际化建设。

新冠肺炎疫情期间，同济大学的专家学者主动作为、积极发声、建言献策。

此书既是对这些内容的一个阶段性总结，也是寄望于通过这些内容，能让广大的学生对此次疫情有一个更全面、更深入的了解和思考。

最后感谢本书的各位编委会成员及文章作者，感谢同济大学出版社的各位同志为本书付出的辛勤劳动。

曲　辰

2020 年 8 月 16 日